DOCTRINE
MÉDICALE
DE L'ÉCOLE
DE MONTPELLIER,

ET

COMPARAISON DE SES PRINCIPES

AVEC CEUX

DES AUTRES ÉCOLES D'EUROPE;

Par M. F. Bérard,

Docteur en Médecine de la Faculté de Montpellier, Professeur particulier de Médecine-pratique, Membre de la Société de Médecine-pratique de Montpellier, de Marseille, etc.

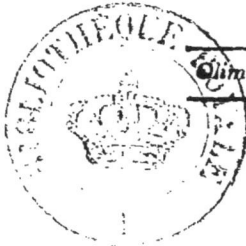

Olim Coüs, nunc Monspeliensis Hippocrates.

A MONTPELLIER,

Chez JEAN MARTEL aîné, seul Imprimeur de la Faculté de Médecine, près la Préfecture, N.º 62. 1819.

DOCTRINE MÉDICALE

D E

L'ÉCOLE DE MONTPELLIER,

E T

COMPARAISON DE SES PRINCIPES

AVEC CEUX DES AUTRES ÉCOLES D'EUROPE,

INTRODUCTION.

Depuis long-temps nous avions formé le dessein
de présenter le tableau de la Doctrine médicale
de l'École de Montpellier. Cette exposition nous
paraissait d'autant plus nécessaire, qu'aucun de ses
Professeurs n'avait jamais, à proprement parler,
entrepris cette tâche importante. Tout occupés du
soin d'agrandir l'édifice majestueux qu'ils élevaient
à la science, avec cette sage lenteur, seule capable
d'en assurer la durée, et de suivre les développemens
progressifs de leur doctrine, soit dans les recherches d'une érudition vaste et choisie, soit dans les
richesses toujours croissantes de l'observation clini-

que , ils avaient négligé de résumer leurs principes
sous un point de vue général , et de leur prêter
le secours d'une exposition rapide et lumineuse.
Placés trop haut pour entendre les injustes décla-
mations de l'esprit de secte, ils s'étaient contentés
de publier , par intervalle , quelques-uns de ces
ouvrages capables de créer la gloire d'une École ,
si elle n'existait déjà ; et , dans ces derniers
temps , l'*Histoire de la maladie d'Andalousie*, la
Doctrine des maladies chroniques , le *Traité des
hémorrhagies, etc.*, leur semblaient répondre dignement à ceux qui avaient l'air de croire qu'elle était
déchue de son antique splendeur , et que chaque
jour la voyait descendre du rang élevé que lui
avaient mérité tant d'honorables travaux.

Nous avons cru convenable , sous plusieurs rapports , de rompre un silence que l'on pourrait
mal interpréter, et qu'il importait autant pour les
intérêts de l'École que pour ceux de la Science elle-
même, de réunir en un seul foyer les vives lumières
qu'elle a répandues dans divers ouvrages. Les nations
étrangères pourront mieux connaître par ce tableau
l'ensemble systématique de ses principes , et s'en
laisser moins imposer par les rapports mensongers
de quelques élèves fanatiques qui croient servir
l'École de Paris , en s'efforçant de rabaisser celle
dont elle peut encore s'honorer d'être la rivale.

Nous nous garderons bien de donner à cet écrit
une forme apologétique ; nous nous proposons de
faire connaître avec autant de simplicité que de
franchise, les dogmes de notre École, ses vœux et

ses espérances , et de repousser des préjugés funestes
que ne partageraient pas toujours ceux qui met-
traient le plus d'ardeur à les répandre.

Nous nous attacherons spécialement à saisir avec
vérité l'esprit de la philosophie qui l'anime, esprit
tout expérimental , même lorsqu'il s'élève aux
sublimités de la physiologie transcendantale : esprit
tout pratique , et toujours dirigé vers les progrès
de la vraie médecine , qui n'est point pour elle
l'objet d'une vaine et stérile contemplation ; comme
le serait une science naturelle destinée à amuser
les loisirs d'un philosophe, mais bien la recherche
importante des indications thérapeutiques.

Nous développerons les secrets de cette analyse
clinique , instrument naturel de l'instinct médical
perfectionné par le génie. Nous montrerons comment tous les principes de notre doctrine s'enchaînent les uns avec les autres, la physiologie et ses
conjectures avec la médecine-pratique et ses calculs;
et comment enfin tous ces dogmes se lient aux faits
dont ils embrassent si bien le vaste ensemble.

Nous ne présenterons que les idées fondamentales , adoptées généralement par tous nos Professeurs , négligeant les opinions particulières que
quelques-uns d'entre eux peuvent avoir sur quelques points isolés de médecine. Cela nous sera
d'autant plus facile , qu'écoutant tous le langage de
l'observation , ils ne peuvent qu'être d'accord sur
les dogmes essentiels ; et que notre École n'est
point livrée à cette anarchie , et à cet esprit d'une
inquiète indépendance, qui prouve que l'on cherche

encore la vérité. En effet, ils se réunissent dans
le moyen, l'ensemble des faits ; ainsi que dans
le but, la recherche approfondie des indications
variées d'une même affection morbide, à l'aide d'une
investigation savante qui se plie à tous les cas.

C'est dans ces vues que nous analyserons avec
soin les ouvrages les plus marquans de notre École,
ceux sur-tout qui ont fixé nos principes, et qui
depuis 50 ans ont commencé à renouveler le système médical de l'Europe, par une révolution qui
n'est point encore achevée : tels sont les écrits de
Sauvages, Lacaze, Bordeu, Barthez, Fouquet,
Desèze, Grimaud, Dumas, Lordat, etc. etc.

Nous appuyerons par de nouveaux faits quelques
propositions encore douteuses par elles-mêmes, ou
qui peuvent le paraître à ceux qui ont des dogmes
tout opposés ; et nous nous efforcerons de les rendre
si claires, qu'il ne sera plus permis de les rejeter, sous
le spécieux prétexte de l'obscurité dans le langage.

Dans certaines occasions nous donnerons un extrait
des Cours de la Faculté, qui présenteront des vues
neuves et importantes. Nous ne manquerons pas de
faire mention des heureux efforts de M. le professeur
Prunelle, pour venger la France des reproches que
les nations étrangères croient devoir encore adresser
à notre enseignement de médecine-légale. Nous com-
muniquerons aussi les observations intéressantes que
la médecine-clinique doit à MM. Broussonnet,
Lafabrie et Delpech.

Nous donnerons une place, toujours relative à
leur importance, à l'analyse de nos Dissertations

inaugurales , résultat des leçons de Professeurs qui
ne sont pas dans l'usage de faire un livre toutes les
fois qu'ils ont une idée , ou le fruit des méditations
de jeunes savans destinés quelquefois à honorer
notre École , et à continuer la chaîne des grands
hommes qui soutiennent l'éclat de sa gloire depuis
ses premières lueurs.

Nous n'oublierons pas les travaux et la pratique des
Médecins les plus recommandables qui sont sortis
de son sein , soit de ceux qui conservent l'antique
réputation de la nouvelle Cos , soit de ceux qui la
portent au loin. Nous nous attacherons à constater
particulièrement leur pratique générale , et tout ce
qui peut rendre raison de leurs succès : ainsi , après
avoir parlé de MM. les prof. Baumes , Fages , etc., de
MM. Chrestien, Roucher , Caizergues , Double, Ste.
Marie ; Gilibert, Martin , Latour , Portal, Bally ,
Crespi, Rodamel , Tourdes , Viguerie , etc. etc. ;
nous mentionnerons successivement Lamure, Venel,
Fize , Fouquet, Barbeyrac , dont l'illustre Sydenham
se glorifiait d'être le disciple, le fameux Rivière ,
etc. etc. Nous insisterons sur les méthodes nouvelles
de traitement qu'on leur doit dans une foule de
maladies chirurgicales et médicales ; méthodes qu'il
est d'autant plus important de rapporter à leur
véritable source, que plus d'une fois l'on s'est plu
à faire méconnaître celle-ci.

Il nous sera facile , avec tous ces matériaux, de
donner une idée complète de la Doctrine. Nous
la comparerons , avec toute l'impartialité dont nous
sommes capables , à celle des Écoles les plus célèbres ,

afin de faire sentir la différence qui les sépare et de faciliter le jugement définitif sur les points de contestation. Nous montrerons par quels principes, seule de toutes les autres Ecoles, nous osons le dire, celle de Montpellier a su se préserver de ce Brownisme funeste qui, sous des noms différens et même opposés, a envahi le domaine entier de la médecine. Nous hâterons peut-être ainsi la chute d'un despotisme presque universel, contre lequel un Professeur de Paris dirige des coups d'autant plus forts, qu'il se sert des armes de la secte, armes qui sont déjà usées, et qui doivent se briser enfin dans les mains de celui qui s'en sert avec autant d'adresse que d'opiniâtreté.

Nous prouverons que les travaux de l'École de Montpellier ne sont que la continuation progressive et l'exécution achevée des grandes vues qu'avait saisies la célèbre École de Cos, et que ce n'est point par le sentiment injuste d'un vain orgueil, qu'à la face de l'Europe elle s'est constituée son héritière légitime. Nous nous appliquerons encore à démontrer, par un exposé détaillé de leurs ouvrages, que tous les grands praticiens ont suivi, même à leur insu, les inspirations de cette analyse qu'elle a en quelque sorte créée, puisqu'elle l'a tirée de l'instinct médical dans le sein duquel elle était cachée ou perdue ; ainsi, nous établirons une sorte de *communion* entre les médecins de tous les temps et de tous les pays, et nous préparerons l'heureuse époque où ils n'auront tous qu'un seul système, les faits physiologiques et pathologiques, arrangés selon leurs plus grandes et légitimes analogies, unis par des liens réciproques indissolubles.

Nous nous occuperons de l'Histoire de la constitution de l'École, et nous suivrons les effets naturels des changemens auxquels elle a été soumise. Nous la dépeindrons toute brillante de gloire au-dedans et au-dehors, lorsqu'elle n'avait d'autres ressources que le mérite de ses membres, et les trésors inépuisables d'une sage indépendance ; et nous ferons entrevoir le danger qu'il y aurait à l'enchaîner par des liens trop étroits à une autorité étrangère ou rivale.

Les circonstances pénibles dans lesquelles se trouve la Faculté, nous ont engagé à presser la dernière rédaction de notre travail (1). A en croire certains bruits venus du dehors, l'existence de l'École de Montpellier serait menacée, et celle de Paris obtiendrait de l'autorité une suprématie qui n'est que ridicule, lorsqu'on l'accepte de toute autre autorité que de celle de la supériorité du talent. A Dieu ne plaise que nous partagions des préventions aussi calomnieuses à un corps aussi respectable : ce ne sont pas les Pinel, les Hallé, les Boyer, les Dupuytren, etc. qui ont pu concevoir de pareilles idées. Ces grands maîtres tiennent à la gloire médicale de la France par trop de liens, pour vouloir la diminuer dans portion qu'elle doit à d'autres qu'à eux-mêmes. Quoi qu'il en soit, si l'École de Montpellier était à mais détruite, elle devrait au monde médical,

_____

(1) Ceci a été écrit dans le mois de mai 1819,

le soin de faire connaître l'ensemble de ses dogmes et ses vues ultérieures pour le complément de son système ; afin que le même édifice continué par d'autres mains, fût-ce dans un autre hémisphère, pût servir à la fois les intérêts de la science, et venger sa gloire méconnue.

Nous considérerons spécialement notre sujet sous les cinq chefs suivans et dans autant de sections.

1.º Manière générale de philosopher de l'École de Montpellier.

2.º Sa doctrine physiologique.

3.º Sa doctrine pathologique.

4.º Sa constitution organique, son mode d'enseignement, etc.

5.º De la manière dont sa doctrine a été reçue ; des véritables obstacles qu'elle a eus à vaincre ; des améliorations qu'elle peut subir ; de ses destinées futures, etc.

PREMIÈRE PARTIE.

~~~~~~

PHILOSOPHIE MÉDICALE DE L'ÉCOLE DE MONTPELLIER.

I.re SECTION.

LA Science des méthodes est la première de toutes les sciences. Elle détermine ce qu'est la vérité par rapport à nous, et nous donne les moyens de l'atteindre : elle renferme donc la législation souveraine des autres sciences. Elle est à l'entendement ce qu'est la morale aux affections du cœur, l'hygiène à la santé, un maître quelconque à l'art qu'il enseigne. C'est la méthode qui fait, à proprement parler, la science ; puisqu'elle seule préside à la formation des dogmes qui la constituent, et qu'elle est le principe de la liaison des idées qui la caractérise. Sans elle, en effet, celles-ci se perdraient dans des détails confus et incohérens, et se borneraient à des individualités isolées ; l'esprit n'aurait à sa disposition que les sensations actuelles : c'est la méthode seule qui unit les sensations de cet ordre aux sensations passées, et impose des lois à l'avenir. Sous ce rapport, la méthode, prise dans sa plus grande extension, est en quelque sorte la raison humaine ; et celle-ci semble ne se séparer de l'instinct borné de la brute ; que parce qu'elle se montre susceptible d'obéir à son empire. C'est elle qui paraît décider ce qu'on pourrait appeler la *constitution intellectuelle* de l'homme en général , des nations et des individus en particulier ; *constitution* , d'où dérivent la santé et les maladies de l'esprit , la sagesse et la folie , les raisonnemens exacts et les paralogismes , le génie et la stupidité.

D'après ces considérations rapides , il ne doit point paraître étonnant que la science des métho- des ait toujours eu une si grande influence. En effet, c'est de son sein que sont parties toutes les grandes révolutions dans tous les genres , celles-là même que l'on croirait le plus étrangères aux scien- ces ; et il ne nous serait pas impossible de prouver que les derniers perfectionnemens qu'elle a reçus , sont pour quelque chose dans les commotions et les espérances qui agitent ou consolent aujourd'hui le monde. Les changemens qu'elle a éprouvés dans les différentes époques , donnent presque toujours la raison suffisante des évènemens importans que présente l'histoire des sociétés, des sciences et des arts ; et elle peut être prise pour leur cause la plus générale et de l'ordre le plus relevé. Ce sont ces changemens qui déterminent et fixent le caractère particulier de chaque siècle. La méthode est le ressort central de toutes les opérations intellectuelles et morales ; elle dirige les plus sublimes idées de la philosophie , comme les détails les plus simples de la conduite journalière , les calculs de la théorie et la routine, de la pratique, les notions grossières du sauvage et les subtilités de l'homme civilisé.

L'empire des méthodes ne s'est pas moins fait sentir en médecine que dans aucune autre science, et l'histoire de ses révolutions nous ramène toujours à la logique régnante. La science des méthodes affecte les droits de souveraineté sur les autres sciences, et l'on sait que le caractère du prince décide le plus souvent de celui de ses sujets. Il faut l'avouer, et au fond ce n'est pas à notre honte, les métaphysiciens conduisirent les médecins comme tous les autres savans. En vain Hippocrate crut pouvoir se vanter, avec quelque raison, d'avoir séparé la médecine de la philosophie de son temps ; il fut inspiré par elle. Dans la suite, la logique péripatéticienne gouverna Galien, et par lui toute la science, pendant plusieurs siècles. La scolastique barbare, enfant dégénéré de ce même Péripatéticisme, régenta long-temps la médecine, et parvint à lui faire croire qu'à l'aide de quelques mots et de quelques divisions subtiles, elle lui ferait découvrir, comme par une sorte de magie et de science occulte, les secrets de la nature entière. Le philosophe Descartes s'empara de notre domaine, comme par droit de succession, et le travailla à sa manière. Il le traita en véritable fermier, comme tous ceux qui l'avaient précédé. Il soumit la médecine, qui ne s'en accommodait pas trop, à sa méthode générale de raisonner par hypothèse, et à l'application despotique des théories particulières qui en furent le résultat immédiat. Il ne serait pas difficile de montrer que les deux grandes sectes qui se partagèrent alors, et qui se disputent peut-être encore notre héritage, sous des noms différens, l'animisme et le mécanicisme, le vitalisme et l'organicisme, sont les enfans toujours ennemis d'un même père, et qu'elles doivent leur origine à la manière absolue dont Descartes concevait la matière toujours passive, et ses principes d'action toujours étrangers.

Lorsque Leibnitz admit, dans tous les êtres, des puissances particulières, des *monades*, de petits principes de mouvement, de vie et d'intelligence, la médecine se ressentit encore de ce changement dans la métaphysique ; et le savant Sprengel n'a pas eu de peine à saisir les rapports, qui existent entre les forces primitives, qu'il répandit généreusement dans l'univers, et le dynamisme, qui s'est étendu jusqu'à nos jours. Avons-nous besoin de parler de l'immortel Chancelier d'Angleterre, et de sa belle méthode d'induction, pour signaler la cause des plus heureuses réformes qui aient eu lieu dans le système médical ?

Ces considérations suffisent, sans doute, pour prouver que les grandes révolutions de la médecine sont venues de celles de la philosophie elle-même, et que les améliorations importantes que l'on doit espérer encore, ne peuvent être cherchées que dans cette source première. Ainsi, une école qui travaillerait au perfectionnement de la médecine, ne saurait trop insister sur l'étude des méthodes. Elle ne devrait point s'en laisser détourner par

les reproches que ne manqueraient pas de lui
adresser, ceux qui ne verraient pas la science d'aussi
haut. Si Montesquieu eut écouté les avis bénévoles
des conseillers de sa cour, ou des huissiers de son
parquet, il se serait borné à juger les procès des
Bordelais, et nous n'aurions pas l'*Esprit des lois.*

Plus qué dans aucune autre école ancienne ou
moderne, on s'occupe à Montpellier de la science
des méthodes. On ne s'en cache pas; si nous par-
courons les ouvrages des fondateurs de sa doctrine
actuelle, nous nous assurerons que tous croient
devoir commencer par établir leur manière de philosopher. Depuis long-temps, c'est pour nous un usage
sacré, une routine inviolable à laquelle ne juge pas
pouvoir déroger le plus mince de nos auteurs. Nos
Professeurs, dans leurs leçons, rappellent souvent les
principes de l'art de raisonner ; et c'est à eux qu'ils
ramènent presque toujours les questions les plus
particulières, parce qu'ils pensent que la philosophie
générale renferme, à proprement parler, le code de
toutes les décisions de détail. Nos élèves, obéissant
à leurs guides, suivent la route qui leur est ouverte : pour peu qu'ils aient acquis de l'instruction,
et qu'ils soient à même de comparer les résultats
des différentes méthodes, ils ne croient pas devoir
renoncer à celle de l'École de Montpellier. Aussi
les voit-on lire indifféremment les ouvrages des
grands métaphysiciens, comme ceux des grands
observateurs, Bacon et Hippocrate, Locke et Sydenham, Condillac et les Nosographes modernes. J'en
conviens à notre honte, si l'on veut; mais j'ai lieu

de craindre que plus d'un de nos élèves répondît, avec plus d'assurance , sur certains dogmes de la manière de philosopher , que sur telle formule de médicamens, où sur tel point minutieux d'anatomie. Dans leurs conversations amicales et scientifiques , si communes dans un pays où il y a si peu de distractions, aux examens probatoires, on y revient sans cesse: quelquefois même , à nous entendre, l'on croirait moins être dans une école de médecine , que dans une école de philosophie. Je n'examine point ici si cette manière n'a pas quelques inconvéniens, d'ailleurs très-faciles à éviter , et que le temps n'aura pas beaucoup de peine à faire disparaître , par plus de simplicité dans la méthode , et sur-tout par l'habitude de son application. Je dois raconter les choses en simple historien , je dois dire ce qu'on fait chez nous , et pourquoi l'on le fait , autant que je l'entends.

Chaque école a son allure, ses mœurs, son langage. Ailleurs, on pense qu'il n'est rien de plus facile que de bien raisonner ; qu'il n'est nul besoin de faire une étude particulière d'un art qui n'en est pas un , à proprement parler ; qu'il n'y a en ce genre qu'à se livrer à l'instinct de la nature , qu'à ramasser des faits un peu par-tout, et à laisser aller les conclusions d'elles-mêmes. Ailleurs, on croit devoir ne s'occuper que de l'art ; on met en contestation les droits de la science , on se hâte de jouir des résultats, on ne fait pas trop d'attention à la cause à laquelle on peut les devoir. Bacon ne pensait pas tout-à-fait ainsi, sa manière de voir se rapprochait de la nôtre; ou plutôt nous n'avons fait qu'emprunter à ce grand homme sa patience et sa méthode.

La métaphysique de l'École de Montpellier est devenue un véritable sujet de scandale pour quelques *faibles* (1); on nous l'a reprochée comme un crime,

───────────────

(1) Barthez a repoussé avec force cette inculpation qui le touchait de si près, dans sa préface *du Traité des maladies goutteuses*, p. LXXXIII. « Je crois devoir en finissant, dit-il, répondre à une objection qu'on fait assez communément contre les dogmes abstraits qu'on doit tirer des observations de médecine-pratique, bien séparées et bien combinées, pour approcher, autant qu'il est possible, de déterminer les meilleures méthodes du traitement des maladies. »

« On dit souvent que cette doctrine n'est que de la *métaphysique*, et cette vaine objection est avidement saisie, et assidûment répétée par beaucoup de médecins, qui sont d'autant plus empressés de rejeter les vrais dogmes de la science médicale, qu'ils sont incapables de les méditer et de les appliquer. »

« En affectant de désigner, par le nom vague de *métaphysique*, des théories abstraites, qui appartiennent essentiellement à la science de la médecine-pratique, on veut faire entendre qu'elles sont vicieuses ou étrangères aux objets qu'elles doivent avoir. Mais c'est ce qu'il faudrait établir avant tout, en réfutant solidement ces théories: et jusqu'alors une qualification quelconque qu'on emploie pour les dépriser, ne prouve rien. »

« Dans toutes les parties des sciences naturelles, les vues générales et abstraites qu'on tire des faits, suivant les règles d'une bonne logique, peuvent seules lier les expériences et les observations, de manière à en faire sortir de nouveaux principes qui soient simples et vastes. »

« Les auteurs qui se bornent à entasser des collections de faits propres à une science, sans faire naître de semblables principes de ces faits habilement séparés et combinés, ne produisent que des compilations qui ne peuvent être que d'une faible utilité par rapport aux autres compilations qui existaient auparavant sur les mêmes sujets. »

2

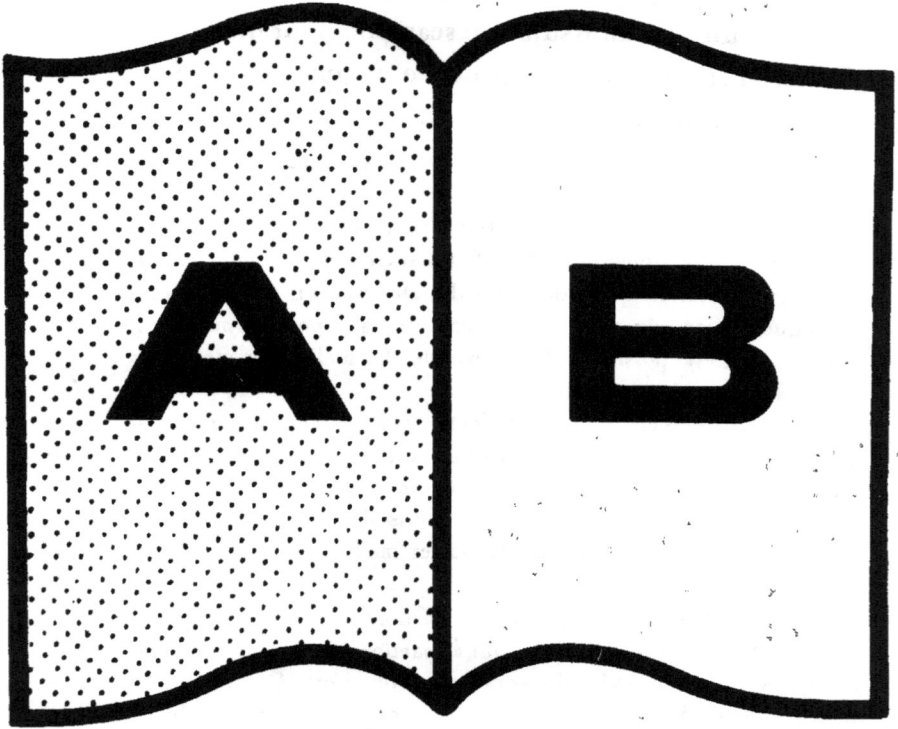

Contraste insuffisant

NF Z 43-120-14

dont nos accusateurs s'avouent innocens. Une fois
pour toutes, faisons notre profession de foi, afin
que du moins notre arrêt de condamnation puisse
être motivé.

Nous marchons; tout le monde ne peut pas en
dire autant: il y a tant de personnes qui reviennent
sur leurs pas ! Eh bien, nous voulons savoir où nous
sommes, et quelle est la route que nous avons
prise ? Nous regardons de temps en temps d'où nous
sommes partis. Nous ne voulons pas cheminer à
l'aventure, comme de simples *naturalistes*, qui
parcourraient un pays en amateurs et ne feraient
qu'y passer. Nous voulons former des établisse-

« Dans tous les cours que j'ai faits sur la science de la médecine-pratique, j'ai montré, par des exemples sans nombre,
en quoi consiste la vraie philosophie de cette science ; elle doit
en fonder les dogmes, et sur l'*analyse* et sur la *synthèse* des
observations; c'est-à-dire, sur des séparations de faits qui sont
liés ensemble, et qui doivent être distingués, et sur des
résultats généraux, qu'on forme de faits séparés qui sont
analogues entre eux. »

« Quelques écrivains, venus plus récemment, ont cru suivre
et ont mal connu cette bonne manière de philosopher dans la
science de l'homme sain ou malade. Ils ont pensé qu'ils
pouvaient multiplier à volonté des dogmes propres à cette
science, en faisant arbitrairement des séparations et des combinaisons des faits qui y sont relatifs. »

« Les abstractions qu'ils ont produites n'ont donné que des
conjectures qui sont mal fondées, parce qu'elles ont toujours
une étendue, sans comparaison plus grande que celle des
observations sur lesquelles ils ont voulu les faire porter. Il est
essentiel, pour les progrès d'une science de faits, de mettre
une juste proportion d'étendue entre les bases que donnent
les observations propres à cette science, et les dogmes qu'on
établit sur ces bases. »

mens durables et vraiment utiles ; nous aimons mieux aller plus lentement, et ne pas faire un seul pas en vain. On prétend même que nous nous arrêtons de temps en temps, et que plusieurs d'entre nous s'endorment ; cela est possible, la chose arrivait bien à Homère. Mais nous pensons que tout cela ne fait pas grand mal, pourvu que nous nous réveillions, et que nous continuions sur la même ligne : nous pourrions bien devancer à la fin ceux qui marchent toujours, même pendant la nuit. Lequel des deux voyageurs arriverait le premier au but ; celui qui irait sans cesse, mais ne suivrait que le désir d'arriver ; qui, ne s'informant pas assez du chemin qu'il doit prendre, s'engagerait dans mille traverses, s'égarerait mille fois, se retrouverait souvent, sans s'en apercevoir, au point d'où il était primitivement parti : ou bien celui qui s'occuperait d'établir avec beaucoup de temps, de frais et même un peu trop d'appareil, un chemin commode et sûr ?

Afin de faire mieux saisir la manière de philosopher de notre École, nous la prendrons dans ses premières ébauches, et nous la suivrons graduellement dans ses perfectionnemens successifs. Car, il faut le dire, et je ne pense pas qu'on en doive mal augurer, les grands Maîtres auxquels nous la devons, ne l'ont pas trouvée tout d'un coup. D'abord, ils ont entrevu la route qui devait conduire au but qu'ils se proposaient d'atteindre ; ils ont tracé les limites qui la dessinaient, établi les jalons qui devaient guider les travaux de ceux qui entreprendraient de l'achever; et les pas des voyageurs qui voudraient y passer. Ce n'était qu'un sentier inconnu, dans lequel s'engageaient quelques hommes favorisés par le bonheur des circonstances et la rectitude naturelle de leur jugement; peu à peu, c'est devenu un chemin, une voie publique. Qui sait ce qu'il sera un jour, si l'on laisse quelque liberté au commerce des sciences, et si les progrès de la civilisation et de l'esprit humain s'opposent désormais à toute invasion dévastatrice des pirates, des barbares du nord et des chefs de secte? Ce n'est qu'en y marchant qu'il s'est formé; tous les jours il devient plus facile; le moment approche peut-être, où le voyageur le plus faible pourra gravir des obstacles que pouvait vaincre à peine l'homme le plus fort; et l'esprit le plus médiocre pourra aller plus loin que le génie lui-même, à l'aide des moyens que celui-ci lui aura préparés.

Dans son premier établissement, l'École de Montpellier ne se piqua guère de philosophie (1). Les médecins arabes et juifs, qui la composèrent primitivement ou qui l'augmentèrent, ne prirent pas les choses de si haut. Les malades arrivaient en foule, attirés par l'influence d'un commerce étendu, par les privilèges d'un climat délicieux, et par les miracles mêmes du pays, qui multipliaient les ressources d'une population spirituelle et industrieuse (2).

_____

(1) Dans le courant du XI.ᵉ siècle, peu de temps après la fondation de l'École de Salerne, qui eut lieu dans les premières années de ce même siècle.

(2) Voy. p. 51 du *Discours* de M. le professeur Prunelle sur

Cependant les hommes devenaient tous les jours
moins simples et plus éclairés, il leur fallait plus
de remèdes et moins de prières. Ces circonstances
décidèrent la tournure que prit dès-lors notre
École; tournure toute pratique, toute dirigée vers
l'observation des maladies, et qu'elle s'est piquée
de conserver jusques à nous (1).

---

l'influence exercée par la médecine sur la renaissance des lettres,
1809, monument également honorable à notre art et à l'auteur
de ce beau travail.

(1) Les praticiens de Montpellier eurent une très-grande réputation dès la première fondation de l'École. Dès l'an 1153, l'on
voit un Héraclius de Montboissier, Archevêque de Lyon, venir
à Montpellier chercher le rétablissement de sa santé: *Cùmque*
infirmaretur, pertransiit usque ad Montem-pessulanum ; ibi ali-
quandiù commoratus cum medicis. (S. Bernardus, Epist. 307.)
Césarius, Religieux de l'ordre de Citeaux, tire parti de l'habileté
des médecins de Montpellier, pour établir la vérité des miracles de Notre-Dame : « Ces miracles, dit-il, se font sur des malades qu'abandonnent les médecins de Montpellier, *ubi fons*
est artis physicœ. » Mathieu Paris rapporte que Pierre d'Egue-
blanche, Évêque d'Herfort, en Angleterre, étant attaqué, en
1257, d'une espèce de polype au nez et de plusieurs autres
maladies, on lui conseillait unanimement d'aller au plutôt à
Montpellier pour se faire guérir. Au commencement du 14.e
siècle, Jean de Luxembourg, Roi de Bohême, fils de l'Empereur Henri VII, et père de l'Empereur Charles IV; ou pour
dire quelque chose de plus intéressant pour la nation, Jean, Roi
de Bohême, ami constant de la France contre les Anglais, et
beau-père de Jean, fils aîné de Philippe de Valois, Roi de
France, ayant perdu un œil dans une expédition qu'il avait faite
en Pologne contre les Lithuaniens, qui étaient alors payens,
et craignant pour l'autre qui commençait d'être malade, vint
incognito à Montpellier, pour demander des remèdes aux Docteurs de cette célèbre Faculté.
Le cardinal Conrard, légat du St.-Siége en Languedoc, dit
dans la Bulle fameuse par laquelle il organisa notre École: *Cùm*

Nous ne le dissimulerons pas cependant, elle partagea les erreurs du siècle qui la vit naître ; elle paya tribut, pendant long-temps, à la scolastique des Arabes : c'était un droit de conquête. Dès cette époque, on parlait comme tout le monde ; mais, le plus souvent, on agissait un peu mieux. On le sait, les malades sont exigeans, ils veulent être guéris à quelque prix que ce soit, même lorsque l'art n'y peut ou n'y entend pas grand'chose. Nos praticiens se virent donc obligés d'observer avec soin, pour traiter avec succès. D'ailleurs, il fallait fournir des médecins aux Papes et aux Cardinaux, aux Rois et à leurs Ministres ; presque toute l'Europe malade était sur nos bras ; l'on ne pouvait donc pas perdre le temps à des discussions étrangères à l'art. On vit commencer à se former cette chaîne de praticiens habiles dont la succession non interrompue constitue, à proprement parler, notre École, et que nous oserons comparer, sous quel-

_____

dudum medicinalis scientiæ professio sub gloriosis præfectuum titulis in Monte-pessulano claruerit, floruerit et fructuum fecerit ubertatem multipliciter in diversis mundi partibus salubrem. Dans la première période de son existence, elle compte de grands praticiens ; Gilles de Corbeil, Blasius, Gér. de Solo, Gordon, Grimoard, de Vinario, Saporta, Bruguières, Demoulin, Tornamire, Miro, Piquet, Tremolet, Balescon de Tarente, de Molières, Guy de Chauliac, Rondelet, Joubert, etc.

Les priviléges que les Papes et que nos Rois avaient accordés à la Faculté de médecine de Montpellier, donnaient le droit authentique aux Docteurs, qui y prenaient leurs degrés, d'exercer la médecine par-tout, *ubique terrarum.* Ils ont joui long-temps de cet avantage ; on ne commença à contester l'étendue de ce privilége, que dans le milieu du 17.e siècle et à Paris.

ques rapports , à celle dont l'Église Catholique fait
le fondement le plus solide de son existence et de
sa gloire.

Dans la suite, l'École fut chimique et mécanicienne , comme elle avait été scolastique dans le
principe ; mais elle le fut peut-être d'assez mauvaise grâce , et elle se montra toujours docile à
l'observation clinique. Il y eut toujours dans son
sein quelque *mécréant*, quelque *philosophe*, comme
dirait le vulgaire des médecins. C'est ainsi que
Barbeyrac ne fut pas en entier la dupe de l'application de la chimie à la médecine : la pratique le
retint dans des idées plus saines, elle lui fit sentir
le danger de ces méthodes incendiaires que Willis
et sa secte avaient introduites si généralement
dans la thérapeutique. Elle le fit créateur de cette
méthode rafraîchissante , que les écarts des chimistes avaient rendue plus nécessaire dans le dogme
et même dans la réalité ; car on ne saurait calculer jusqu'à quel point une méthode décidée
altère les maladies de tout un siècle. On pense à
Montpellier, et ce n'est pas sans raison, que Barbeyrac fut le précurseur et le maître de Sydenham.
Locke, qui vint parmi nous, établit des communications entre ces deux grands médecins : et quel
autre que Locke était plus digne, par sa manière
de philosopher, de servir d'interprète à l'Hippocrate
Languedocien ! Le fait que nous rappelons ici est
de la plus haute importance pour caractériser la méthode que l'on suivait habituellement à Montpellier.

Fizes fut mécanicien : devant ses élèves, il discourait en robe, et en latin, sur l'application des mathématiques à la médecine ; auprès de ses malades, il observait avec une sagacité rare et rendait ses oracles en patois du pays. Je ne garantirai pas que nos Professeurs fussent les meilleurs physiciens du temps ; mais je puis dire, une fois pour toutes, parce que l'Europe entière l'a répété très-souvent, qu'ils étaient comptés au nombre des meilleurs praticiens. Déjà ils avaient pris l'heureuse habitude de regarder la médecine comme une science à part, et qui, pour sa plus grande gloire, devait conserver une existence indépendante. Ils adoptaient les théories du temps, on ne leur aurait point pardonné de les mépriser ; mais ils étaient moins ardens à les répandre, ou, si l'on veut, moins habiles à les développer.

Les sciences physiques et naturelles seront toujours bien moins cultivées en Province que dans les Capitales. Elles exigent un concours nombreux de savans dans tous les genres, des fonds considérables, des machines sans fin. Il leur faut toute la puissance des Rois pour soutenir leur existence et leur éclat. La médecine n'a pas besoin de tant de ressources et d'un si grand appareil ; des malades et des observateurs lui suffisent : voilà ses riches moyens et ses inépuisables trésors. Oserai-je le dire ? Les grands praticiens ne se sont guère formés dans les grandes villes. La tyrannie plus despotique des sciences à la mode ; le besoin plus pressant de faire une fortune rapide dans un pays où l'argent fixe presque tous les rangs de la société ; la né-

cessité d'employer des moyens plus habilement
combinés, auprès d'une population plus éclairée et
plus difficile à manier; le désir de la gloire exalté
au - delà de toute borne, et dans un âge souvent
si précoce, qu'il en résulte quelquefois l'impuissance
de le satisfaire : voilà quelles sont en partie les
causes d'une exception que les intéressés eux-mêmes
auront quelque peine à contester (1).

Ce ne fut pas à Athènes que parut Hippocrate ;
le peuple frivole de la Métropole de la Grèce ne
rendait justice qu'aux comédiens qui amusaient
ses loisirs, et aux orateurs qui flattaient son
amour-propre; il n'aurait pas peut-être récompensé
dignement les soins des grands médecins ; tout au

---

(1) Voici ce qu'on lit dans le *Dictionnaire des sciences médicales*,
vol. XXXI, art. *médecine*, p. 291. «Les grandes villes sont le point
de ralliement des médecins et des médicastres de tout genre ; ils
ne refluent dans les campagnes, qu'autant que des circonstances
impérieuses leur en font une loi. Pour réussir dans une ville
du premier ordre, il faut du temps, beaucoup de patience,
et sur-tout de savoir faire. Fixer l'attention publique est une
tâche difficile; on ne peut y parvenir qu'en trouvant des routes
inconnues à la foule qui s'empresse de courir au même but.
Dans les petites villes, au contraire, si le médecin ne peut
espérer autant d'opulence qu'il lui serait possible d'en acquérir
ailleurs, au moins a-t-il l'avantage de posséder beaucoup plutôt
la confiance publique : il peut y prendre autant d'expérience que
dans les cités les plus populeuses. Un ancien règlement pres-
crivait aux médecins, qui se destinaient à pratiquer dans les
grandes villes, d'exercer plusieurs années dans les campagnes
voisines. Puisse ce que nous avons dit à cette occasion, faire
sentir aux médecins des petites villes leur prix et leur
dignité, et consoler leur amour-propre du mépris injuste qu'on
s'efforce trop souvent de répandre sur eux ! »

plus, Hippocrate aurait-il pu ouvrir une école de philosophie, s'il avait voulu obtenir des suffrages en rapport avec son grand talent. Le Père de notre art se forma dans la petite île de Cos, dans l'ombre du sanctuaire d'Esculape, au sein des foyers domestiques d'une famille divine, dont on ne connaissait guère dans la Grèce les noms des divers membres que par une suite non interrompue de bienfaits. S'il faut en juger par ses ouvrages, il n'a pratiqué que dans des villages et dans des bourgs. C'est dans une ville d'Espagne (Antequéra), inconnue au voyageur, que se cacha Solano. Stoll pratiqua en Hongrie comme *Physicien* avant d'aller à Vienne, Lieutaud à Aix avant d'aller à Paris, Zimmermann à Brug, Tissot à Lausanne, etc. C'est dans les Pyrénées que Bordeu reçut sa première éducation médicale, sous les yeux d'un père qui avait déjà puisé dans notre École le goût de l'observation (1). Ce fut dans les quartiers retirés de notre ville provinciale, et, perdu parmi la population studieuse et isolée de nos Élèves, que

---

(1) Je ne puis me refuser au plaisir de rapporter quelques traits de ce drame admirable, dans lequel Bordeu met son père en scène, et lui paye le tribut de reconnaissance que lui devait son génie. « J'avais ouï parler d'un médecin célèbre dans une vallée des plus voisines d'Espagne. Je désirai de le voir chez lui, il y consentit, et je m'y rendis; il me parla d'abord de son fils. »

« Je serais, dit-il, heureux, si je l'avais avec moi.., je lui ai appris le secret de la médecine. Il est dans une des premières villes d'Espagne, où sa façon de penser lui fera des affaires. Le temps de parler vrai dans les cités fort peuplées n'est pas encore arrivé pour les médecins. Il est presque nécessaire qu'il

èe grand homme perfectionna les leçons pater-
nelles , et créa cette doctrine qui devait établir les

---

mentent, ou qu'ils soient peu instruits du fond de l'art , dans
ces lieux où règnent l'envie et la dissimulation , fruits dégénérés
de la semence de l'émulation et de la cordialité. Mon ami ,
beaucoup de vos habitans des villes ont perdu la plupart de
leurs sens naturels ; leur vie n'est qu'une suite de symptômes
d'une maladie habituelle et incurable. »

« Je ne fus pas long-temps à m'apercevoir que mon docteur
était un peu babillard, fort rempli de l'importance de sa profession , fort engoué du rôle qu'il jouait dans sa vallée, où il
jouissait de la plus grande considération et où sa famille est
distinguée depuis plus de quatre siècles. Il était si accoutumé
à sa logique médicinale, qu'il appréciait tout suivant ses règles,
il n'aimait point à être contrarié. Je résolus de le faire expliquer sur ce qu'il appelait le secret de la médecine , et je
pris le parti d'écrire chaque soir ce qu'il m'aurait dit dans la
journée. Je ne rapporterai ici que l'extrait de deux ou trois
conversations. »

« Entrons , me dit-il un jour , dans ma bibliothèque : vous
verrez ensuite mon jardin des plantes , mon cabinet d'histoire
naturelle et mon laboratoire.... Mon premier livre c'est la Bible
du Concile de Trente ; je la lis et je l'admire , j'y trouve même
de très-bons préceptes de médecine.... Ce paquet de feuilles
volantes que vous voyez sont des lambeaux des Arabes , Rasès ,
Avicène et quelques autres. J'ai déchiré le reste de ces ouvrages
comme inutile.... J'ai conservé et élagué de la même manière
quelques livres de Galien et de ces autres, qu'un libraire a
décorés du nom de Princes de la médecine. »

« Rivière de Montpellier est chez moi tout entier, hors ses
contes sur les élémens. C'était un des grands hommes du métier
que ce Rivière ; qu'il eût pillé ou non le gros Sennert , il était
bon.... Son prédécesseur , Rondelet, était excellent aussi, de
même que Ranchin et le Dulaurens, dont je préfère l'anatomie
à celle de Riolan.... Voilà les aphorismes d'Hippocrate et quelques autres livrés de ce prince de la médecine.... Dioscoride et
Mésué étaient des têtes bien meublées.... J'ai aussi le Fernel

vrais principes de la science de l'homme sur les débris du mécanicisme ruiné.

---

tout entier et il est usé à force que nous l'avons lu, car il parle bien élégamment.... Ce Baillou veut trop imiter Hippocrate; ses petites histoires sur les bourgeois de Paris m'ennuient : elles sont la plupart trop étranglées pour être utiles.... Duret, dont vous voyez les commentaires sur les Coaces, était trop sec, trop austère, trop serré.... Houlier que voilà était son maître en tout.... Je ne sais point comment la Faculté moderne de Paris n'a pas fait brûler ces ouvrages : ils condamnent ses dogmes et sa théorie, et sur-tout sa pratique. »

« Vous connaissez sans doute la médecine de Chauliac...., et celle d'Oribaze...., et celle de Paracelse, le plus médecin de tous les fous, et le plus fou de tous les médecins.... Voilà le bon Ambroise Paré ; c'était une des meilleures têtes d'hommes qui aient vécu du temps de Henri II, de François II, de Charles IX, et de Henri III, auxquels il eut l'honneur d'être attaché. Je suis fâché qu'il n'ait pu servir notre Henri IV.... Ce Van-Helmont, qui est le vainqueur de l'ancienne école, fait mes délices; je le prends souvent le soir pour m'endormir gaiment.... Je ne hais pas Deleboé.... Je lis aussi mon Rabelais...., et j'ai quelques lettres du Gui-Patin.... Voilà Montagne : je me suis défait de Bayle pour de bonnes raisons.... Virgile, Corneille et Molière sont les seuls poètes que j'aime.... avec quelques restes de nos troubadours et de nos chansons de la vallée.... »

« Je ne vous parle pas de mes auteurs espagnols : ils valent bien vos français. Je ne vous dis rien de tous ces fatras de livres que vous voyez dans la poussière: je les y laisse. Je conserve pourtant un rang distingué pour les Mémoires des Académies médicinales de nos jours, quoiqu'ils ne soient au fond qu'une répétition de ce que les anciens ont dit, ou bien un tissu de menus détails, de petits faits, dans le cas d'être prévus par les connaisseurs, ou du moins bien traités lorsqu'ils se présentent. »

« Voici mes manuscrits et ceux de mes pères: c'est un corps de médecine propre à notre pays : je le destine pour mon fils. Il m'a emporté de très-bons morceaux de Sthal, que je regrette beaucoup. Sthal est, à mon avis, le roi des modernes,

La médecine - pratique exige l'absence de toute distraction, une réflexion sévère, du calme dans les passions ; ce que l'on ne trouve pas aisément dans les grandes villes. La plupart des praticiens qui ont illustré les Capitales, leur sont venus des Provinces ; ils y ont apporté des trésors dont l'amour-propre n'a pas toujours voulu reconnaître la véritable source : ou si de grands médecins se sont formés dans ces villes, ils ont vécu dans la retraite et dans les hôpitaux, long-temps avant que de se produire ; et cette exception ne fait que confirmer notre règle générale. Je dois dire, pour dédommager les Capitales, qu'elles sont beaucoup plus favorables à la chirurgie que les villes de province. Bien différente de la médecine, la chirurgie demande un grand théâtre ; elle étale avec complaisance ses prodiges, elle perfectionne son habileté dans les grands hôpitaux, sur les champs de bataille.

Je n'insisterai pas plus long-temps sur ces considérations : mais, d'après cela, je laisse à penser s'il est permis d'assimiler entièrement l'enseignement de la médecine-pratique à celui des sciences physiques et

---

qui me paraissent avoir un peu trop loué Sydenham.... Car son rival, Morton, que j'ai placé auprès de lui, n'était pas un sot....., non plus que Willis qui m'amuse.... Ce livret, n'est-il pas du Chirac? Sa tête était bien bouillante !.... J'ai ouï parler de Boërhaave, que je ne lirai point sur ce qu'on m'en a dit... J'ai assez lu.... Je ne lis pas même la gazette, non plus que toutes les thèses de vos Facultés : en voilà quelques-unes que j'ai collées sur de la toile pour me faire un paravent pour l'hiver.... » *Œuvres de Bordeu, vol. II, p. 691.*

naturelles; de croire, comme on se plaît à le répéter
dans certains lieux, que c'est seulement dans les
capitales que l'on peut imprimer de grands progrès à
l'une ; ce qui est incontestable par rapport aux autres.
Nous ne voulons pas provoquer le système injuste
des préférences. Nous pensons que l'émulation, la
rivalité même, malgré ses petites injustices, tournent
toujours aux profits de l'art. Nous voulons seulement faire pressentir, que si on se croyait obligé
de faire un choix en ce genre, ce ne serait peut-
être pas les grandes villes qu'on devrait prendre
pour établir le siége de l'enseignement médical.
Encore un coup, s'il y était forcé par des préjugés ridicules, le législateur, désireux de servir
les progrès de la médecine et les besoins de l'humanité, devrait préférer sans doute un pays assez
en relation avec le centre des sciences naturelles
pour en profiter, mais pas assez pour se laisser
dominer par elles; un pays où les médecins ob-
tinssent le plus haut rang de considération, et ne
le partageassent qu'avec les ministres des lois et
de la religion; un pays heureux qui, présentant
un climat analogue à celui de la Grèce, permit
à la nature le libre développement de ses forces,
et l'exercice normal de ses fonctions pathologiques, afin que l'on pût observer la marche régu-
lière de la Nature pour apprendre à la diriger; un
pays enfin où le Ciel donnât aux habitans des sens
fins et délicats, un esprit inventif, et quelque chose
de cette imagination poétique qui fait les grands
médecins, comme le prétendait Huarte, et qui

rappelle qu'Apollon était à la fois le dieu de la
poésie et de la médecine (1). Nous ne craignons pas
que les vrais savans de tous les genres et les hommes sages des villes de tous les rangs, se scanda-
lisent de ce que nous venons de dire, et que l'on
nous prenne pour un barbare, ennemi des sciences
comme un empirique, ou pour un provincial en-
tiché de son pays comme un sauvage. Nous aimons
les sciences qui honorent et servent l'humanité,
nous reconnaissons leurs rapports légitimes avec
notre art; mais nous nous piquons aussi d'être
médecins (2). Nous avons voulu seulement arrêter,

---

(1) Ranchin, dans son *Apollinare sacrum*, a exalté ainsi les
avantages de la moderne Cos. *Vagabatur olim Apollo noster tu-
telaris medicinæ Deus, tanquam exul, et profugus per Galliam
nostram Narbonensem, et de stabiliendo medico imperio solli-
citus, ab aliis Asiæ, Africæ et Europæ regionibus expulsus,
omnes istius provinciæ civitates lustrabat, ut locum sibi, suis-
que sectatoribus gratum et opportunum inveniret, eligeretque: tan-
dem novæ istius civitatis, atque ex ruinis urbis Magalonensis,
Lateranensis, et Sextantionis constructæ, situm, adspectumque
contemplatus, locorumque vicinorum parietatem, et commodi-
tatem admiratus, et sibi, et sacerdotibus suis Sacrum in hoc
Monte Pelio stabilire, utile, commodumque duxit. Apollinis de-
siderio fortuna ipsa favere videbatur; ingenio siquidem loci,
hominumque nulla videtur urbs aptior studio litterarum sed
præsertim medicinæ nostræ.*

(2) Voici comment notre Bordeu s'exprime à l'occasion de
l'application des sciences physiques à la médecine (OEuv. de Bord.,
vol. II, p. 799.) « Il n'est que trop vrai, plus le système des mécaniciens plaît aux esprits superficiels et nourris dans les principes physiciens, moins il entretient et fait naître le goût de
la véritable médecine. Or, sans ce goût, il n'y a plus d'art;
il se réduit à d'inutiles et trop faciles détails anatomiques,
mécaniques, physiques, économiques : aussi, quels ouvrages

s'il est possible, l'élan ridicule de certains amours-
propres, et nous avons cru devoir faire pencher la
balance dans un sens pour qu'elle puisse se remettre
dans un juste équilibre. Revenons à notre sujet.

D'après ce que nous avons déjà dit, l'on peut
se convaincre que notre École, durant le règne
même des hypothèses, se distinguait honorablement
par une tendance prononcée à observer la Nature,

pour la médecine, que ceux qui sont établis sur de pareilles
explications, et suivant la logique des Académies ! »

« Les médecins doivent s'en défier et s'en garantir, sur-tout
dans notre siècle où l'amour de l'histoire naturelle, de la chimie,
de l'anatomie, des dictionnaires, des collections, répand tant
de fausses lueurs et fait tant d'illusion aux lecteurs qui n'y
regardent pas d'assez près. Les médecins sont faits pour planer
au-dessus de ces connaissances, et pour les contenir dans leurs
bornes, en ce qui regarde l'économie animale et ses dérange-
mens ; ils doivent éviter de fatiguer leur mémoire, d'étouffer
leur jugement, et d'user leur attention par ces immenses amas de
petites connaissances et de nomenclatures, à quoi se réduisent
toutes les sciences physiques. »

« Les anciens systèmes de médecine eurent des côtés beaucoup plus heureux que les modernes. Ces derniers ne brillent
que dans les Académies, sur les chaires entourées d'enfans et
de curieux, dans les assemblées du grand monde, et même
sur les tréteaux, et dans les livres que tout le monde veut
juger. Les élémens de la médecine ancienne s'apprennent et
s'éclaircissent auprès des malades, dans les hôpitaux, et dans
le commerce des hommes valétudinaires, dans la méditation,
dans l'étude des phénomènes particuliers aux divers tempéra-
mens, aux passions, aux talens, aux positions particulières où
se trouvent les hommes, à leurs habitudes; enfin, la médecine
s'apprend dans les vieux auteurs, ennuyeux pour les physiciens,
qu'il faut étudier pour les entendre, et auxquels on ne peut
appliquer ni le calcul, ni le compas, ni les expériences amu-
santes qui arrêtent les passans. »

à considérer toutes les faces qu'une même maladie peut présenter, et à saisir toutes les indications
dont elle est susceptible. La plupart de nos médecins, marchant sur les traces des grands maîtres de
tous les temps, analysaient déjà les maladies à leur
manière, et préparaient ainsi les découvertes ultérieures de la philosophie médicale. Les méthodes
d'observation étaient donc connues et suivies parmi
nous ; mais il faut avouer que ce n'était que
comme par instinct, et par cette rectitude d'esprit
que donne la pratique de la médecine, le plus
difficile et le plus philosophique de tous les arts,
quoi qu'on en dise. La méthode de notre École,
à cette époque, me paraît être purement empirique ; car j'écarte à dessein les théories dont on
enveloppait ses résultats. Le naturisme, qui est une
des conséquences les plus immédiates de l'observation, eut toujours, parmi nous, des partisans
décidés. Selon Arnaud de Villeneuve, le médecin
n'est que le ministre de la nature, de cette cause
première, de cette chaleur naturelle, comme il la
nomme, que l'animal apporte en naissant. Ce n'est
pas, continue ce même auteur, en faisant prendre
beaucoup de remèdes, qu'on parvient à guérir
le plus de maladies. Malheureux celui qui serait
obligé de mettre en eux toute sa confiance (1)! La
guérison dépend sur-tout de la nature ; c'est elle
qui prépare la maladie à être détruite; c'est la
chaleur, c'est le feu qui cuit la matière morbifique

_____

(1) *Arnald. Villan. Parabolœ medicationis,* passim.

3

et en décide souvent l'évacuation. La médecine n'est que l'instrument employé par l'artiste pour seconder la nature dans son travail (1). Gordon, Dulaurent, Rivière, La Chambre, etc., reconnurent les droits de la nature : il les attribuèrent même à l'âme, et préparèrent ainsi l'animisme, système qui est devenu si fameux, quand il a été repris par Stahl. C'est à tort qu'on l'a rapporté trop exclusivement au Professeur de Halle, et que l'on a accusé notre École de l'avoir reçu immédiatement et seulement de ce grand homme. Nous ne nions pas ce qu'elle lui doit ; mais nous croyons pouvoir dire qu'elle l'a puisé également dans Hippocrate, son premier fondateur, et sur-tout dans l'observation des maladies. Le fougueux Chirac, formé dans notre École, n'avait pas osé renoncer formellement à la doctrine des crises, et à certains jours, où il suspendait l'action impétueuse de sa médecine turbulente.

Tandis que nos praticiens rassemblent avec peine les matériaux du système médical, arrêtons-nous un instant à considérer la manière de raisonner introduite successivement dans les sciences en général, et dans la médecine en particulier; et voyons comment on parvint à animer, en quelque sorte, le corps de la science dont on avait rapproché et organisé jusque-là les élémens divers.

L'histoire de la philosophie, depuis la renaissance des lettres jusques à notre siècle, paraît se partager en trois grandes époques : la première

---

(1) *Arnald. Villan., de Calculo*, p. 219 *et seq.*

est celle de l'érudition ; la seconde, celle des hypothèses ou des causes supposées ; la troisième, celle
de l'induction ou de la recherche des causes expérimentales. Suivons rapidement l'influence de chacune de ces méthodes sur la médecine.

  1.º Les hommes inventent rarement les sciences, ils les reçoivent telles qu'elles, des mains de
ceux qui les ont cultivées avec plus ou moins de
soin et de profit ; et les reprenant au point où
ceux‑ci les ont laissées, ils les augmentent à
leur manière, pour les transmettre ainsi à leurs
descendans. Les sciences ne sont donc pas le
patrimoine d'un seul individu, d'un seul peuple,
d'un seul siècle : elles appartiennent à l'humanité
entière. On peut les considérer dans leurs progrès, comme une suite d'idées qui s'enchaînent, se
donnent naissance les unes aux autres, et arrivent
ainsi graduellement à leur dernier développement.
Les individus diffèrent d'opinion et périssent; l'esprit
humain est un et immortel. Cette façon d'envisager
l'histoire philosophique de l'esprit humain, me paraît
être la seule qui permette une solution satisfaisante
de tous les problèmes qu'elle peut présenter.

  Nos barbares ancêtres ne pouvaient donc rien
faire de mieux que de recevoir des anciens l'héritage des sciences, quoique leurs fils ingrats leur
en aient fait si souvent un crime. Il leur fallut
même un très-long temps pour interpréter ou pour
deviner les Oracles de la Grèce et de Rome.
D'abord, ils durent s'attacher beaucoup aux mots,
très-peu aux choses. La médecine ne dut consister

qu'à entendre ou plutôt qu'à commenter Hippocrate et Galien. Cependant ces modèles les fami-
liarisèrent peu à peu avec l'observation de la nature
même ; la traduction était si fidèle, qu'elle rappelait forcément le texte. Le moment où les Écoles
parvinrent enfin à comprendre ces immortels ouvrages, ne fut pas l'époque la moins glorieuse
de leur existence. Ces heureux temps de doci-
lité parurent peut-être obscurcis, je ne crains pas
de le dire, par l'indiscipline et les hardiesses de
l'époque qui les suivit. En dernière analyse, il
n'y avait alors, dans les écoles, que peu ou point
de philosophie : comme des enfans encore sous des
régens de collége, nos premiers aïeux étaient tout
occupés de retenir les choses par la mémoire et
non de les inventer par le génie. L'esprit des nations se développe par degrés, comme celui des
individus. Aristote pour la philosophie, Hippocrate
et sur-tout Galien pour la médecine : tels furent
les chefs ou plutôt les précepteurs de ces premiers
siècles.

2.º Quand on eut saisi tout ce que les anciens
savaient, ou que l'on crut du moins en être arrivé
à ce point, les esprits accablés d'une sorte de satiété
d'érudition furent pris d'une certaine inquiétude
qui présageait les plus grandes découvertes. Tout
annonce déjà un mouvement, une révolution :
l'esprit humain a grandi, et il semble ne pas
l'ignorer. Il est parvenu à l'âge de la jeunesse et
de l'indépendance ; ce n'est pas encore celui de la
raison, mais il le prépare et l'emmène à sa suite.

Il ne se nourrit que d'illusions et de rêves; l'imagination se réveille et se développe. Dès-lors on voit s'établir une nouvelle logique, ainsi qu'il était arrivé aux premiers philosophes de l'antiquité, dans les mêmes circonstances. On veut connaître les causes premières de l'univers entier ; l'ambition d'une science qui ignore ce qu'elle peut, et comment elle le peut, pose des problèmes insolubles qu'elle entreprend de résoudre par des moyens chimériques : on procède par hypothèse. Pouvait-on attendre plus de l'esprit humain à cette période? Connaissait-on tous les faits? Non, sans doute. Avait-on épuisé toutes les erreurs pour arriver à la vérité ? Moins encore, et cependant l'expérience des temps prouve que cette condition singulière est de rigueur. L'on devait donc travailler la science par des hypothèses. On cherchait un trésor que l'on ne devait pas trouver ; mais l'on devait donner au sol , par cette culture active, sinon habilement conduite, toute sa fécondité naturelle. L'histoire des sciences rappelle la fable du laboureur et de ses enfans. Ceux qui ont beaucoup blâmé les hypothèses , n'ont pas connu leurs usages et leurs services; pas plus que ceux qui veulent les introduire aujourd'hui dans la science , ne connaissent leur place dans l'ordre des progrès de l'esprit humain. Que l'on me donne de la matière et du mouvement, s'écrie Descartes, et je vais faire le monde, la lumière et les ténèbres, la mort et la vie ; je vais créer des plantes, des animaux , l'homme lui-même. Les phénomènes

mécaniques avaient été étudiés les premiers ; la
mécanique et les mathématiques fourniront donc
l'explication de la nature entière. Trouver une
hypothèse qui rende raison des phénomènes physiologiques et pathologiques , et prendre cette
hypothèse dans la chimie et dans la physique : tel
est le problême que se proposèrent tous les médecins de cet âge, et le moyen de solution dont ils
se servirent.

Cette période ne fut pas favorable à la médecine ;
la manière de philosopher qu'on suivait était trop
dangereuse pour fournir des résultats vraiment
utiles. Mais cependant tous ces efforts annonçaient
de l'énergie morale ; c'était cette vigueur de la
jeunesse qui , le plus souvent, ne donne que plus
de force aux passions et aux erreurs ; mais qui
prépare les matériaux de la raison et les lui fournit
à un prix qui les lui rend précieux. La médecine-
pratique eut beaucoup à souffrir , elle s'enfuit loin
des Académies savantes , et plus d'une fois elle fut
même obligée de déserter les Écoles , ou du moins
de s'y cacher sous un costume étranger et sous
un masque imposteur.

3.º Tandis que Descartes affranchit l'esprit humain et exalte ses espérances, Galilée lui presente
les moyens de les satisfaire par l'art de l'expérience.
Bacon crée sa méthode générale d'induction , qui
doit soumettre les sciences à une administration plus sage que celle qui avait eu lieu jusqu'alors. Ce grand homme établit que l'on ne peut
remonter à la recherche des causes que par les

faits ; qu'il faut recueillir ceux-ci avec exactitude ,
en multiplier le nombre avec zèle, les considérer
sous toutes leurs faces avec attention ; des faits
s'élever aux principes , des principes redescendre
aux faits ; et des uns et des autres aux applications pratiques, pour remonter encore aux notions
théoriques. Dès-lors , la route de toutes les sciences
est ouverte : on pourra à l'avenir la rendre plus
commode et plus sûre ; on pourra retrancher quelque chose des prétentions hardies de l'immortel
Chancelier , qui pense que , à l'aide de l'induction, on doit parvenir enfin à connaître les causes
et les premiers ressorts du monde , à maîtriser
la nature, à faire de l'or , prolonger indéfiniment
la vie humaine , trouver une panacée contre toutes
les maladies, etc. ; mais Bacon n'en aura pas moins
toujours la gloire, quelque perfectionnement que
subisse jamais sa doctrine , d'avoir détruit l'ancienne manière de raisonner par hypothèse , ou du
moins d'avoir créé une méthode qui multiplie les
richesses de l'expérience, et qui, si elle aboutit
quelquefois aux mêmes résultats, rend les hypothèses même plus probables, en ne les puisant que
dans les analogies d'un très-grand nombre de faits.
Car il ne serait pas impossible de prouver, par
ses principes et par ses conséquences , que la méthode de Bacon ne s'écarte pas autant qu'on l'a
cru de celle de Descartes , et qu'elle n'en diffère
peut-être essentiellement que par le chemin qu'elle
a pris pour arriver au même point.

L'immortel Newton simplifia cette méthode et

l'appliqua à l'étude des phénomènes physiques ; il
prit, dans les phénomènes mêmes, une idée qui, si
elle n'est pas le secret du monde, peut du moins en
tenir la place. En effet, l'hypothèse de l'attraction,
telle que l'a conçue son auteur, rend raison de tous
les faits qu'elle n'avait pas renoncé d'expliquer (1).

Au reste, ce qui pourrait confirmer dans l'opinion
que la méthode de Bacon et de Newton n'était pas,
dans le principe, aussi pure qu'elle le devint par
la suite ; c'est la considération des applications
vicieuses que ces deux grands hommes en firent eux-
mêmes à la science de l'homme physique. Entr'autres
idées erronées, Bacon admit chez l'homme, outre
l'âme raisonnable , une âme irrationnelle produite
des matrices des élémens ; et qui lui est commune
avec les animaux. Selon lui, cette âme est une
substance corporelle, atténuée et rendue invisible
par la chaleur ; elle tient de la nature de l'air
dont elle a la mollesse, pour recevoir des impressions , et de la nature du feu dont elle a la force,
pour propager au loin son action. Dans les animaux
parfaits, elle a son siége dans la tête, parcourt les
nerfs , et s'entretient par le sang spiritueux des
artères. Il place chaque faculté de l'intelligence
dans diverses portions du cerveau, comme dans des
loges , et il va jusques à dire que l'âme habite
dans l'eau des ventricules , etc.

Newton, de son côté, a cru que les sensations dépendaient de cette matière éthérée, à laquelle il avait

_____

(1) D'Alembert , Elém. de philos. , p. 229.

fantaisie , de temps en temps, de rapporter tous les phénomènes de la nature. Je ne fais pas un crime à Bacon et à Newton d'avoir été mauvais physiologistes, mais je ne puis m'empêcher de relever un peu leur manière de philosopher, et de les accuser de procéder toujours par hypothèse comme Descartes, tout en parlant contre celles-ci, et en vantant l'expérience et l'observation. Ils ne furent donc pas entièrement infidèles à la philosophie de Newton et à ses principes, les médecins qui continuèrent les travaux des mécaniciens, à l'aide de l'attraction et de nouvelles théories physiques; car Newton comme Descartes donna naisssance à une secte mécanicienne ou physicienne. On peut voir dans l'histoire de l'école iatro-mathématicienne, comment elle commença par être Cartésienne et finit par être Newtonienne, changeant ainsi de principes, mais non de méthode. Elle compta de très-grands médecins parmi ses prosélytes, s'étendit dans l'Europe entière et dura assez long-temps (1).

Ce qui tendrait encore à les rapprocher, c'est qu'il ne faudrait pas penser que tous les mécaniciens procédassent par hypothèses pures ; on a beaucoup calomnié cette secte depuis qu'elle a été vaincue. Plusieurs avaient même été entraînés dans leurs erreurs par une marche trop sévère et par une réserve trop timide. Hoffmann, par exemple, qui était un excellent esprit, détestait les hypothèses, il ne remontait jamais jusqu'aux forces elles-mêmes , il

_____

(1) Voyez Sprengel, Hist. de la méd., vol. V, p. 155-194.

recherchait les effets généraux, d'où il déduisait ensuite les effets particuliers. Le premier principe de son système est que le corps humain, de même que tous les autres corps de la nature, possède des forces matérielles à l'aide desquelles il opère ses mouvemens. Tout corps, selon lui, par cela même qu'il est corps, a les forces de résistance et de cohésion qui lui ont été données par le Créateur; et toutes les forces du corps agissent d'après le nombre, la mesure et l'équilibre : on peut donc les expliquer toutes mécaniquement et mathématiquement (1). L'on voit que Hoffmann proteste contre les hypothèses et la recherche des causes, qu'il ne veut s'attacher qu'aux effets les plus généraux, et qu'il prend ensuite ceux-ci comme causes. L'effet dont il est parti, le mouvement et l'idée qu'il y ajoute, qu'il est soumis au nombre et à la mesure, sont incontestables; mais il a beaucoup trop généralisé l'un et l'autre, et il les a pris à tort pour les bases *adœquatas* de la science : voilà comment il s'est égaré.

Pitcairn, un des iatro-mathématiciens les plus hardis dans ses conséquences, raisonne dans le principe avec cette même retenue.

« Tous ceux, dit-il, qui sont versés dans les mathématiques et dans l'étude de la médecine, savent que la connaissance que nous avons des choses se réduit à celle des rapports qu'elles ont entr'elles, des lois et des propriétés qui produisent

_____

(1) *Op. vol. I, p. 97. De differentiis organismi et mecanismi*

en elles les changemens qu'ou y remarque ; on ne
parle ici que des choses corporelles. Or, on connaît ces forces et ces lois des mouvemens par les
actions qu'elles exercent mutuellement les unes
sur les autres, et ce sont ces actions et les effets
qui en résultent, qui nous conduisent à la science
des lois qu'elles observent. A l'égard de la cause
physique que les philosophes recherchent avec
tant de soin, et qu'ils regardent comme le principe de ces forces, on l'ignore complètement.
Comme donc on ne peut la connaître qu'on ne
connaisse auparavant les forces et les lois qu'elles
gardent entr'elles ; il s'ensuit que, si ces forces
sont inconnues, la cause physique l'est de même,
et que la connaissance de celle-ci serait inutile à
ceux qui connaîtraient ces forces. Les médecins
doivent donc se borner à étudier les forces des
médicamens et des maladies au moyen de leurs
opérations. Ils doivent les observer avec soin et
s'efforcer d'en constater les lois, et ne point se
fatiguer à la recherche des causes physiques, qu'on
ne peut connaître qu'on ne soit instruit des lois
que ces forces suivent, et dont la découverte est
inutile au médecin, lorsqu'il est une fois instruit
de ces lois (1). »

A Dieu ne plaise que, par ces considérations et
ces rapprochemens, je veuille diminuer le mérite du
grand Newton et l'importance de ses réformes dans
les méthodes, je veux simplement relever un peu

---

(1) Pitcairn, Préf., p. 10.

les mécauiciens qu'on a beaucoup trop rabaissés ;
je veux signaler une erreur, qui a été de tous les
siècles et qui leur a été très-funeste, celle que les
savans qui nous ont précédés se sont tous égarés,
et que ce n'est que de notre temps que l'on a
commencé, à proprement parler, à raisonner ; opi-
niou qui calomnie les siècles passés et trompe les
siècles présent et à venir Quoi qu'il en soit, je
suis loin de contester l'heureuse révolution que
Newton fit dans les moyens logiques ; s'il ne changea
pas peut-être en entier le but de la science, il changea la route, et celle-ci devait à son tour conduire
à un but tout différent de celui que l'on s'était
proposé d'atteindre jusques alors. *Natura non amat
saltus*, ont dit les philosophes théistes ; la chose n'est
pas très-sûre par rapport à la nature à laquelle
nous avons tort de prêter nos petites vues, mais
elle est incontestable pour les progrès de l'esprit
humain.

La science de l'homme ne devait pas être étrangère à cette grande révolution ; l'application de cette
méthode devait être ici seulement plus lente, parce
qu'elle est beaucoup plus difficile. Les médecins
s'élancent dans cette nouvelle route ; voyons tout
ce que l'École de Montpellier fit en ce genre. C'est
à ce point que nous avons pris l'histoire de sa
doctrine, comme l'on pourrait commencer, à proprement parler, celle de toutes les sciences.

Les sectes mécaniciennes dominaient dans cette
École, comme par-tout ailleurs ; Boërhaave, leur
plus digne interprète, avait obtenu un empire que

rien ne semblait pouvoir lui disputer. Sauvages fut
le premier, en Europe, qui attaqua le mécanicisme
(1737). J'exposerai, avec quelques détails, la
manière de philosopher de ce grand homme, auquel
on a été loin de rendre la justice qu'il mérite
sous ce rapport. On ne le considère ordinairement
que comme un savant compilateur, et l'on s'est
servi de sa vaste érudition pour calomnier son
génie. Je prouverai qu'il peut être compté au
rang des esprits les plus droits qui se soient occupés
de médecine. C'est sur-tout par le discours préliminaire de sa Nosologie que l'on doit le juger.

« Sauvages ne fut pas un praticien très-répandu,
il n'obtint pas une clientelle nombreuse, trop
souvent le prix de l'intrigue. Il vit cependant des
malades ; les étrangers, plus justes que ses com-
patriotes, selon l'usage de notre pays comme de
bien d'autres, le consultèrent de toutes parts ; il
fut long-temps à la tête de l'hôpital général de
Montpellier. Plus que tout cela, il vivait dans une
ville médicale, et dans une école spécialement
dirigée vers la médecine - pratique. Il connaissait
parfaitement les écrits de tous les observateurs dignes de quelque attention, depuis Hippocrate jusques à lui ; de telle sorte qu'il avait à sa disposition
les matériaux du système médical. Ce ne sont
pas les manœuvres auxquels on doit les édifices,
mais bien aux architectes, qui en conçoivent le
plan et en dirigent la construction. Le plus souvent les praticiens ne sont tout au plus que de
simples maçons qui bâtissent des maisons particu-

lières, et non de ces monumens publics, l'honneur de l'art : les détails rétrécissent les vues. Il ne
serait pas difficile de montrer que les grandes révolutions, qu'a éprouvées la médecine, lui sont
moins venues des praticiens les plus habiles, que des
théoriciens les moins occupés ; et que les premiers
ont presque toujours reçu, sans s'en douter, les
lois que leur imposaient les seconds, si souvent
l'objet de leurs plaisanteries. Je ne décide pas si
c'est pour le plus grand profit de l'art que les choses vont ainsi ; je laisse à chercher aux médecins
philosophes les moyens d'établir, entre des hommes
également recommandables, une association plus
intime et plus solide, et une constitution plus libérale, qui confonde un peu mieux les rangs et
les services. Quoi qu'il en soit, j'indique ici les
instrumens dont Sauvages se servit pour élever à
la médecine le système le plus étendu que l'on
eût encore jamais eu. Notre professeur ne possédait
pas seulement les ouvrages des médecins, il était
familiarisé avec les écrits des plus grands métaphysiciens, et sur-tout de Wolff, disciple fameux de
Leibnitz. La connaissance de l'anglais et l'étude
des mathématiques lui firent prendre part aux travaux
de Newton. Il put admirer ses découvertes et participer aux bienfaits de sa méthode. En outre, il était
très-habile dans les sciences naturelles, et sur-tout
dans la botanique. De toutes parts, à cette époque,
on s'occupait de classer les êtres et les idées ; on
pensait être assez riche en faits particuliers ; le moment semblait être venu de les réduire en système.

Sauvages fait d'abord sentir tout le danger des hypothèses appuyées sur de pures imaginations , et
ne donne pour base à la saine théorie que le
témoignage des sens. « La cause , dit-il, des erreurs
que commettent les médecins , n'est , selon moi ,
que le mépris des observations évidentes et des
faits qui , avec le secours de la logique, pourraient
fournir des corollaires aussi sûrs qu'utiles. Les
médecins aspirent sans cesse aux choses cachées
et qui passent l'intelligence, et moins elles sont
à portée de leur esprit, plus ils s'opiniâtrent à
les atteindre par la force de l'imagination, et à
les exprimer par des paroles. Ce n'est que par une
observation constante et assidue , qu'on découvre
les phénomènes de chaque maladie. Ces phénomènes sont évidens, il ne faut aucun effort d'esprit
pour les saisir, et c'est cette facilité même qu'on
a à s'en instruire , qui fait mépriser l'histoire
exacte des maladies. On ne la donne qu'en passant et à la hâte, quoique ce soit le seul moyen
de déduire une bonne théorie, fondée sur la vérité ; de même que c'est de l'observation exacte
des phénomènes célestes, que les astronomes ont
tiré leurs meilleurs systèmes. »

Effrayé de l'incertitude des hypothèses , Sauvages
en vient à un paradoxe qui scandalisera sans doute
les systématiques de tous les temps, et qui paraîtra
cependant incontestable aux physiologistes de toutes
les sectes, dès qu'ils ne sera pas question de leur
opinion particulière. La physiologie, selon lui, ne
peut servir de base première, fondamentale et unique

à la médecine-pratique. Il distingue à cette occasion
deux sortes de nosologies, la nosologie historique
et la nosologie philosophique. La nosologie historique prend pour ses matériaux les histoires particulières des maladies, à l'aide de celles-ci, elle trace
leur histoire générale ; elle s'élève enfin aux caractères essentiels des maladies. Elle les classe d'abord
selon leurs grandes différences symptomatiques ;
elle distingue ensuite les espèces selon les circonstances plus ou moins essentielles, quelquefois selon
les causes quand elles sont connues, presque toujours d'après l'indication majeure ou secondaire.
L'on voit que Sauvages a entrevu, sous certains
rapports, la méthode analytique et *élémentaire*
que Barthez devait développer. Sans doute que la
classification de Sauvages n'est point parfaite : elle
ne remplit pas, bien s'en faut, tous les vœux de
la médecine-pratique ; mais elle les trompe peut-
être moins encore que plusieurs autres travaux du
même genre postérieurs au sien.

Sauvages établit que la nosologie descriptive,
tant connue dans la suite sous le nom de *nosographie*, constitue seule la médecine-pratique ; et
le premier, il donne à celle-ci des fondemens vraiment inébranlables. Il fit servir la classification des
maladies à des vues neuves et très-philosophiques,
qui n'ont pas toujours été saisies par les nosologistes
venus après lui. Selon cette excellente idée, la
médecine-pratique ne reposerait point sur la notion
plus ou moins exacte que l'on peut se faire du
mécanisme de la maladie ; mais sur les caractères

essentiels et évidens qui la signalent, et qui seuls peuvent être la source pure des indications ; il a trouvé en partie la solution si long-temps cherchée, du problême de l'empirisme raisonné. « Que les mécaniciens renoncent aux préjugés des écoles ; qu'ils obéissent à la raison plutôt qu'à l'usage, et qu'ils n'autorisent point les abus. La théorie qu'ils suivent étant fausse, obscure et incertaine dans plusieurs points, elle ne peut les conduire à cette évidence et à cette certitude dont on a besoin lorsqu'il s'agit de la vie des hommes, vu qu'elle en est elle-même dépourvue. La théorie est, par rapport à la médecine, ce qu'est l'hypothèse par rapport à la physique ; elle sert non point à prouver une thèse, comme quelques philosophes se l'imaginent faussement, mais à découvrir la vérité. Elle doit être pour le médecin, ce que sont pour les géomètres les fausses positions qu'ils font pour résoudre les problêmes..... »

« Quelles erreurs les médecins ne doivent-ils pas commettre, lorsque, sans consulter l'expérience, et guidés par la seule théorie, ils osent décider de ce qui se passe dans le corps humain, et qu'ils se fondent sur des hypothèses ou des principes évidemment faux ! O chimistes, humoristes, mécaniciens, qui avez été si souvent trompés, ne conviendrez-vous jamais que la connaissance historique doit servir de base à la médecine, et que la théorie est un guide infidèle (1) ! »

_____

(1) *Sauvag. Nos. method.*, vol. I, p. 87.

Cependant Sauvages ne s'arrête pas à ce point; il entrevoit l'utilité de la nosologie philosophique ou de la théorie médicale ; et, le premier encore , il assigne la nature de ses véritables rapports avec la médecine clinique. Considérons les principes très-sages, d'après lesquels il pense que l'on doit s'élever à la théorie des phénomènes vitaux.

« Le corps jouit de forces mortes et de forces animées. On donne le nom de *force* à tout ce qui contient la raison suffisante de l'existence d'une action. La force est donc une cause, dont l'effet est appelé *action*. Toute force suppose une faculté : car là où il n'y a ni puissance ni faculté, il ne peut y avoir d'action..... C'est à tort que les modernes ont banni les facultés des Écoles de médecine , pour leur substituer une matière subtile. Serait-ce parce que leur essence nous est inconnue ? Mais, sur ce principe, ils auraient dû également bannir les noms d'élasticité, de gravité , dont on ignore l'essence ; ou serait-ce parce qu'il y aurait à craindre qu'on ne donnât que des noms à la place des choses ? On voit cependant des mathématiciens qui emploient les lettres x et y, pour désigner des quantités inconnues, et cela avec d'autant plus de succès, qu'ils découvrent , à l'aide de ces moyens, des vérités inaccessibles aux autres philosophes. De même , les mécaniciens emploient , dans la pratique , des puissances animées dont ils ignorent l'essence, et ils font entrer dans leur théorie des choses dont ils ne connaissent les forces et les effets que par l'expérience. J'userai du même droit ; j'examinerai , à l'exemple des mécaniciens, les facultés qui sont propres à l'homme, en tant que nous les connaissons par l'expérience ; je les examinerai comme causes des effets et principes de plusieurs fonctions , sans prétendre expliquer la manière dont elles agissent sur le corps (1). »

. « Il déclare qu'il importe très-peu au médecin de savoir si les facultés motrices résident dans l'âme ou dans le corps (2). »

Sauvages avait donc vu que les causes devaient être expérimentales., que l'on devait se servir des dénominations abstraites pour la commodité du langage et la facilité des calculs analytiques. Il avait établi la distinction des forces animées et des forces mortes , et commencé ainsi la doctrine des propriétés vitales. Cependant le désir de trouver les causes des phénomènes vitaux, même en les cherchant dans l'expérience ; le vœu formel de s'élever à l'explication du mécanisme des fonctions, à l'aide d'une hypothèse rendue aussi probable que possible par un très-grand nombre de faits , dernier reste secret de l'ancienne méthode ; qui avait encore tant de partisans publics ou cachés ; des habitudes de raisonnement et d'induction contractées dans l'étude des mathématiques ; outre tout cela , les idées régnantes de l'application directe des mathématiques à la médecine : toutes ces circonstances conduisirent Sauvages à rapporter les mouvemens de la machine animée aux affections obs-

_____

(1) *Id.* vol. I , p. 49-50.
(2) *Id.* p. 53 , §. 240.

cures de l'âme. Il pensa qu'il n'y avait pas d'autre moyen pour *expliquer* l'énergie, l'automatisme, l'harmonie et les lois particulières des mouvemens vitaux, que d'admettre un principe intelligent qui produisait et dirigeait l'action des organes. Il modifia singulièrement l'hypothèse de Stahl, la rendit plus conforme aux faits, et la rapprocha heureusement de la Nature directrice et conservatrice des anciens. Sauvages eut donc la très-grande gloire d'attaquer, le premier en Europe, et de renverser le mécanicisme : il imprima au système de Stahl des changemens qui devaient le faire adopter par tous les bons esprits ; et prépara ainsi, dans le sein de notre École, une révolution plus complète et plus légitime.

Il faut le dire, l'opinion de Stahl n'était au fond qu'une hypothèse, comme celle de Boërhaave et d'Hoffmann ; mais cette hypothèse embrassait un plus grand nombre de faits ; et sans être la vérité, elle pouvait en tenir la place, autant que cela est possible à la supposition et à l'erreur. Il est plus que douteux que ce soit une intelligence qui dirige l'exercice des fonctions, dans l'état de santé et de maladie ; mais il est incontestable que si une intelligence en était chargée, elle ne les conduirait pas mieux ni autrement, pour la conservation et le rétablissement de l'ordre. « Je ne cherche point, dit Sauvages, à découvrir l'essence des causes premières, mais celle des mouvemens de la machine. Il suffit que le médecin sache que les mouvemens du corps sont tellement liés avec ceux de l'âme,

que quand même celle - ci les conduirait , ils ne
seraient pas différens de ce qu'ils sont (1). »

Cette considération explique la différence énorme
qui sépare les heureux effets des hypothèses métaphysiques et les tristes conséquences des hypothèses mécaniques ; elle montre comment l'animisme, passant graduellement au *sensibilisme* et au
vitalisme , doit arriver à la collection systématique
et pure des faits physiologiques et pathologiques ,
but essentiel et définitif de la science.

Dans la nouvelle manière de raisonner , on ne
s'était servi jusques alors, pour établir les dogmes
médicinaux , que des expériences physiques (2)

---

(1) *Id.* vol. I , pag. 59 , §. 259.

D'après Sprengel , (*Hist. de la médec.*, *vol. V*, p. 203.)
Stahl n'aurait réuni les causes de tous les changemens du corps
animal sous le nom collectif d'*âme* , que pour obéir à la loi
de Newton, qui défend de multiplier les forces et les causes à
l'infini. Sous ce rapport, la philosophie de Newton aurait eu la
même influence que celle de Descartes , qui en médecine a
donné naissance à deux systèmes diamétralement opposés , le
mécanicisme et l'animisme , comme , en métaphysique , aux
opinions contradictoires de Mallebranche et de Spinosa.

(2) C'est dans ce sens que Lacaze a dit qu'il méprisait la
physique expérimentale, et non dans celui qu'a fait entendre M.
Sprengel. En général , cet illustre savant a jugé très-défavorable-
ment les auteurs de notre Ecole. Au milieu de ses lectures immenses, il n'aura pas eu le temps de méditer des ouvrages , qui
exigent quelque réflexion et une certaine indulgence pour les
expressions poétiques. Je ne vois pas comment l'ouvrage de
Lacaze est fanatique , et celui d'Abadie mystique; je ne conçois pas comment un homme du mérite de M. Sprengel peut
trouver insignifians les écrits de Robert , trop peu connus
d'ailleurs même par les Français. Il en veut beaucoup au ton
que prend Lacaze; selon lui , il n'aurait aucun droit à notre

faites sur des machines ou des cadavres, et c'était
avec ces matériaux corrompus et toujours prêts à
se dissoudre, que l'on élevait l'édifice de la science
de la vie. Sauvages lui-même avait eu recours à
cet appareil étranger. On l'avait vu, dans nos hôpitaux, mesurer la hauteur d'une colonne de sang
pour déterminer la force du cœur, évaluer la den-
sité respective de chacun de nos organes pour
détruire l'opinion de Willis, ou pour étudier la
théorie des plaies. Il avait renversé le mécanisme
par les moyens mêmes dont on s'était servi pour
l'établir. Ce n'était, en effet, qu'en comparant
les principes mécaniques aux faits, que l'on pouvait découvrir leur peu de rapport. Cette marche
était naturelle ; elle annonçait les nouvelles idées
qui, selon la coutume, partent toujours et se
débarrassent du sein des anciennes : le jour est
précédé par le crépuscule, état qui unit par gradation les ténèbres et la lumière. D'ailleurs, c'était
la méthode la plus efficace pour combattre l'erreur :
toute autre n'eût pas même été entendue et eût été
sans relation avec les hypothèses régnantes. Maintenant (1751) Lacaze ouvre une nouvelle source de
vérités, établit un nouveau moyen d'investigation :
c'est l'observation de ce qui se passe en nous dans
l'état de santé ou dans les désordres de la mala-

---

estime par sa jactance, qu'il dit être digne d'un Gascon. Je
crains bien que le savant allemand n'ait pas toujours pu suivre
la marche vive et légère du médecin méridional, et qu'il
ait pris pour une jactance insolente une plaisanterie ingénieuse.

die (1). En effet, nous nous sentons vivre, nous dis-
cernous les impressions particulières et quelques-uns
des phénomènes qui accompagnent l'exercice de
nos fonctions , soit dans l'organe qui en est immédiatement chargé , soit dans les organes éloignés , mais qui ont plus ou moins d'union sympathique avec celui-ci. Ainsi, quand nous digérons,
quand nous nous livrons à des efforts musculaires,
lorsque nous pensons , etc., etc. , nous avons conscience de diverses impressions qui nous révèlent
l'état des forces vitales , leur direction , leur con-
centration, leur concours, etc. etc. ; et de même que
le sens intime fournit les matériaux de l'analyse
métaphysique , de même, sous un rapport éloigné
s'entend, les sensations qui ont lieu dans l'exercice
des fonctions peuvent jeter quelque jour sur leurs
lois les plus essentielles.

En outre, Lacaze établit la haute importance,
pour les progrès de la physiologie, de l'étude attentive de tous les agens extérieurs sur l'économie
vivante ; agens que les anciens semblaient avoir
vicieusement écartés sous le titre de *choses non
naturelles*, et dont les modernes eux-mêmes se
sont encore peu occupés, ou ne l'ont fait que
d'après des hypothèses, comme Brown et son École.
Il rendit ainsi la physiologie toute expérimentale.
Lacaze me parait donc avoir commencé une révolution très - grande dans la logique ; il créa , à

---

(1) Voy. les excellens prolégomènes de *l'idée de l'homme physique et moral*.

proprement parler, la physiologie médicinale ou d'observation, qui, comme nous le verrons bientôt, caractérise et distingue honorablement notre École. Cette nouvelle méthode rapprochait singulièrement la physiologie de la pathologie, et préparait entre ces deux sciences une association plus légitime que celle que le mécanicisme s'était efforcé d'établir.

Nous verrons ce moyen d'investigation acquérir une perfection toujours croissante dans les mains de Bordeu et de ses disciples, de Barthez et de M. Lordat.

Lorsque nous exposerons les détails du système physiologique de Lacaze, nous indiquerons les grandes vérités qu'il a puisées dans cette idée-mère. Nous nous assurerons qu'il a très-bien saisi que la physiologie médicinale, celle qui est plus immédiatement applicable à la clinique, celle qui devait prendre naissance dans une École de médecine, et non dans le sein d'une Académie étrangère à notre art; que cette physiologie, dis-je, devait moins se perdre dans l'étude des détails d'une fonction particulière, que s'élever à des considérations générales sur les rapports des organes, dans l'exercice de leurs fonctions respectives, sur leur concours et leur harmonie. Nous prouverons qu'il a été un des premiers fondateurs de la physiologie du système entier; physiologie qui est une des découvertes de notre École les plus importantes par la fécondité de ses principes et l'étendue de ses résultats.

Il faut l'avouer, Lacaze n'était point un esprit

du premier ordre; et quand il l'eût été, il n'eût, point échappé à l'influence imprescriptible des idées réguantes ; on le voit mêler aux conséquences immédiates de l'observation la plus profonde, les hypothèses les plus arbitraires. Ces hypothèses sont toujours puisées dans les idées mécaniques du temps : ce sont des mouvemens de ressort, de vibration, d'élasticité physique, qui animent le corps vivant. Le mouvement se communique, se suspend et se renouvelle ; il se renforce et s'affaiblit, toujours par des procédés mécaniques ; les fibres se tiraillent, s'entraînent ou se balancent. Cependant tout annonce que la nouvelle logique va se perfectionner de plus en plus, et qu'elle avancera tous les jours la révolution que Sauvages a commencée. Les mécaniciens sont réduits au silence; battus de proche en proche, ils ont été obligés d'abandonner le champ de bataille; ils ne gardent l'empire de la science, que parce qu'aucune autre secte ne se présente pour prendre leur place. Le trône de l'opinion est vacant, du moins il en est ainsi dans notre École qui, dès ce moment, semble abandonner les autres Écoles d'Europe dont elle ne peut plus partager les principes; dès-lors elle se porte en avant et marche à grands pas par des voies qui lui sont propres, malgré les réclamations vives des traîneurs, qui prétendent toujours qu'elle s'égare. Le temps seul justifiera les hardiesses de l'une ou les réclamations des autres, et sa sentence sera aussi promptement exécutée de part et d'autre qu'elle sera équitable.

Bordeu paraît, il assure à jamais le sort de la nou-

velle méthode; il veut, il ordonne, avec l'ascendant
de l'esprit et du génie, que l'on étudie l'homme
dans toutes les phases de son existence physique.
Toujours il a recours à l'observation des phénomènes soit physiologiques, soit pathologiques; et
de même que Locke avait créé la méthaphysique, en
l'arrachant aux principes abstraits au moyen desquels on l'avait cultivée jusqu'alors, et en la soumet-
tant à l'observation directe des phénomènes ; de
même, par ce procédé, Bordeu établit sur ces véritables bases la science de l'homme et crée la doctrine
de l'organisme. Profond anatomiste, il rattache les
idées métaphysiques de Stahl et de Sauvages à
l'étude de l'organisation, et leur prête ainsi un point
d'appui. Il imagine un système mixte qui fait le passage des théories métaphysiques aux théories dynamiques ou à la doctrine des propriétés vitales. Il admet le sentiment et le mouvement comme propriétés
inhérentes à la fibre animale, augmentées, dirigées
et éclairées par l'âme immortelle. Ceux qui ont
admiré les découvertes de ce grand homme, n'ont
pas toujours peut-être assez apprécié la source
où il les avait puisées. Il est d'autant plus important de tenir compte au génie des procédés qu'il
emploie, que ce sont eux qui le distinguent et le
caractérisent. Bordeu me paraît plus grand encore
par la manière dont il a conçu que l'on devait
étudier la science des êtres vivans, que par les
belles découvertes de détail qui ont été le résultat
de cette manière de philosopher.

C'est d'après les observations physiologiques et

pathologiques, qu'il vit que les organes sont animés de sentiment et de mouvement; qu'ils jouissent d'une vie propre; qu'ils sont liés les uns aux autres, d'abord en départemens plus ou moins étendus, et enfin en un seul tout. C'est de ce point, le plu. élevé de la science, qu'il étudia la marche des maladies et qu'il les compara au mécanisme des sécrétious.

Pour s'assurer de la révolution que Bordeu opéra dans la logique médicinale, l'on n'a qu'à rapprocher ses ouvrages et ceux de sa nombreuse École, de ceux qui paraissaient à la même époque. C'est ce qu'a très-bien fait Robert, son disciple.

Voici ce qu'il disait en 1766 : « Je dois observer que le goût de la médecine commence à s'épurer; on voit, avec regret, les jeunes médecins occuper un temps précieux à la discussion de mille questions frivoles, qui ne peuvent contribuer à l'avancement de la médecine. Les médecins, désabusés pour la plupart de la vanité des systèmes, s'accordent à regarder leur science comme une science fondée sur des faits, et ils ont honte de la voir travestie par les faux brillans du raisonnement emprunté de la physique expérimentale (1). »

L'on se convaincra que l'observation directe des phénomènes vivans était singulièrement négligée avant Bordeu, que l'on faisait toute la science avec quelques principes généraux de mécanique appliqués à ces phénomènes, considérés toujours d'une manière

_____

(1) Traité des principaux objets de méd., disc. prél., p. xxrjii.

vague et générale, jamais dans ces détails qui seuls révèlent et éclaircissent la vérité. Leurs auteurs perdaient tout leur temps à faire ressortir les rapports imaginaires de ces principes mécaniques avec les phénomènes : chose tellement difficile par elle-même, qu'elle les occupait tout entiers.

Lorsque l'on veut juger une doctrine et apprécier l'influence qu'elle a eue sur les progrès d'une science, il faut lire successivement, et dans l'ordre de leur publication, les ouvrages qui ont précédé et suivi l'introduction de cette doctrine. Dès-lors on voit naître celle-ci, et l'on peut mesurer sans exagération les pas qu'elle a fait faire à la science. A s'en tenir à des idées *à priori*, ou à des considérations générales, c'est le moyen de n'avoir aucune notion claire et exacte. C'est pour avoir omis ce précepte, que tous les jours on attribue à une doctrine ce qui ne lui appartient nullement.

Depuis Bordeu, l'École de Montpellier a marché d'un pas ferme et assuré dans les voies qu'il lui avait ouvertes. L'on doit avoir cette circonstance toujours présente à l'esprit, lorsqu'on veut saisir la manière générale de notre École. Celui qui veut connaître franchement une doctrine, doit se placer dans le même point de vue, pour se convaincre si l'on ne s'est point mépris sur les objets que l'on a cru apercevoir de ce point. C'est par ce moyen que l'on verra comment tel principe de l'École de Montpellier, qui n'est pas démontré ou qui est même combattu par les expériences faites sur les animaux vivans ou par les analogies les plus probables de l'anatomie comparée, lui semble suffisamment établi, si elle peut lui donner pour appui l'observation médicale. C'est par là encore que l'on peut expliquer quelques préventions injustes, ou des craintes exagérées que les parties intéressées n'ont pas toujours l'indulgence de pardonner.

Quant au système pathologique, il éprouva, à cette même époque, une très-grande révolution, à ne le considérer toujours, comme nous le faisons ici, que sous le rapport de la philosophie médicale. Bordeu, en recommandant l'observation, en rétablissant le naturisme sur ses véritables bases, rappela la médecine hippocratique dont les hypothèses mécaniciennes avaient tant écarté les esprits ; et il n'y eut pas jusques aux derniers détails de la thérapeutique, qui ne se ressentissent des changemens généraux. Il remit la médecine au point où Hippocrate l'avait laissée, et permit tous les développemens ultérieurs dont on l'enrichit dans la suite. Ce fut Bordeu qui resserra là chaîne qui liait l'École de Montpellier à celle de Cos ; chaîne qui, sans se rompre, s'était plus d'une fois relâchée, et dont on avait peine à saisir la continuité.

Suivons un peu les développemens de la méthode de Bordeu dans les ouvrages de ses disciples les plus célèbres. C'est d'autant plus nécessaire, qu'entraîné par la vivacité de son esprit, le maître négligea de résumer sa logique et ses principes fondamentaux. L'illustre Fouquet fut un des premiers à se charger de ce soin. Il donna une place à la nouvelle doctrine dans le Dictionnaire Encyclopédique (1) ; ce qui annonçait déjà le rang qu'elle jouait dans la science et l'influence qu'elle obtenait. Fouquet eut le tort sans doute, comme on le lui a reproché, de rapporter tous les phénomènes de l'économie vivante à une seule force vitale, à la sensibilité. Mais il n'en est pas moins vrai que cette propriété embrasse un nombre immense de phénomènes, qu'elle ouvre presque toujours la série de nos fonctions, et met en jeu toutes les autres propriétés vitales. La sensibilité devait frapper les premiers regards des premiers observateurs de la nature vivante.

Fouquet appuie toujours ses dogmes sur un grand nombre de faits, empruntés sur-tout à la médecine - pratique : tel était le caractère de la secte ; mais nous convenons aussi qu'il hasarda plus d'une hypothèse. L'on ne lui rendrait point justice, si l'on comparait sa marche libre et quelquefois même égarée, à la marche sévère et quelquefois même gênée que l'on suit aujourd'hui. Pour apprécier toute l'excellence de sa méthode, l'on doit la rapprocher de celle qui régnait à la même époque en Europe.

En outre, Fouquet a le défaut propre à l'École entière de Bordeu, défaut qui se rattache peut-être à l'influence du climat méridional sous lequel elle s'était formée. Une imagination ardente, spirituelle et poétique, donne presque toujours une forme positive à ses conceptions les plus abstraites : il

_____

(1) Art. *Sensibilité*

personnifié, il réalise tout. Il était d'autant plus
porté à saisir ces fantômes, qu'il lui avait paru à
propos de rechercher l'essence ou la nature de
la sensibilité. Il veut remonter aux causes, et par
voie de conjecture, il se permet des hypothèses
plus ou moins gratuites. Suivons le fil qui l'égare
dans ce labyrinthe.

La sensibilité consiste essentiellement dans une
intelligence purement animale, qui discerne l'utile
et le nuisible des objets physiques. La mobilité
n'est que l'expression muette du sentiment, c'est-
à-dire, l'impulsion qui nous porte vers un objet,
ou nous en éloigne. Ainsi l'araignée se contracte
toute en elle-même ; les limaçons retirent soudai-
nement leurs cornes, lorsqu'ils se sentent piqués
ou blessés : au contraire, ces mêmes animaux
se dilatent, s'épanouissent, pour ainsi dire, à
l'approche des objets qu'ils reconnaissent leur être
utiles ou qui flattent agréablement leur sensibilité.
Dans le plaisir, l'âme sensitive semble vouloir s'é-
largir, s'amplifier, pour présenter plus de surface
à la perception.....; c'est un principe sentant et se
mouvant en soi, une âme corporelle......; tous les
mouvemens de l'animal sont inspirés par la sensation intime de son existence, et dirigés par le
désir de son bien-être.... Deux contraires, l'âme et le
corps ne peuvent être associés que par un milieu,
c'est l'âme sensitive..... L'âme sensitive peut être
considérée comme une dépendance de l'âme du
monde, admise par les Stoïciens : elle est la silique
de l'âme raisonnable. S'il faut se décider sur ces ma-

-tières par le nombre et le poids des autorités, on sera porté à croire que la sensibilité ou l'âme sensitive est substantielle et non simplement formelle. Cela posé, et en n'adoptant ces opinions qu'à titre de théories lumineuses, et à quelques égards même sublimes, il est à présumer que cette substance est un composé d'atomes subtils et légers comme ceux du feu, non de ce feu grossier et destructeur, appelé *feu élémentaire*, mais une émanation d'un principe plus sublime, ou le feu intelligent des Stoïciens. »

« Ces atomes ainsi animés s'insinueront dans la texture de certaines parties du corps, disposées à les admettre, en sorte qu'on pourrait se représenter l'assemblage distributif de ces atomes comme un tout figuré ou modelé sur l'ensemble de ces mêmes parties. Cette forme du principe sensitif est justifiée par ce qui s'en manifeste dans les passions. C'est, en effet, le relief de cette âme qui semble varier celui du corps sous des caractères relatifs aux affections qu'elle éprouve ; souvent même ces caractères restent représentés sur certaines parties, quelques momens après la mort ; ce qui rend plus qu'applicables à des êtres réels les expressions figurées des historiens et des poètes, comme par exemple le *Relictæ in vultibus minæ* de Florus, *lib. I*, et le *e morte anco minaccia* du Tasse. De tout ce que nous venons de dire, il suit qu'on peut regarder le sentiment, dans les animaux, comme une passion physique ou de la matière, sans qu'il soit besoin, pour rendre raison des spasmes affreux que peut causer un stimulus même

léger, de recourir à l'âme spirituelle, qui juge ou
estime les sensations, comme le prétend Stahl...;
C'est donc une condition inséparable de l'état d'animal, que celle de percevoir ou de sentir matériel-
lement, comme on dit, ou dans sa substance. L'âme
raisonnable peut sans doute ajouter à ces sensations
par des circonstances morales; mais, encore une
fois, ces circonstances n'appartiennent point à l'animal considéré comme tel, et il est même probable qu'elles n'ont point lieu chez plusieurs. Restera
toujours cette différence entre l'homme et la brute,
que, dans l'homme, la sensibilité ou l'animalité
est dirigée ou modérée par un principe spirituel
et immortel qui est l'âme de l'homme, et que, dans
la brute, elle tient à un être moins parfait et pé-
rissable appelé *instinct* ou *âme des bêtes.* »

L'on doit remarquer ici que Fouquet ne voulait
pas de l'hypothèse de Stahl, et qu'il l'adopte cependant malgré lui et sans s'en douter. Il rapporte seulement à l'âme sensitive les phénomènes
que Stahl attribuait à l'âme spirituelle, non pas
en tant que raisonnable, mais en tant qu'animée
de forces sensitives dirigées par l'instinct; ce qui
revient à peu près au même, tant il est vrai que,
lorsque l'on sort des faits pour se perdre dans la
recherche des causes, on ne sait trop où l'on
arrivera !

Nous insistons à dessein sur les erreurs qui ont
échappé à notre École et sur les hypothèses qu'elle
a pu se permettre, soit pour l'instruction de ceux
qui continueront sa doctrine, soit afin de donner

à chaque instant au lecteur la garantie de notre impartialité.

L'on peut encore étudier avec fruit la manière de philosopher de Bordeu, dans les *Recherches physiologiques et philosophiques sur la sensibilité ou la vie animale*. Par cet ouvrage, écrit avec autant d'esprit dans l'expression que de profondeur dans la pensée, M. Desèze ne contribua pas peu à répandre la doctrine de Bordeu, et l'on regrette, en le lisant, que ce médecin estimable n'ait pas continué une carrière dans laquelle il était entré avec tant d'éclat, et qu'il n'ait pas suivi dans ses progrès ultérieurs une révolution à laquelle il avait coopéré avec tant de gloire.

Il me paraît que, dans l'ouvrage de M. Desèze, la nouvelle logique prend plus d'assurance et de fermeté, et sous ce rapport il doit nous arrêter quelques instans, malgré la marche rapide à laquelle nous nous sommes astreints, nous occupant, dans cette partie de notre travail, moins d'exposer les principes de chaque auteur que sa manière de philosopher, et les dogmes fondamentaux qui en ont été le résultat.

Il commence 'ses recherches par attaquer le mécanicisme : tel était l'usage consacré pour tous les ouvrages qui sortaient de notre École à cette époque. L'on n'a pas assez vu que si le mécanicisme est tombé, c'est à elle que la science doit sa chute. D'ailleurs, on a toujours aimé un peu à *ferrailler* dans notre École, c'est encore un des effets du climat ; et puis, nous l'avons déjà dit, depuis

quelque temps nous nous piquons de nous porter
en avant, on en a ici la preuve évidente ; les trai-
neurs nous tiraillent et nous harcèlent, nous les
aiguillonnons, nous voudrions les débarrasser de
l'équipage qui les surcharge, et les empêche de
nous tenir pied (1).

« Le principe des mécaniciens est-il vrai ? Le
corps humain est-il une machine stato-hydraulique?
Y a-t-il du sentiment dans une machine? Y a-t-il
une mobilité spontanée? Le premier mobile n'est-il
pas étranger aux rouages qu'il fait mouvoir? Est-on
bien sûr, d'ailleurs, qu'il y ait une physique dont
les lois puissent embrasser tous les corps naturels?
La vraie philosophie doit-elle toujours généraliser
les causes, et restreindre la nature aux seules manières d'agir analogues à nos conceptions ? Pourquoi n'accorderions-nous pas aux corps animés une
physique particulière? Les facultés qu'on remarque
en eux, et qu'on ne remarque qu'en eux, n'annoncent-elles pas qu'ils font une classe à part, qui a ses
lois d'action, ses lois de mouvement, indépendantes de celles qui dirigent les autres corps ? La
sensibilité, qui est leur premier ressort, a-t-elle le

_____

(1) Certains amours - propres pourront être blessés par le
nôtre, et on ne manquera pas peut-être de nous en faire un
crime. Les personnes charitables s'apercevront, j'espère, que je
ne parle pas ici pour mon propre compte, quoique je me serve
d'une expression qui m'identifie avec mes maitres. Ce n'est que
pour la commodité du langage, et de la même manière qu'un
tambour parle des victoires de son général, comme s'il y avait
coopéré de tout autre façon qu'en faisant un peu de bruit,

moindre rapport avec les forces motrices connues?
A-t-elle une marche que l'on puisse calculer? Quoi!
une machine active et sensible dans toutes ses parties, pourra être comparée à une machine inactive,
insensible, morte, dont une force étrangère meut
tous les ressorts! Jetez les yeux sur la marche des
maladies, sur le travail de la coction, sur les mouvemens tumultueux des crises, sur les sympathies
de tous les organes, sur les dépôts critiques, sur
les métastases; sont-ce là des phénomènes con-
cordans avec les lois physiques admises dans l'économie animale, et n'annoncent-ils pas un agent
conservateur, qui modifie à son gré tous les mouvemens vitaux pour le plus grand avantage de l'être.
qui reçoit de lui le sentiment et la vie? »

« L'esprit humain, lassé de l'erreur, se repose
enfin du mouvement rapide qui l'avait si long-temps
entraîné vers elle; il fuit, dans les sciences, les hypothèses ingénieuses qui, presque toujours, ne sont
fondées que sur de fausses applications; il veut
monter des faits aux principes, et non descendre
des principes aux faits. Grâces à la révolution générale qui s'est opérée dans toutes les branches de la
philosophie naturelle, le règne de l'observation
renaît; on s'occupe à rassembler les faits, à suivre
la marche de la nature, à épier ses mouvemens
secrets; et de là naîtra, sans doute, une théorie
plus lumineuse, la seule vraie, la seule qui éclaire
la pratique, et qui en soit éclairée à son tour (1). »

(1) Recherch. pag. 16.

Voici comment il s'exprime sur l'opinion de Stahl,
qui, à cette époque, faisait tant de bruit à Montpellier, et comment il croit devoir la modifier : ce
passage est très-important pour montrer les rapports
et les différences qui existent entre les deux doctrines. « La théorie de Stahl est simple et étendue ;
elle joint à la fécondité des détails l'unité du
principe ; si elle n'a pas séduit tous les esprits,
c'est qu'ils ont été rebutés par le style barbare de
son auteur : elle a eu pourtant pour partisans des
hommes célèbres, qui l'ont exposée dans un jour
plus favorable. Les difficultés qu'on a faites ne
tombent que sur le premier mobile que Stahl a
choisi ; mais plus on méditera le fond de cette
doctrine, plus on en sentira la vérité. Ainsi, en
admettant un autre principe que l'âme pour diriger
toutes nos fonctions, principe intimement uni avec
elle, mais qui ne jouit pourtant pas des mêmes
attributs, on résout une partie des objections qui
combattent le Stahlianisme (1). »

Il est évident qu'ici, comme dans le Stahlianisme, on reçoit la nécessité d'un principe pour
diriger nos fonctions, et les faire concourir à un
but commun ; on cherche à expliquer ces fonctions,
on les attribue à une cause positive et absolue. Le
dogme fondamental du Professeur de Halle est admis,
on ne s'écarte du système général que par quelques
différences secondaires qui doivent avoir cependant,
dans la suite, de très-grandes et très-heureuses
influences. D'après cette manière de raisonner,

---

(1) *Id.* p. 59.

l'on se jetterait bientôt dans des hypothèses qui altéreraient les résultats des meilleures méthodes, l'on s'efforcerait vainement de pénétrer dans l'essence des choses.

« Si, dans la nuit profonde qui nous environne, nous osions toucher au voile qui couvre l'essence des choses, nous ne serions pas éloignés de croire, avec les Stoïciens, en nous restreignant pourtant dans les bornes qu'ils ont négligées, que la matière ne peut passer, par des progrès sensibles, de l'état d'inertie ou de mort à l'état d'activité ou de vie, qu'en admettant dans son sein une substance qui lui est étrangère, et qui contient en elle des facultés vitales. Cette substance, qui ne peut être conçue, unissant les propriétés d'un esprit pur aux propriétés de la matière, parce que ces deux sortes d'êtres sont d'une nature opposée, peut cependant avoir, sous une forme matérielle, des propriétés dont la matière ordinaire ne jouisse pas. On peut croire que les facultés qu'elle a en puissance ne sont réduites en acte que dans les corps dont l'organisation en favorise l'exercice ; elle déploiera, par exemple, dans les minéraux et dans toutes les masses de matière brute qui, d'après la configuration de leurs molécules intimes, ou d'après le plan initial de celui qui créa tout, ne peuvent recevoir les qualités d'une nature vitale ; elle déploiera, dis-je, une simple force d'attraction dans la masse totale, ou d'affinité dans les agrégés de ces corps.... »

« Dans les végétaux, le principe du mouvement général manifeste une nouvelle puissance ; les lois

qui en ont combiné le mécanisme et qui le soutiennent, se compliquent. Il faut que la sève circule pour nourrir tous les rameaux de la plante,
qu'elle circule dans des routes tortueuses, et que
néanmoins son cours soit toujours réglé. Ce suc
peut s'altérer, se corrompre; il faut donc un principe conservateur qui agisse d'après un plan fixe,
qui garantisse la plante des maladies qu'elle peut
éprouver et de la mort qui la menace. Le fond
de la vie végétale paraît être borné au mouvement
tonique et à une sorte d'irritabilité obscure dans
quelques-unes, assez manifeste dans les sensitives,
etc. Cette espèce d'irritabilité des végétaux a bien
pour cause la sensibilité à l'impression de la lumière,
du fluide électrique, ou d'un stimulus quelconque;
mais cette sensibilité n'est qu'individuelle, elle ne
donne pas la conscience des perceptions qui n'appartient qu'à l'animal; elle veille seulement à la
conservation de l'individu; elle lui fait exécuter
toutes ses fonctions.....»

« Le même principe, se combinant avec des corps
doués d'une organisation moins simple et bien plus
délicate, accroît encore le nombre des propriétés
qu'il a développées dans les autres règnes. Il unit,
dans les animaux, à cette force d'attraction, de
combinaison dont jouissent les minéraux, qui réside
dans les élémens particuliers qui les composent,
et à l'irritabilité des végétaux, la sensibilité, faculté
précieuse qui seule établit l'excellence du système
animal, et lui fait occuper la place la plus honorable parmi les merveilles de la création.....»

« Si l'homme tient à tous les règnes de la nature, s'il fait partie de l'ensemble des corps organisés, soit par les molécules matérielles dont l'union forme le tissu de ses organes, soit par ce germe vivifiant qui en dirige tous les mouvemens, suivant des lois particulières, il en est séparé par un principe plus noble, rayon de l'intelligence divine, qui échappe aux vicissitudes des combinaisons de la matière, et va, quand le corps est détruit, se rejoindre au foyer céleste dont il est émané. »

« La substance vivante circule donc, comme la substance ignée, dans toute la matière ; elle en anime toutes les formes, y déploie toutes ses facultés ; c'est un germe indestructible, un véritable élément qui fait croître le corps auquel il s'attache... Ce feu ne s'éteint point, il pénètre de nouveaux corps, déploie de nouveau tous ses attributs, jouit dans ces nouvelles créations des avantages qu'il n'aurait plus dans des corps épuisés et languissans (1). »

M. Desèze sent cependant qu'il s'enfonce de plus en plus dans les ténèbres. « Ne scrutons pas plus avant, dit-il, dans l'essence du principe universel. La nature est un abîme dont l'homme mesure la surface, et dont Dieu seul sonde la profondeur. Dans des matières aussi obscures, et qui ne sont d'ailleurs que de pure spéculation, ne nous suffit-il pas d'avoir un point fixe ; et ce point, c'est l'existence de ce mobile intérieur attaché à l'organisation, comme le germe à une matrice où il se déploie ? Et pourquoi nous refuserions-nous à le

_____

(1) Id. p. 73.

regarder comme une émanation de l'esprit de vie circulant dans tous les corps, si cette idée, très-probable en elle-même, ne nuit à aucune vérité, si elle sert à agrandir la sphère étroite de nos conceptions, et à faire briller à nos yeux, de couleurs plus vives, le tableau de l'Univers. L'homme peut-il concevoir rien de plus beau que ce qui existe; et le plan le plus vaste qui s'offre à son intelligence, n'est-il pas nécessairement le plan qu'a suivi la puissance créatrice, ou celui qui en approche le plus (1)? »

L'on voit avec quelle réserve M. Desèze s'engage dans toutes ces hypothèses : tel était déjà le caractère propre à son École. J'ai voulu rapporter tout au long ce passage remarquable pour faire voir comment on raisonnait à cette époque, et pour faire mieux apprécier les dangers de cette méthode séduisante. M. Desèze me paraît faire la nuance entre Bordeu et Barthez. Il avait été disciple de tous les deux, lorsque l'un portait sa gloire au plus haut degré, et que l'autre la commençait avec tant d'éclat.

Jusqu'ici les perfectionnemens successifs que l'École de Montpellier a introduits dans la science de l'homme, se réduisent aux trois chefs suivans: 1.º à l'affranchissement de la médecine, soumise jusqu'alors au despotisme de la physique et de la chimie (Sauvages, Bordeu); 2.º à l'observation plus attentive et plus étendue des phénomènes de l'état de santé et de maladie (Lacaze, Bordeu,

---

(1) *Id*, p. 88,

Robert); 3.° à la découverte de quelques propriétés fondamentales des êtres vivans, que l'on étudiait d'après les phénomènes et de toute autre manière qu'on l'avait fait. C'est ainsi que Bordeu avait rapporté tous les phénomènes vitaux au sentiment et au mouvement , et qu'il les avait déjà soumis à une analyse heureuse , quand il les avait considérés sous deux modes différens le mode latent ou caché , et le mode sensible ou manifeste. Il avait considéré les rapports de ces deux forces fondamentales et de leurs divisions, et avait enfin rattaché toutes les fonctions à ces deux phénomènes primitifs.

« En poussant , dit-il, aussi loin que possible les recherches sur la vie , on voit qu'elle consiste dans la faculté qu'a la fibre animale de sentir et de se mouvoir d'elle-même. Cette faculté , innée dans les premiers élémens du corps vivant , n'est pas plus étrange que le sont la gravité, l'attraction et la mobilité qui appartiennent à divers corps (1). » L'on voit ici un essai de l'application de la méthode Newtonienne à la science des êtres vivans. C'est encore ainsi que Haller avait distingué les parties vivantes en irritables et en sensibles.

Cependant on ne sait pas recevoir en entier ces propriétés comme le résultat pur et simple de l'expérience, quoique l'on en ait bien la fantaisie ; l'on y ajoute toujours quelque idée hypothétique, on se croit obligé d'en donner l'explication. On ne sait donc point encore où l'on doit s'arrêter,

---

(1) Bordeu, ouv. cit. , vol. II, p. 924.

quoique l'on sache enfin où l'on doit tendre. Haller compare son irritabilité avec l'élasticité et les autres propriétés mortes, il les compare d'après des faits, il proclame leur différence essentielle ; et il persiste à croire qu'elle dépend du gluten de la fibre et de l'élasticité de celui-ci : ce qui ramène l'erreur qu'il s'est efforcé de détruire ; mais Haller est disciple de Boërhaave, et l'on connaît la force des premières habitudes. On le tracasse sur ce point, il se retire d'assez bonne grâce, il se retranche sur cette proposition générale que rien ne rend d'ailleurs plus assurée, quoiqu'elle soit plus vague, savoir, qu'en dernière analyse, l'irritabilité doit dépendre de la fabrique de la fibre (1). Les sécrétions, les excrétions et une foule d'autres phénomènes vitaux sont toujours expliqués par la chimie et la physique, dans sa grande physiologie, comme ailleurs.

Bordeu avait admis la sensibilité et la mobilité comme propriétés primitives : il les avait considérées comme purement vitales et inhérentes à la fibre animale, comme un des attributs caractéristiques de la matière vivante qu'il distingue de la matière morte. L'âme ne faisait plus que prêter sa lumière et sa vivacité à ces propriétés vitales. Le moment approche où l'École de Montpellier ne sera plus Stahlienne. Il avait encore mêlé ce Stahlianisme modifié à quelques opinions mécaniques du temps, la vibration des nerfs, etc. L'étude de ce système mixte est un exemple frappant de cette marche de

(1) Mém. sur la nature irritable et sensible. Tissot, vol. I, p. 82.

l'esprit humain que nous nous plaisons à signaler et à suivre. Les idées se perfectionnent par nuances; elles ne tranchent jamais les unes sur les autres.

On n'étudie plus maintenant les phénomènes vitaux d'après des hypothèses préconçues, comme l'avaient fait jusque-là les médecins anciens et modernes, ainsi que le prouve l'histoire de la première origine du système des quatre humeurs, du *calidum innatum*, du *laxum* et du *strictum*, du *chimisme*, du mécanicisme, de l'animisme, etc. On ne commence pas par l'hypothèse pour finir par les faits que l'on plie à celle-ci, bon gré ou malgré; mais on commence par les faits, et l'on finit trop souvent par l'hypothèse : ce qui est bien différent ; les hypothèses de ce genre font beaucoup moins de mal, mais elles en font encore. Tel serait un homme qui voudrait se corriger de ses vices, et qui, faute de notions exactes sur la vertu, ou plutôt par la force de l'habitude seule, ne serait encore rien moins qu'un honnête homme, au moment même peut-être où il se glorifierait d'être un sage.

Voilà quel était l'état de la logique de la science de l'homme ; et ce qu'il y a de remarquable, mais ce qui doit peu nous étonner, c'est que la logique de toutes les sciences présentait les mêmes espérances et les mêmes imperfections à cette époque. De toute part, on détruisait les hypothèses et l'on vantait l'observation ; on ramassait des faits, et l'on pressentait déjà que, pour les *théoriser*, il ne fallait que les classer : seulement on n'était pas encore bien fixé ni sur les bases , ni sur les règles de cette classification.

Ce fut au milieu de ces circonstances favorables, que se forma Barthez (1777-1778) (1). Il saisit avec génie que toutes les erreurs et les incertitudes de la médecine provenaient de ce qu'on n'avait pas pleinement suivi les règles de la bonne manière de philosopher dans la formation des dogmes médicinaux. Il vit qu'il ne fallait pas s'amuser à émonder quelques branches mortes et dégénérées du vieil arbre de la science; mais qu'on devait le transplanter sur un sol plus favorable, qui pût lui permettre tout son développement naturel, et lui rendre la fécondité dont il était susceptible.

« C'est en vain , dit-il (2) avec Bacon , qu'on espère de grands accroissemens dans les sciences ; lorsqu'on se borne à y sur-ajouter ou à hanter les connaissances nouvelles sur les anciennes ; mais il faut en reconstruire le système entier, depuis leurs premiers principes , si l'on ne veut y être toujours borné à un mouvement comme circulaire, qui ne permet que des progrès presque insensibles. »

Marchant ainsi sur les traces du chancelier d'Angleterre , le médecin veut avoir la gloire d'être compté au nombre des législateurs dans la science

_____

(1) Dans cette partie importante de notre travail , nous avons dû nous servir très-souvent de la *Doctrine médicale de Barthez* par M. le professeur Lordat , ouvrage qui honore autant son auteur que le grand homme à la mémoire duquel il est consacré.

(2) Nouv. élém. de la science de l'homme , seconde édit. ; 1806 , pag. 3.

des **méthodes**; il donne plus de précision et de netteté à la philosophie de Bacon ; il la rend moins ambitieuse, et commence, si j'ose me servir de cette expression, à couper un peu les ailes de cet aigle hardi, toujours prêt à voler vers la recherche des causes premières. Barthez fit une réforme qu'appelaient les vœux de tous les savans de cette époque, qu'ils entrevoyaient, qu'ils embrassaient même, mais qu'ils n'étraignaient pas peut-être avec assez de force pour qu'elle ne leur échappât bientôt.

La philosophie naturelle (1) a pour objet la re-

---

(1) La philosophie de Barthez est exposée dans le *discours préliminaire* des Nouveaux élémens, dans les notes correspondantes et dans plusieurs passages de ses ouvrages. Je recommande ces divers morceaux à l'attention du lecteur ; je conviens qu'ils sont abstraits et obscurs, mais, au fond, ils sont très-courts et pas aussi difficiles à entendre qu'on le suppose, pourvu qu'on se dépouille de ses préjugés pour adopter un moment la manière de voir de Barthez. J'ose assurer le lecteur qu'il sera amplement dédommagé des peines qu'il aura prises en ce genre. Il ne s'agit point ici d'un systématique dont les opinions n'intéressent que les curieux, il s'agit d'un très-grand médecin qui affiche la prétention de réformer la science sur les principes de la bonne manière de philosopher, et qui semble l'avoir légitimée. Dans le temps, nous comparerons le discours préliminaire des Nouveaux élémens, avec les beaux prolégomènes de l'anatomie générale ; et l'on verra quelle différence dans la force de tête et dans la pureté des principes ! Je ne connais aucun morceau de ce genre dans aucun ouvrage de médecine. On lira encore avec le plus grand fruit, dans les mêmes vues, la *Doctrine médicale de Barthez*, pag. 119-140, et *passim* ; les Nouveaux conseils sur la manière d'étudier la physiologie de l'homme ; l'Éloge funèbre de Dumas, par M. Prunelle, pag. 16-22 et *passim*. Ce dernier discours est remarquable par la franchise et la sage liberté avec lesquelles un professeur de l'Ecole de Montpellier s'exprime sur le compte

cherche des causes des phénomènes de la nature,
bien différente de l'histoire naturelle, qui ne s'occupe que de l'exposition de ces mêmes phénomènes.
La philosophie naturelle classe et généralise les
faits : elle seule crée la science. L'expérience ne
peut nous faire connaître ce en quoi consiste essentiellement l'action des causes, même les plus simples ; par exemple, nous ne savons pas par quel
mécanisme intérieur le mouvement se communique
dans l'impulsion ; comment un corps élevé en l'air
et abandonné à lui même est ramené vers la terre.
Nous ne pouvons que constater les effets, les résultats de ces causes, l'ordre de succession des
phénomènes entre eux, les lois auxquelles ils se
montrent soumis. On entend donc par *cause*, ce
quelque chose d'inconnu pour nous, mais qui n'en
existe pas moins, et qui fait que tel phénomène
vient toujours à la suite de tel autre, ce lien secret
des phénomènes, dont nous ne voyons que les
apparences et le jeu extérieur. Il est donc évident
que nous n'avons aucune idée, aucune conception
de la causalité en général, ni d'aucune cause en

---

d'un collègue, la gloire et l'orgueil de son Ecole. Pour ce qui
me regarde, je me suis servi des propres expressions de Barthez,
afin de présenter sa doctrine avec plus de pureté, me réservant
seulement le droit de les étendre, lorsqu'elles me paraissent avoir
besoin de ce secours. Il est possible qu'après toutes ces lectures et
toutes ces explications, il y ait tel passage particulier que l'on
ne comprenne pas ; mais, s'il en était ainsi de l'ensemble des
dogmes, ce qui est le point important, ne pourrions-nous pas
accuser la bonne foi d'un lecteur prévenu, si d'ailleurs il avait
une intelligence ordinaire.

particulier. Barthez pense seulement que nous sommes forcés d'admettre la possibilité de la causalité
comme fait fondamental de la philosophie des sciences, et qu'il faut nécessairement établir que les
effets, quels qu'ils soient, reconnaissent des causes.
Ses prétentions en ce genre ne vont pas au-delà.

Il suit de ces principes, que nous ne pouvons
connaître les causes que par les lois que l'expérience consacre sur leur action. Nous ne pouvons pas voir directement les causes, nous n'avons
aucun sens, aucune faculté qui nous mette en rapport avec elles, nous ne pouvons les étudier qu'à
travers leurs effets.

On peut donner à ces causes générales, qu'il
appelle *expérimentales*, les noms synonymes et pareillement indéterminés de *principe*, de *puissance*,
de *force*, de *faculté*, etc. Ces mots ne désignent
par eux-mêmes que l'admission présumable des
causes en général; ils ne disent rien sur leur nature et leur mode d'action.

Toute explication des phénomènes naturels ne
peut en indiquer que la cause expérimentale prise
en ce sens. Expliquer un phénomène, se réduit
toujours à faire voir que les faits qu'il présente se
suivent dans un ordre analogue à l'ordre de succession d'autres faits qui sont plus familiers, et qui
dès-lors semblent être plus connus.

C'est ainsi, qu'après avoir trouvé que la pesan-
teur et la force centripète de la lune suivent une
même loi dans leurs effets, Newton a dit que leur
cause commune est la gravitation.

L'état présent de chaque science naturelle doit
y faire admettre un certain nombre de causes
expérimentales qui correspondent à la comparaison
analytique des phénomènes et de leurs lois. Il est
également nuisible à la marche de cette science,
d'y trop étendre le nombre de ces causes, ou de
le trop resserrer. Les anciens ont eu trop de
facilité à multiplier, dans l'étude de la Nature,
le nombre des causes expérimentales. Ils ont introduit souvent une cause ou faculté nouvelle,
pour rendre raison des phénomènes qu'ils auraient
pu expliquer, par leur analogie avec d'autres phénomènes dépendans des facultés qu'ils avaient déjà
admises.

Ils ont aggravé encore cette multiplication vicieuse des causes données par l'expérience, lorsque,
au lieu d'énoncer simplement une de ces causes,
ils l'ont définie par une affection morale ou autre,
qu'ils ont supposée arbitrairement dans un principe
inconnu. C'est ainsi qu'ils ont donné pour cause
de l'ascension de l'eau dans les pompes, l'horreur
du vide, qu'ils attribuaient à la Nature ou au principe universel.

Les modernes ont porté trop loin leurs préjugés
sur l'imperfection de la philosophie ancienne ; elle
n'est pas repréhensible pour avoir établi des causes
ou des facultés occultes, mais elle l'est pour n'avoir
pas limité le nombre de ces facultés, d'après l'état
présent des connaissances positives sur les résultats
des faits.

La plupart des modernes sont tombés dans un

défaut opposé , en diminuant , dans les sciences naturelles , le nombre des causes expérimentales, fort au-dessous de celui qu'indique l'observation. Quelques-uns d'entre eux ont voulu rapporter toutes les forces motrices des corps à la seule force de communication du mouvement par l'impulsion ; et ils ont ainsi voulu réduire à une seule force, les facultés occultes des anciens, qu'ils croyaient d'ailleurs pouvoir détruire. Mais ce n'est qu'en multipliant de vaines hypothèses, qu'on peut diminuer à ce point le nombre des causes expérimentales.

Dans toute science naturelle, les hypothèses qui ne sont pas déduites des faits propres à cette science, mais des faits empruntés à une science plus ou moins étrangère, sont contraires à la bonne méthode de philosopher. Il serait absurde, pour voir un objet, d'en regarder un autre dont on n'aurait pas prouvé l'identité avec le premier ; ce serait aller à Londres pour savoir ce qui se passe à Paris. C'est cependant ce qu'on a presque toujours fait dans la science médicale ; au lieu d'étudier les êtres vivans dans les phénomènes qui leur sont propres , on les a considérés dans les corps privés de vie. Encore un coup, c'est tourner le dos à un objet pour le mieux voir. On croyait, il est vrai, qu'il y avait analogie entre les uns et les autres ; mais c'était cela même qu'il fallait préalablement établir, et dans ces vues il fallait commencer par étudier les phénomènes vitaux en eux-mêmes. On a suivi la marche inverse, et quelque vicieuse qu'elle paraisse, elle était cependant naturelle ; l'esprit humain va toujours du connu à l'inconnu , il a dû passer ainsi de la physique et de la chimie à la physiologie.

Lorsque l'on veut deviner la nature par des hypothèses où l'on emploie des principes étrangers aux faits qui sont l'objet de cette science , on néglige ou on altère ces faits , selon qu'ils se refusent ou qu'ils s'accommodent à ces hypothèses.

C'est en combinant et en calculant, c'est-à-dire, en déterminant le nombre respectif des faits bien observés qui se rapportent à chaque cause générale ou faculté expérimentale une fois établie, qu'on parvient à la découverte des lois secondaires de cette cause. Ainsi, ces lois secondaires ne sont que le résultat des faits arrangés d'après leurs grandes et légitimes analogies.

Il est évident que , d'après cette manière de philosopher , on ne prend aucun engagement avec aucune idée préconçue , pas même avec les dogmes qu'on est parvenu à établir. L'on peut changer les causes expérimentales elles-mêmes , si, par une comparaison analytique plus exacte de leurs lois, l'on juge convenable de les classer différemment.

On n'admet aucune notion intermédiaire entre les phénomènes , pour leur servir de lien et de moyen d'explication. On déclare formellement qu'on ne veut ni qu'on ne peut pénétrer dans leur mécanisme intérieur. On se croit obligé seulement de reconnaître que ces phénomènes, auxquels on est remonté graduellement et en suivant leur succession, doivent avoir une cause ; on proclame l'existence générale

de cette cause ; on ne dit rien sur sa nature , ni
sur son mode d'action ; tout ce dont on est assuré,
c'est qu'elle agit. On étudie cette action d'après les
résultats de cette action même : résultats que l'on
rédige en lois générales ou particulières.

Mais, dira-t-on, pourquoi s'arrêter à telle ou
telle force, à l'attraction, par exemple, pour les
corps physiques ? Parce que , au-delà du fait qu'elle
est censée produire, je ne vois plus rien ; parce que
ce fait me paraît seul de son espèce, qu'il ne peut
être comparé à aucun autre ; du moins il en est
ainsi dans l'état actuel de la science. Car , si un
examen ultérieur de la Nature faisait découvrir un
phénomène antérieur à l'attraction ; dès-lors celle-
ci ne deviendrait qu'un effet secondaire , et il faudrait créer un mot qui exprimât la nouvelle faculté que le nouveau phénomène supposerait.

Comme cette méthode est très-abstraite , comme
elle demande un esprit dégagé de toute espèce de
prévention et même des préjugés les plus naturels,
ou consacrés par les habitudes les plus fortes, il faut
convenir qu'il n'est pas très-facile de la concevoir, et
moins encore d'en faire l'application aux détails des
sciences ; mais cependant elle devient très-simple
une fois qu'on l'a saisie, et très-avantageuse quand
on sait s'en servir.

Elle avait été entrevue , il est vrai, par Bacon,
dans son dogme fondamental, quoique ce grand
homme me semble avoir plus insisté sur les
moyens logiques , que sur le but définitif de la
science qu'il a placé beaucoup trop haut, dans la

région des causes transcendantales et premières ;
c'est - à - dire, au sein même des ténèbres. Elle
avait été sur-tout suivie par Newton, et mieux
encore par ses nombreux disciples, qui chaque jour
lui faisaient faire de nouveaux progrès. Elle était, si
l'on veut, une conséquence des principes du Chancelier d'Angleterre ; mais je ne crains pas d'affirmer
qu'elle n'avait jamais été établie, avant Barthez,
d'une manière aussi précise et aussi formelle, qu'elle
n'avait jamais été mise en pratique aussi franchement, et qu'elle ne l'avait été encore que par rapport aux sciences physiques, beaucoup plus faciles
à étudier que les sciences physiologiques.

A voir comment cette méthode a été appliquée
aux sciences, et sur-tout à l'étude des êtres
vivans, j'ose déclarer que même aujourd'hui elle est
méconnue en partie par un grand nombre de philosophes très-recommandables. Pour s'en assurer,
on n'a qu'à faire attention à la manière dont la
plupart des médecins proposent les divers problêmes
physiologiques, et aux solutions qu'ils prétendent
en donner. Les détails ultérieurs que nous aurons
à présenter éclairciront ce point important de philosophie médicale, et justifieront ces reproches.

Dans la recherche des lois secondaires d'une
cause ou faculté expérimentale, l'on doit employer
le nom de cette faculté, préférablement à tout
autre. Ainsi, par exemple, je dois me servir du
mot de *sensibilité*, lorsque j'étudie les lois de cette
propriété, quoique cependant je ne sache pas ce que
c'est que la sensibilité. Cette dénomination a pour

moi un sens vague et indéterminé, elle ne spécifie
rien sur la nature de cette force ; je dois l'employer
cependant pour m'empêcher de me jeter dans quelque hypothèse que ce soit. Alors , je puis étudier
les phénomènes avec pureté, et selon leurs analogies les plus légitimes; mon esprit n'est embarrassé
par aucune prévention. Encore un coup , les mots
de ce genre n'indiquent rien par eux-mêmes , ils ne
signalent que la cause inconnue des phénomènes.
Si on y ajoute une autre idée quelle qu'elle soit, et
quelque probable qu'elle paraisse, ce ne peut être
qu'une hypothèse, qui sera la source féconde de
mille erreurs. Ce ne sont que des moyens artificiels de classification , qui ne sont destinés qu'à
fixer la pensée sur certains points de vue, afin
qu'elle ne s'égare point dans les vaines illusions
de l'esprit : ils ne doivent avoir d'autre sens que
celui que leur donnent les faits eux-mêmes. Que
le sens ajouté soit formel et décidé , ou indéterminé et vague , que ce soit une idée positive ou
une simple conjecture , une conception subtile ou
grossière , métaphysique ou mécanique , on ne la
recevra jamais sans de graves inconvéniens, selon
nous.

Ces mots remplissent les mêmes fonctions que les
x et y dans les mathématiques. Ces lettres n'expriment aucune valeur par elles-mêmes ; mais elles
tiennent heureusement la place d'une valeur arbitraire et erronée, que l'on prendrait nécessairement , si l'on croyait devoir commencer le problême par une solution approximative ; et si l'on

faisait entrer celle-ci dans les calculs, qui par cela
seul deviendraient de plus en plus inexacts. Ils
permettent la suite des calculs qui doit conduire
à la solution véritable. C'est ainsi que la dénomination de *sensibilité* ne signifiait pas grand'chose,
quand je m'en suis servi pour la première fois;
mais lorsque, à l'aide de ce mot, j'ai eu étudié
tous les faits relatifs à la sensibilité, que j'en ai
eu établi les lois générales, ce mot me les rap-
-pelle à la fois : il les réunit en un seul faisceau,
les empêche de s'isoler et de se perdre dans les
hypothèses : ce qui serait arrivé inévitablement,
si j'avais commencé par prendre une idée plus
décidée de la chose. « Une solution indéterminée
abrège donc le calcul analytique des phénomènes,
comme le dit Barthez, calcul dans lequel on ne
peut substituer aucune explication qui ne soit
hypothétique, et qui ne rende les propositions où
on la fait entrer incertaines ou fausses. (1). » On voit
dans quel sens il a pu dire qu'il est utile d'employer le nom d'une cause ou faculté expérimentale, comme si cet élément était connu.

Tels sont les dogmes fondamentaux, à l'aide
desquels on doit entendre le langage de ce grand
philosophe, toutes les fois qu'il exprime une cause
quelconque. Nous allons voir comment Barthez
a suivi l'application de ces dogmes.

« D'après ma manière de raisonner, dit-il, je
donne le nom de *principes* aux causes générales des
phénomènes du mouvement et de la vie, qui ne

---

(1) Ouv. cit., vol. I, *disc. prél.*, p. 15.

sont connues que par leurs lois que manifeste
l'observation. Je n'entends désigner par ce mot
que le commencement, l'origine, le principe de
ces phénomènes, qui existe, quel qu'il soit. Ainsi,
j'appelle *principe* du mouvement, les causes qui
produisent les mouvemens de la matière morte.
Dans l'état actuel des sciences physiques, ces causes
expérimentales sont l'impulsion, l'attraction ou la
gravité, l'élasticité, l'affinité chimique; l'expérience
ne nous conduit pas au-delà de ces phénomènes
primitifs, et des causes qu'ils supposent et représentent. » Ces mots, je le répète encore, dussé-je
ennuyer mon lecteur, pourvu qu'il me comprenne
à la fin ; ces mots, dis-je, ne font qu'exprimer
ces causes cachées, occultes, inaccessibles à tous
nos moyens d'investigation. Vouloir pénétrer plus
avant et s'enfoncer dans le mécanisme intérieur de
ces phénomènes primitifs, c'est vouloir s'égarer
dans mille hypothèses, c'est abandonner l'expérience
pour se livrer aux suppositions. Les anciens ont
commis cette faute, lorsqu'ils ont rapporté ces
mouvemens à des affections morales, à des attrac-
tions ou à des répulsions. Les modernes suivent les
mêmes erremens, lorsqu'ils s'imaginent pouvoir les
attribuer à l'action des agens impondérables, de
l'électricité, du galvanisme, du magnétisme, etc.
Le point fondamental, dans la philosophie des
sciences physiques, consiste à ne donner aucune
solution de ces questions insolubles par elles-mêmes,
ou à rendre la science indépendante des conjectures
que l'on peut faire à ce sujet, si toutefois même

cette complaisance ne présente pas quelque danger ; et si elle est également permise pour toutes les sciences , pour tous les temps et pour tous les esprits.

Barthez étend la même manière de raisonner à la science des êtres vivans ; ainsi , il reconnaît que les plantes obéissent à des lois qu'on ne peut rattacher aux lois physiques et chimiques ; il faut donc admettre ici de nouvelles forces , de nouvelles causes qui correspondent à d'autres modes d'action , et à une nouvelle série de faits.

Ces forces , ces causes ne doivent pas être expliquées , pas plus que l'attraction et l'affinité : il y a le plus grand inconvénient à prendre parti en ce genre. C'est cependant ce qu'ont fait et ce que font encore aujourd'hui toutes les sectes. Il n'en est aucune qui ne se soit efforcée de rendre raison de ces forces , ne fût-ce que d'une manière vague et générale , en les rapportant à l'organisation , à la constitution chimique , ou à un principe métaphysique plus ou moins analogue à notre âme ; et cette erreur première , fondamentale , a modifié tous les résultats ultérieurs de l'observation ; de telle sorte, qu'ainsi que nous le verrons , tous ces systèmes sont essentiellement ruineux par cette seule circonstance. La base sur laquelle ils reposent n'est qu'un sable mouvant , qui ne saurait prêter un point d'appui solide à l'édifice , celui-ci fût-il d'ailleurs construit selon toutes les règles de l'art , et parfait par lui-même.

Les forces vitales diffèrent , sous un très-grand

rapport, des forces physiques ; celles-ci sont isolées et indépendantes. Les forces sensitives et motrices, au contraire, se correspondent, s'unissent, se lient de manière à paraître ne faire qu'un seul tout ; il semble donc qu'une même cause enchaîne ces deux phénomènes , qui ne seraient alors que les deux actes de cette cause unique. En outre, les forces vitales concourent au même but ; les fonctions qui en sont le résultat paraissent être dirigées par une seule et même cause , du moins les phéno-mènes se présentent dans une sorte d'unité in-contestable.

D'après ces considérations , et plusieurs autres répandues dans l'exposition de la doctrine, Barthez croit devoir admettre une cause unique de la vie, qu'il appelle *principe vital*.

Selon lui , le nom de cette cause est assez indifférent ; celui qu'il a choisi peut être pris à volonté ; il est susceptible de plusieurs sens très-variés, même opposés, ou plutôt de tous les sens, et par cela seul il ne lui paraît susceptible d'au-cun en particulier. C'est par cette raison qu'il préfère cette dénomination indéterminée , à d'autres qui donneraient des idées plus limitées , comme le nom d'*impetum faciens* (Hippocrate), ou autres par les-quels on a désigné la cause des fonctions de la vie. Ce mot de *principe vital* n'indique donc, dans la doctrine de Barthez, que la cause, quelle qu'elle soit, de la vie , fût-ce un principe matériel ou mé-taphysique , un être substantiel ou une simple modalité de la substance organisée. Il peut se tra-

duire indifféremment par *cause de la vie*, *puis-*
sance vitale, *force vitale*, *vie*, *être vivant*,
système vivant, etc. etc., même par un caractère
algébrique. Si Barthez réunit toutes les forces vitales
sous une seule dénomination, c'est, encore un coup,
parce que ces forces particulières se correspondent
étroitement et paraissent dépendre d'une même
cause, et que cette circonstance particulière des
propriétés vitales ne pouvait pas être impunément
négligée. Elle est fondamentale dans l'ordre des
vérités de la science, et la plupart des systèmes
de physiologie sont ruineux, parce qu'on n'a pas
fait entrer cette idée essentielle dans la base même.

Plusieurs auteurs, avant Barthez, avaient bien admis un principe vital; mais tous, comme il serait aisé
de le démontrer, avaient cherché à s'en faire une
idée en partant de notions empruntées à la physique
ou à la métaphysique. Barthez est le seul, et je ne
crains point d'être démenti, qui ait présenté le
principe de vie, comme une notion abstraite, indéterminée, dont il a dit qu'il fallait bien se garder
de pénétrer la nature et le mode d'action, parce
qu'on ne le peut que par des hypothèses qui détrui-
raient toute science physiologique. Cette opinion
n'a pas été émise en passant, comme on pourrait
la trouver implicitement dans quelques ouvrages
où l'on a été forcé de convenir qu'on ne devait
point rechercher la cause de la vie, mais elle a
été établie formellement et en termes précis ; elle
a été posée comme le principe essentiel de la manière de philosopher dans toutes les sciences, et

est devenue le fondement d'un système de physiologie entrepris sur ce plan et suivi jusque dans
ses derniers détails.

Tout en établissant que le principe de vie devait
être conçu d'une manière indéterminée, il a senti
cependant que l'esprit humain aurait toujours une
propension invincible à vouloir en prendre une idée
plus positive; il s'arrête ici pour prouver qu'il est impossible à un esprit sage de décider les questions de ce
genre, et que par conséquent, sur ce point, il faut
se fixer comme à une ancre sacrée, à un scepticisme
absolu. Il invoque à la fois les autorités les plus imposantes et les raisonnemens les plus puissans, pour
établir cette thèse si importante pour les destinées
ultérieures de la science ; il montre que, dans tous
les temps, les philosophes et les médecins n'ont
point su s'ils devaient rapporter les phénomènes de
la vie à un principe isolé de l'âme et du corps, ou
bien si la vie n'était qu'une simple modalité de
l'organisation ; ou plutôt il établit qu'ils ont embrassé alternativement ces opinions opposées, et
qu'ils n'ont pu se fixer à aucune d'elles.

Selon lui, on ne peut donner, à cet égard, que
des assertions négatives, des doutes et des conjectures. Il est utile de développer et de fortifier
ce scepticisme, pour diriger plus sûrement l'étude
des forces de la vie. En effet, lorsque aucune
opinion préjugée sur les causes prochaines et immédiates des faits n'entrave les recherches de l'esprit,
l'on arrive, d'une manière sans comparaison plus
facile et plus directe, à des formules ou expres-

sions générales des analogies de ces faits ; et ces
analogies sont toujours vastes et fécondes, si elles
ont été conçues avec une grande intelligence ; et
examinées avec une logique sévère.

Ainsi, je suppose que l'on décide avec Bichat, et
tant d'autres, que la vie dépend de l'organisation et
des propriétés locales des tissus ; avec Cullen, de
l'action nerveuse ; avec Hoffmann, du fluide nerveux;
avec Sthal, de l'âme, etc. etc. ; il est très-sûr que,
dès cet instant, l'esprit sera fixé dans une hypothèse
gratuite, et que c'est à travers ce prisme trompeur
qu'il examinera tous les faits. Il est incontestable que l'on ne tiendra compte que de ceux qui
seront en rapport avec l'hypothèse qu'on aura
choisie ; que l'on écartera les uns et torturera
les autres. On sera loin de les considérer en
eux-mêmes, et de les réunir en lois expérimentales ; mais on ne s'occupera que de les rattacher
tant bien que mal à cette même hypothèse, c'est-
à-dire, à rendre plus probable une proposition qui
par sa nature est souvent arbitraire et supposée. En
un mot, il serait aisé de démontrer, qu'en partant
de pareils principes, on travaillerait la science pendant des siècles entiers presque en pure perte, ou
du moins sans autre profit que celui des faits nouveaux, auxquels l'hypothèse aurait pu conduire.

C'est dans ces vues que Barthez balance toutes les
opinions. « Il se peut, dit-il, sans doute que, d'après
une loi générale qu'à établie l'Auteur de la nature,
une faculté vitale, douée de forces motrices et sensitives, survienne nécessairement, d'une manière in-

définissable, à la combinaison de matière dont chaque corps animal est formé, et que cette faculté renferme la raison suffisante des suites de mouvemens
qui sont nécessaires à la vie de l'animal, dans toute sa
durée (1). » « Il est possible, ajoute-t-il dans le même
sens, que ce principe ne soit qu'une faculté innée,
ou qui advient au corps animal, et qui y produit
et dirige, suivant des lois primordiales, toutes les
chaînes de mouvemens spontanés dont ce corps est
susceptible. Un art divin peut faire que, dans un
système de matière, les mouvemens automatiques
de chaque partie concourent à la formation et à
la réparation du tout, et que le corps animé ressemble, suivant la pensée ingénieuse de Galien, à
la forge de Vulcain, où les soufflets même étaient
vivans (2), pourvu toutefois qu'on ne croie pas être
en droit d'expliquer les phénomènes de la matière,
en tant que vivante, par les lois chimiques et
mécaniques auxquelles elle est soumise, en tant que
morte ; car, dans l'état actuel de la science, on ne
le peut que par la voie de l'hypothèse, et nullement
par la voie d'une légitime analogie des phénomènes
et de leurs lois respectives. » Mais il se peut aussi,
d'un autre côté, que Dieu unisse à la combinaison
de matière qui est disposée pour la formation de
chaque animal, un principe de vie qui subsiste
par lui-même, et qui diffère, dans l'homme, de
l'âme pensante (3), pourvu toutefois qu'on étudie

(1) Ouv. cit., vol. I, p. 97.
(2) Id. p. 106.
(3) Id. p. 98.

l'action et les lois de ce principe dans l'expérience
pure et simple, et non point dans des analogies
arbitraires prises des phénomènes moraux, qui sont
totalement différens. »

Je le répète encore, on ne peut avoir sur ces opinions diverses, que des probabilités dont la discussion ne donne pas seulement matière à des
spéculations curieuses, mais est encore indispensable, pour établir dans la science un scepticisme
qui devient la source unique de la certitude de
tous les dogmes ultérieurs (1).

Il a paru superflu à Barthez de recueillir des
probabilités en faveur de la première opinion, qui
a été la plus généralement suivie dans ces derniers
temps, et qui semble être la plus naturelle par sa
simplicité, savoir: que le principe vital, quoique
différent des principes mécaniques connus, peut
n'avoir point d'existence séparée de celle du corps
de l'animal qu'il vivifie. Il se borne à indiquer
des probabilités que l'on a trop négligées, et par
lesquelles on peut rendre fort vraisemblable, selon
lui, le sentiment de ceux qui croient que le principe
vital a une existence distincte et substantielle. Il
me paraît insister avec trop de complaisance sur les
probabilités de ce genre, et l'on voit qu'il tend à partager l'opinion de ces derniers, en ne l'admettant
cependant que comme une conjecture, dont il se
promet de ne tirer aucune conséquence. Mais quand
même Barthez aurait commis cette faute, comme

_____

(1) *Id.* p. 98.

je le crois, elle n'en fait pas moins sentir la nécessité et la sagesse de sa manière de philosopher, elle en confirme même le besoin.

Voici la conclusion définitive à laquelle il s'arrête. « Dans tout le cours de mon ouvrage, je personnifie le principe vital de l'homme pour pouvoir en parler d'une manière plus commode ; cependant, comme je ne veux lui attribuer que ce qui résulte immédiatement de l'expérience, rien n'empêchera que, dans mes expressions qui présenteront ce principe comme un être distinct de tous les autres et existant par lui-même, on ne substitue la notion abstraite qu'on peut s'en faire, comme d'une simple faculté vitale du corps humain qui nous est inconnue dans sa naissance, mais qui est douée de forces, motrices et sensitives (1). »

En effet, que l'on prenne tel passage que l'on voudra des Nouveaux élémens, et j'ose affirmer que l'on peut toujours substituer le nom de *force vitale* ou tel autre, à celui de *principe vital*; que, dans l'ensemble de l'ouvrage, on ne se sert point du principal vital comme moyen d'explication, tandis que Sthal et Van-Helmont ont employé constamment dans ce sens les noms d'*âme* et d'*archée*; que ces idées étaient pour eux la conséquence rigoureuse de leur manière de philosopher par hypothèses pures, et des idées primitives dont il étaient partis; qu'ils se sont entièrement livrés à ces conséquences; que les notions métaphysiques faisaient le fond de leur

_____

(1) Ouv. cit., vol. I, p. 107.

système ; tandis que si quelquefois Barthez paraît
s'oublier, il est en contradiction formelle avec ses
principes fondamentaux, ses erreurs en ce genre ne
sont que passagères, elles n'embrassent jamais la
totalité d'un dogme ; elles peuvent altérer seulement
sa pureté sans jamais la défigurer complètement ; il
y a très-peu de changement à faire pour rectifier
celui-ci, tandis que, dans le système de Sthal et
de Van-Helmont, tout est vicieux.

« Il ne m'importe, continue Barthez, qu'on attribue ou qu'on refuse une existence particulière et
propre à cet être que j'appelle *principe vital* ; mais
je suis la vraie méthode de philosopher, lorsque
je considère les fonctions de la vie dans l'homme,
comme étant produites par les forces d'un principe vital, et régies suivant ses lois primordiales.
Ces lois, qui règlent l'usage et les directions des
forces vitales, doivent toujours être déterminées
d'après des résultats de faits propres à la science
de l'homme, et peuvent ensuite être confirmées
par leurs applications à d'autres résultats de faits
analogues. »

« Il me paraît essentiel, pour la bonne méthode
de philosopher, dans l'état actuel de la science de
l'homme, et pour les véritables progrès de cette
science, de reconnaître un principe vital qui produit, dans les organes du corps humain, une
infinité de mouvemens nécessaires aux fonctions
de la vie, d'après des *sentimens aveugles*, et par
des *volontés non réfléchies* ; et de bien séparer ces
mouvemens de ceux qui sont opérés dans l'homme

7

vivant , d'après les *sentimens éclairés* et les *volontés raisonnées* de l'âme pensante. »

« On manque aux règles de la méthode philosophique , lorsqu'on assure à présent qu'une seule âme , ou un seul principe de vie, produit , dans l'homme, la pensée et les mouvemens des organes vitaux. Cependant , on ne doit pas affirmer qu'il soit impossible que la suite des temps n'amène la connaissance de faits positifs qui sont ignorés aujourd'hui, et qui pourront prouver que le principe vital et l'âme pensante sont essentiellement réunis dans un troisième principe plus général. »

« Si ce cas a lieu un jour, ce sera seulement alors qu'en se conformant aux règles de la méthode philosophique, on pourra réduire ces deux causes ou facultés occultes , à une seule cause ou faculté occulte, indiquée par l'expérience..... »

« On n'a pas su ou voulu m'entendre , quand on a assuré que je fais consister la nouveauté de ma théorie (ou manière de voir) en physiologie et en médecine, dans l'adoption d'un principe vital , comme d'un être dont il suffisait de supposer l'existence et l'action , pour expliquer toutes les fonctions de la vie. »

« Mon objet est de rappeler les faits que présentent les phénomènes de la vie, à des analogies simples et très-étendues, pour approcher de plus en plus de connaître les forces, les fonctions et les affections de ce principe vital inconnu. Si ces analogies que je proposerai sont bien formées, il en résultera un corps de doctrine nouvelle, qui

sera du genre le plus utile pour assurer les progrès
de la science de l'homme , et pour fonder solidement les méthodes de l'art de guérir (1). »

Je crois avoir déterminé, par les propres expressions de Barthez , le sens qu'il attache au mot de
principe vital, d'après sa manière de philosopher.
Je vais suivre celle-ci dans quelques exemples qui
achèvent d'en donner une idée complète, me réservant, dans l'exposition particulière de la doctrine
physiologique, le soin de faire ressortir sa méthode par tous les détails.

Le principe de vie ou la force vitale agite et
meut les parties vivantes. Barthez constate , d'après
les faits , quelles sont celles qui jouissent spécialement de cette faculté , et quels sont les divers
modes sous lesquels elle se présente. Haller , qui,
par une idée purement arbitraire, quoique presque
généralement reçue encore aujourd'hui, admettait
que les propriétés vitales dépendaient de l'organisation, fut très-prompt à profiter des expériences
qui paraissent rattacher la force motrice à la fibre
musculaire, et il dut être très-peu disposé à tenir
compte des faits physiologiques et pathologiques
qui prouvent que tous les organes vivans possèdent
plus ou moins cette propriété. Jusques à Barthez ,
on avait cherché à expliquer ce que l'on appelait
le mécanisme des mouvemens vitaux, et on avait
cru presque toujours y être parvenu par des hypothèses ; on n'avait d'autre manière de concevoir

(1) Ouv. cit., p. 108; Notes 17 et 18, p. 96.

le mouvement que par impulsion, attraction ou combinaison chimique. Le mouvement tonique de Stahl n'était que l'élasticité des parties, dont l'âme était seulement le premier agent. Baglivi, Lacaze, Bordeu n'avaient vu, dans les mouvemens animés, qu'une force de ressort; les nerfs eux-mêmes n'exécutaient les fonctions motrices si étendues, dont on les avait chargés, qu'à l'aide d'une semblable propriété morte. Les théories chimiques et physiques que l'on donne de nos jours des mouvemens vitaux, reposent sur les mêmes bases fondamentales, et prouvent qu'encore l'on n'a pas renoncé à expliquer le mouvement vital, quoiqu'on y ait été pris si souvent; et qu'on s'obstine à ne pas recevoir la force motrice comme un fait, comme un mouvement particulier, propre aux êtres vivans, dont il faut étudier les lois et les circonstances d'après l'expérience seule, et non d'après des analogies chimiques ou mécaniques que rien ne justifie.

Au lieu de se perdre dans toutes ces hypothèses, inévitables dans la manière ordinaire de raisonner, voici tout ce que dit Barthez d'après la sienne. « Je pense que tous les mouvemens vitaux sont produits par le principe vital ou par une force vitale, de quelque nom qu'on l'appelle, qui agit immédiatement dans chaque partie du tissu musculaire, c'est-à-dire, en d'autres termes, que les muscles ont la propriété de se mouvoir, soit qu'ils la tiennent du tissu même vivant, ou d'un principe qui est présent à tous nos organes. »

« Cette manière de voir l'action du principe vital,

comme opérant immédiatement les mouvemens musculaires dans tous les points des fibres des muscles auxquels il est inhérent, me paraît présenter les notions les plus sûres et les plus simples, sur ce que disent les faits concernant le mouvement quelconque des muscles, et le passage qui peut se faire dans l'instant de ce mouvement à un parfait repos. »

« D'ailleurs, il est aussi facile de concevoir que la force vitale agit immédiatement sur les molécules de la fibre musculaire pour les mouvoir, que d'imaginer qu'elle meut les fibrilles nerveuses ou les esprits animaux à l'origine des nerfs, comme on l'a prétendu dans les deux hypothèses vulgaires par lesquelles on a jugé pouvoir expliquer tous les phénomènes du mouvement musculaire (1).

Les expériences et les observations pathologiques, sur lesquelles on a fait reposer ces hypothèses, n'ont donné de pareils résultats, que parce qu'elles ont été interprétées par des hommes qui ne rapportaient les phénomènes vitaux qu'à des agens mécaniques ou chimiques, et ne pouvaient concevoir d'autre communication d'organe à organe que celle qui a lieu par des voies mécaniques. Ces expériences, considérées en elles-mêmes, prouvent seulement que l'intégrité des communications nerveuses est une des conditions du mouvement musculaire. « C'est, dit Barthez, en me bornant aux faits même qui sont essentiellement relatifs à l'action des forces musculaires, que j'établis une théorie qui est expérimentale sur la force motrice des muscles. »

_____

(1) Ouv. cit., p. 118.

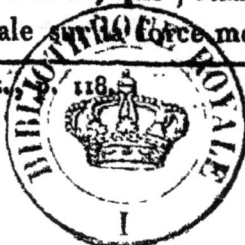

En effet, Barthez est le seul de tous les physiologistes qui ait donné une véritable théorie des mouvemens des muscles, c'est-à-dire, une simple collection de faits ; seul il n'a point été au-delà de ces faits, et il a admis avec franchise un mouvement vital et essentiel, dont il a considéré les lois toujours d'après l'expérience ; tandis que tous les autres, sans exception, ont voulu expliquer ce mouvement par des idées métaphysiques, physiques ou chimiques, par des circonstances organiques ou par des agens intermédiaires purement hypothétiques (1).

Prenons un autre exemple : l'idée des forces sensitives a été toujours embarrassée, dans les autres doctrines, par des notions plus ou moins arbitraires. On a très-souvent confondu ces forces avec les forces motrices, quoique l'observation directe ne légitime pas cette union. On a même rapporté les unes et les autres à un mouvement mécanique, à un fluide nerveux, à une combustion chimique, etc. ; en un mot, l'on s'est efforcé de se faire des conceptions matérielles de ces forces ; et cela, nous ne saurions trop le répéter, parce qu'on a voulu expliquer ce qui est inexplicable, et que l'on a prétendu pénétrer dans le mécanisme de la sensibilité par des analogies trompeuses.

Voici le langage de Barthez dans sa manière de philosopher. La force vitale ou les organes vivans

_____

(1) Voy. notre article *Force musculaire*, vol. XVI du Dictionnaire des sciences médicales.

jouissent de forces sensitives. Le sentiment : voilà
un fait primitif, un fait au-delà duquel il n'y
en a point d'autre dans l'état actuel de la science.
Je suppose une force qui le produit et je m'arrête
à ce point. J'examine toujours, d'après les faits,
ses modes, ses lois, ses conditions vitales et organiques, ses véritables rapports avec les forces motrices, etc. Barthez donne ainsi une place commode
à tous les faits, même à ceux que l'avenir cache
dans son sein ; tandis que toutes les autres doctrines
n'en embrassent qu'une très-petite partie. Elles
s'établissent en guerre ouverte avec leur plus grand
nombre ; et si elles ne sont point le résultat des
faits connus, à grand peine pourront-elles s'accom-
moder à ceux que la science peut découvrir ulté-
rieurement.

Ainsi, par exemple, pour ne pas parler des hypothèses mécaniques, chimiques et organiques de la
sensibilité, hypothèses qui ne sont presque en rapport avec aucun fait, je rappellerai les opinions
plus vraisemblables par lesquelles on a rapporté les
phénomènes vitaux à la sensibilité et à l'irritabilité,
à la force nerveuse, à l'incitabilité, etc. Toutes
ces doctrines se sont mises dans l'obligation de repousser les faits qui établissent que, dans certaines
circonstances, les mouvemens vitaux sont spontanés, et ne se montrent pas subordonnés à une
excitation préalable.

Je crois qu'en voilà assez pour faire sentir quelle
est la manière de philosopher de Barthez ; comment
elle ne consiste pas dans l'admission d'un principe

particulier ; moyen d'explication ; mais dans la
collection de tous les faits sous les dénominations
qui désignent les forces expérimentales auxquelles
il pense qu'on doit les rapporter , comme il le
répète si souvent en principe, et le montre presque toujours dans l'application. Il voulait ainsi
réduire la science de l'homme physique aux rapprochemens des faits bien observés , aux analogies
simples et étendues de ces faits , aux lois spéciales
que ces analogies indiquent et qui mènent aux
causes expérimentales , qui , selon lui , sont les
seuls moyens artificiels de réunir ces faits. Par cette
méthode , on ne s'oblige à rien qu'à tenir compte
de tous les faits , quels qu'ils soient , des plus
extraordinaires ainsi que des plus communs, des
exceptions les plus rares comme des lois les plus
générales de la nature.

Cette méthode , prise en elle-même , ne saurait
être mauvaise , lors même que toutes les classifications de faits données par Barthez seraient démon-
trées fausses. C'est la seule qui puisse amener des
progrès réels dans la science ; seule , elle embrasse
les principes les plus élevés comme les détails les
plus particuliers.

Tel est l'esprit fondamental de la doctrine de
notre illustre Professeur ; telle est la marche qu'il
a généralement suivie. Avouons cependant que
Barthez n'est pas sans reproche, et la liberté avec
laquelle nous signalerons ses fautes , nous mettra
à couvert peut-être de toute accusation de fana-
tisme et de prévention.

Le mot de *principe vital* dit un peu plus que ce que l'auteur voulait dire ; il n'exprime pas simplement l'existence d'une cause quelconque, de la manière la plus vague et la plus indéterminée, comme le voulait Barthez ; mais il décide qu'il existe un principe vital, indépendamment de l'organisation matérielle. Ainsi ce mot consacre ou inspire, si l'on veut, une hypothèse qu'il repoussait par ses principes fondamentaux de philosophie. Il aurait dû mettre son langage plus en harmonie avec sa pensée. Les mots, en effet, ont une signification, une valeur par eux-mêmes ; ils réagissent sur les idées, et bon gré malgré ils les modifient. L'on peut se défendre quelque temps contre une notion étrangère dont on connaît tous les dangers et qu'on a pris l'engagement de rejeter ; mais l'on n'est pas toujours sur ses gardes, l'on cède à la fin, même sans s'en apercevoir. L'on ne peut pas à chaque instant, et par un effort d'esprit d'ailleurs aussi ennuyeux que pénible, rendre à une expression sa valeur réelle, absolue et métaphysique.

Je suppose qu'en physique ou en chimie on employât la dénomination de *principe moteur* ou toute autre analogue, et qu'on parlât sans cesse de l'*action* de ce principe, de ses *affections*, de ses *déterminations*, de ses *idées*, de son *attention*, de sa *mémoire*, etc., etc. ; certes l'on se jetterait bientôt forcément dans une foule d'hypothèses plus ridicules les unes que les autres.

Nous avons établi, nous avons démontré que

Barthez n'avait jamais fait usage du principe vital comme d'un moyen unique et absolu d'explication, ainsi qu'on le lui a reproché; mais nous sommes obligés de convenir, que la notion théorique que ce mot représente, a pu entrer dans les combinaisons de sa pensée, altérer plus d'une fois la pureté des résultats de l'expérience, et que, comme il le dit lui-même, ce mot a pu lui servir pour faciliter la *conception* des phénomènes, ce que précisément il devait éviter, d'après ses principes; car il est évident que nous ne pouvons pas concevoir les choses; nous ne pouvons que les voir telles qu'elles sont, ou plutôt telles qu'elles nous paraissent, sous des considérations générales ou particulières.

Barthez devait prendre ses précautions avec d'autant plus de soin contre l'animisme, que ce système, déjà très-heureusement modifié, était celui de ses maîtres et de ses collègues; et que les défenseurs de Stahl l'accusaient de donner une idée inexacte de cette fameuse théorie, soit pour la réfuter avec plus d'avantage, soit pour séparer avec plus de netteté la doctrine qui lui était propre, de celle de l'illustre professeur de Halle avec laquelle il ne voulait pas qu'on la confondît. Barthez poussait l'injustice, par rapport à Stahl, jusques à ne le considérer que comme un grand chimiste et à ne vouloir presque pas reconnaître son mérite comme physiologiste (1). Il faut le dire, Barthez a

(1) Voy. Nouv. élém., vol. I, notes, p. 26; Mém. sur le trait. méth. des flux. et sur les col. iliaq. Sévalle, 1816, p. 94.

été aussi injuste envers Stahl, qu'on l'a été envers
lui-même, et en faveur de celui-là même qu'il
s'était tant efforcé de déprécier ; punition sévère
qu'il eût évité peut-être, s'il avait eu la noble
franchise d'avouer le premier ce qu'il devait à Stahl
et à plusieurs autres, et de se donner ainsi le
droit incontestable de revendiquer ce qui lui était
propre. Sa portion de gloire réelle eût été aussi
grande que légitime, et il l'eût même augmentée
par de pareils aveux qui ne doivent coûter qu'à
la médiocrité qui a tout à perdre en les faisant.
On ne peut pas contester que les opinions qui
régnaient dans notre École, à l'époque où parut
Barthez, n'aient eu plus de part qu'il ne voulait le
faire croire à la formation de ses dogmes. Nos idées
ne se forment pas de toutes pièces, et comme si elles
venaient du ciel, ou si elles étaient créées par les
inspirations seules du génie ; elles naissent de l'examen et de la discussion des idées de ceux qui nous
ont précédés, et sur-tout de ceux qui nous environ-
nent. Il ne peut qu'en arriver ainsi, à moins qu'un
homme ne vécût complètement isolé de ses semblables ; et alors même il ne produirait rien, pas
plus qu'une terre qui n'aurait pas été ensemencée.

Une fois pour toutes, donnons la généalogie des
idées de notre École, généalogie sur laquelle on
a jeté tant d'obscurité, soit pour rabaisser, soit
pour relever leur origine. Elles se composent primitivement de l'animisme, puisé dans l'observation clinique ainsi que dans les travaux analogues
des anciens, de Stahl et de Van-Helmont, modifié

par des notions plus saines et plus exactes (Sauvages), associé à l'admission des propriétés vitales inhérentes à la fibre nerveuse (Bordeu), rendu peu à peu indépendant des volontés et des affections de l'âme pensante, et soumis à des lois propres. De ce point à l'admission du principe vital, il n'y avait qu'un pas ; aussi Bordeu, avec un peu de cet amour-propre d'auteur dont tous les grands hommes n'ont souvent que trop, pouvait se faire illusion jusques à accuser Barthez de l'avoir copié (1). Mais Barthez eut le mérite, ce qui l'élève bien au-dessus de Bordeu et de tous les autres physiologistes; il eut, dis-je, le mérite d'établir les principes généraux de la méthode de philosopher, de considérer les faits sous un point de vue plus large, de les débarrasser de tout nuage d'explication, et d'arriver presque à la contemplation pure des phénomènes, quoiqu'il fût peut-être primitivement parti d'une hypothèse et qu'il y revînt de temps en temps. Cette position singulière de Barthez rend raison de l'incertitude qu'on remarque quelquefois dans sa doctrine, et de sa tendance manifeste vers certaines erreurs.

En supposant que Barthez se sentît assez fort pour résister à un piége auquel aucun autre génie n'avait encore échappé, devait-il avoir une idée aussi favorable du commun de ses disciples ? Ceux-ci devaient-ils avoir la même puissance intellectuelle, la même prudence, ou, si l'on veut, la même adresse ? Sauraient-ils éviter l'erreur, ou

_____

(1) Œuv. de Bordeu, vol. II, p. 972.

du moins la cacher? Distingueraient-ils toujours la doctine positive à laquelle il n'était pas permis de rien changer, et les opinions sur lesquelles le maître laisse un peu plus de liberté malgré tout le despotisme de l'École, en d'autres termes, la doctrine extérieure et intérieure, *exotérique* et *ésotérique* ? N'était-il pas à craindre que quelqu'un d'entr'eux n'insistât spécialement sur l'hypothèse, comme il est déjà arrivé si souvent; et que ce système, ainsi que tous les autres, se détruisit par les efforts mêmes destinés à le défendre.

- Plus on réfléchit sur l'histoire des sciences, plus l'on voit que les grands maîtres avaient été toujours assez fidèles à l'observation. Mais ils avaient laissé échapper une conjecture, ils s'étaient permis un mot équivoque; le germe d'erreur a fermenté et le système entier est tombé en pourriture. Quiconque veut établir une doctrine de quelque durée, doit sur-tout prendre ses précautions contre l'avenir : c'est l'ennemi qu'on redoute le moins, et celui cependant qui est le plus à craindre. L'on doit se prémunir moins contre les attaques des adversaires, que contre les exagérations des amis. Les disciples de Boërhaave ne devaient pas être tous des Van-Swieten (1); ni ceux de Barthez des Lordat. C'est Chirac qui fut la cause de la chute du Boërhaavianisme par sa pratique hardie et téméraire; il divulgua tous les secrets que le maître avait

---

(1) Encore même beaucoup de personnes pensent-elles que Van-Swieten gâta plus d'une fois les aphorismes de son maître.

tenus cachés et qu'il avait enveloppés avec art dans
un vaste ensemble de faits précieux et d'autorités
imposantes. D'ailleurs, le génie se corrige, la médiocrité n'est susceptible d'aucune réforme. On le
sait, Boërhaave changea d'opinion vers la fin de sa
vie, sans que l'on s'en aperçût ; du moins il n'y eut
guère que nos Professeurs de Montpellier qui furent
assez habiles pour le prendre sur le fait et assez
malins pour le dire à l'Europe entière. Stahl sou-
riait aux incartades de ses disciples ; il avait tort ,
il aurait dû les tancer vivement , et les ramener
à l'ordre : ils lui firent plus de mal que les mécaniciens les plus acharnés. Encore un coup, dans
les sciences comme dans la morale, dans la conduite
privée comme dans les grandes révolutions publiques, c'est souvent de nos amis que nous devons
le plus nous défier.

Le mot de *principe vital* répand dans le langage
physiologique une très-grande obscurité ; il dé-
tourne l'attention de l'observation des phénomènes
et de leur comparaison analytique, ce qui constitue, selon nous , toute la science, pour la diriger
vers la recherche des causes ou vers leur prétendue découverte , ce qui doit la détruire tôt ou tard.
Si les ouvrages de Barthez sont si peu lus, si peu
compris, si mal entendus, c'est à lui-même qu'on
doit s'en prendre. Ce mot métaphysique, qui revient à chaque ligne et que l'auteur répète avec une
dangereuse complaisance , distrait le lecteur et use
toutes les forces de son intelligence dans des abstractions trop relevées et souvent perdues dans le

vague des hypothèses. Si l'on donnait une nouvelle édition des Élémens de la science de l'homme, en retranchant complètement l'expression de *principe vital* et en lui substituant celle de *force vitale*, en se servant même de celle-ci aussi peu que possible, et se contentant d'exprimer tout simplement les différentes classes de phénomènes et leurs lois expérimentales ; la doctrine de Barthez deviendrait par cela seul et sans autre changement, aussi claire dans l'exposition qu'elle est inébranlable dans les dogmes. Elle le serait même beaucoup plus que toutes celles où l'on s'efforce en vain de faire concevoir les phénomènes vitaux par des analogies physiques, mécaniques, chimiques, ou organiques, auxquelles on n'entend rien au fond, pour peu qu'on ait l'esprit juste et qu'on ne se paye pas de mots ou d'idées superficielles. Elle n'aurait dès-lors plus besoin que de développement dans les détails, chose que Barthez a un peu trop négligée ; mais Barthez n'était pas un maçon, c'était un architecte; c'était Michel-Ange, concevant le plan de l'église de Saint-Pierre, et laissant à des mains moins habiles le soin de l'exécution.

Une observation importante à faire encore par rapport à la *manière* de Barthez , c'est qu'il procède presque toujours par la méthode synthétique. C'est ainsi qu'il arrive de plein vol, et dès son entrée dans la carrière de la science, à l'expression ou à la formule la plus générale de tous les mouvemens du corps vivant (*principe vital*); en descendant ensuite de cette expression ou de ce fait

primitif aux faits secondaires , il découvre , dans
ces derniers , des analogies moins étendues ; il
en forme des combinaisons nouvelles, les étudie
sous le plus grand nombre de leurs rapports , et
s'essaie ainsi à déterminer la valeur de l'inconnue ,
exprimée dans l'énonciation du problème.

· Cette méthode suppose et annonce sans doute
un grand génie, mais elle me paraît dangereuse.
C'est la voie la plus courte , mais la moins sûre. Il
se pourrait que l'on se fût trompé dans la première
vue, sur-tout en regardant si vite ; dès-lors tous les
travaux successifs seraient altérés par une première
erreur. C'est prendre une lunette , au lieu de se
servir de ses yeux ; on peut y voir plus au loin ,
mais le verre peut prêter aux objets des couleurs
mensongères. D'ailleurs , on borne les progrès que
l'on peut faire dans une science. Enfin , cette
méthode est nécessairement obscure , puisqu'elle
semble souvent supposer préalablement la connaissance de ce qu'elle veut enseigner.

Au contraire , la méthode analytique , c'est-à-
dire, celle qui dans la physiologie s'élève des faits
particuliers aux phénomènes généraux ; de ceux-ci
aux forces qui les produisent ; de celles-ci à la
notion de leur réunion en une force unique ; cette
méthode , dis-je , est sûre et facile ; elle permet un
libre examen des dogmes, et laisse une place commode à tous les perfectionnemens possibles.

Au reste, Barthez n'a fait que suivre ici l'influence
et le goût de son siècle : celui-ci était porté vers les
méthodes synthétiques. Les choses ont changé ; de

toute part on introduit aujourd'hui dans la médecine les méthodes analytiques. Peut-on calculer
tous les effets de cette réforme que réclame plus
d'un esprit sage, par rapport à la doctrine de
Barthez? On prendrait les choses en sens inverse,
on partirait d'un point opposé ; devrait-on toujours
arriver au même résultat ?

A Dieu ne plaise, que par ces remarques nous
voulions rabaisser le mérite de Barthez ! Mais a-t-il
pu arriver seul à tous les perfectionnemens des
méthodes de philosopher ? A-t-il pu les suivre dans
tous leurs détails ? De même qu'il a emprunté à ses
devanciers, n'est-il pas à croire qu'il a laissé à faire
quelque chose à ses successeurs ? Ce sera un aussi
grand homme que l'on voudra ; mais enfin il tient sa
place dans la chaîne des intelligences. Quelque admiration que j'aie pour un homme, j'en ai encore plus
pour l'esprit humain. Barthez a-t-il pu s'arracher en
entier à l'influence de son siècle, qui passait encore
des faits aux hypothèses, et qui était peu familiarisé
avec les saines méthodes à peine introduites dans
les sciences ? S'en est-il tenu aux faits seuls ? N'a-
t-il pas donné quelque chose à l'esprit d'hypothèse ?
Il aurait franchi un espace trop grand. Pour honorer
dignement le génie, faut-il renverser les lois éter-
nelles de la Nature ? L'homme marche, mais ne
vole pas. A-t-il pu résister à l'entraînement d'une
des têtes les plus métaphysiques, et échapper à un
piége dans lequel était tombé Aristote ? La méditation profonde, en donnant plus de netteté aux idées
abstraites, finit presque toujours par les réaliser,

8

On pourrait dire, pour excuser Barthez, qu'il a senti la propension invincible de l'esprit humain à la recherche des causes, et que, ne pouvant la surmonter, il a cru convenable de la tromper par des mots qui n'avaient d'autre valeur que de laisser toujours en supposition le problème insoluble. C'est ainsi que Cotes défendait Newton d'avoir présenté son attraction comme une hypothèse, et non comme un fait généralisé. On occupe ainsi, par un mot, une place qu'il faut toujours remplir par quelque chose. Mais il me paraît que cette excuse ne peut être reçue; on ne s'amuse pas ainsi impunément des poisons, il n'est pas peu dangereux de nourrir l'espérance de la découverte des causes, et de la tromper en l'irritant ; à la première occasion on est puni de cette complaisance. Il est à présumer cependant que l'introduction de la doctrine de Newton aurait été retardée d'un demi-siècle, s'il avait donné son attraction comme une simple observation. Je n'ose affirmer, même pour son honneur, qu'il y ait entendu finesse, et que cette conduite soit le résultat d'un calcul ; il me paraît plus probable qu'il a subi la loi de l'enchaînement des intelligences, à laquelle n'échappent pas même les plus grands génies.

Exposons maintenant la manière de philosopher de Barthez dans la médecine-pratique.

La médecine, considérée comme l'art de guérir ou plutôt de traiter les maladies, doit être définie la science dogmatique des indications. Son but est donc la thérapeutique, en prenant ce mot dans le sens le plus étendu, et non comme synonyme de matière médicale ou de simple formulaire. Jusques à Barthez on n'avait envisagé les maladies que sous des points de vue plus ou moins rétrécis, quelquefois même purement hypothétiques et erronés ; et c'était de ces notions incomplètes, arbitraires ou fausses, que l'on avait déduit les indications. Ainsi, les médecins s'étaient tous partagés en humoristes ou en solidistes, en expectans ou en agissans, en métaphysiciens ou en matérialistes ; certains prenaient même des bases moins larges d'indication, ils ne tenaient compte que de la constitution physique de la fibre, qu'ils supposaient lâche ou serrée ; des troubles de la circulation, qu'ils imaginaient embarrassée par des obstructions et des stases; du dérangement des premières voies, qu'ils croyaient surchargées de matières surabondantes ou putrides ; de l'état dynamique des forces, dont ils n'admettaient que les lésions en plus ou en moins, etc. Tous n'étudiaient la Nature qu'à travers le prisme trompeur d'une idée plus ou moins bornée, et ne considéraient les maladies que par un champ de vision très-étroit.

Les esprits sages de tous les temps avaient senti les inconvéniens et les graves dangers de cette manière de procéder, et n'avaient trouvé d'autre moyen pour les éviter, que d'avoir recours à l'empirisme ou à l'éclectisme. Mais l'empirisme grossier et brut, si j'ose me servir de cette expression, c'est-à-dire, celui qui n'est soumis à aucune règle dogmatique, détruit presque toute médecine, à force de restreindre son domaine ; il la décompose en la réduisant à ses matériaux primitifs. L'éclectisme n'est souvent qu'une association bizarre d'erreurs et de suppositions, dont les détails particuliers n'ont pas plus de valeur que leur ensemble général.

Barthez conçoit la belle idée de plier la médecine-pratique à la même philosophie qu'il a introduite dans la science physiologique. Il présente à son esprit le tableau complet de toutes les méthodes variées que l'on a jamais appliquées aux maladies ; il les prend à leur source et à leur première origine ; il détermine leur caractère, évalue leurs avantages et leurs inconvéniens ; il les met à leur place respective, et les coordonne selon leurs légitimes usages. Il fait, en un mot, pour la médecine-pratique, ce que le génie de Montesquieu avait fait dans l'étude des gouvernemens et des lois. Il se garde bien de s'attacher à telle ou telle idée particulière ; il embrasse tout son sujet et ne lui donne d'autres limites que celles que lui ont laissées les travaux réunis de tous les grands observateurs. Jamais médecin, nous osons le dire, ne s'était élevé si haut ; et l'on s'assurera bientôt que lors même que l'on pourrait lui contester, sous quelque rapport que ce soit, quelque application particulière de ses principes généraux, on ne pourrait pas lui refuser la gloire d'avoir créé la philosophie de la médecine-pratique considérée sous le point de vue le plus étendu, philosophie, qu'aucun des grands hommes qui l'avaient

précédé n'avait jamais conçue dans ce vaste
ensemble (1).

Il entend par *méthodes* les plans divers de traitement que l'on peut opposer aux maladies. Jusques
à lui on n'avait guère connu que les médicamens

---

(1) Galien , esprit éminemment systématique , avait eu le
premier des idées analogues , quoique très - éloignées encore
de celles de Barthez , lorsqu'il avait distingué les méthodes de
traitement en deux ordres, les méthodes rationnelles et les
méthodes empiriques. (Giraudy , *Traité de thérap. géuér.* ,
p. 242 , 1816.) Il faut ensuite franchir des siècles et arriver
à Fordyce. M. Lordat a prouvé (*Doct. méd.* , p. 309 et
311.) contre M. Dumas, que Stahl n'avait eu rien moins que
des idées de ce genre ; et que notre illustre Professeur avait
été trompé à cet égard , par une analogie d'expressions , et
peut-être par le désir secret de diminuer le mérite de Barthez,
qui ne reconnaissait pas assez le sien. L'auteur anglais paraît
s'être plus rapproché de Barthez ; mais , dans le peu qu'ils ont
de commun , il n'a fait qu'entrevoir vaguement ce que Barthez a
vu d'une manière fixe et arrêtée. D'ailleurs le principal mérite de
celui-ci est moins encore , selon nous , d'avoir distribué les
différentes méthodes de traitement que d'avoir fait servir ces
vues à la philosophie entière de la médecine-pratique ; et c'est
sous ce jour particulier qu'il faut considérer et apprécier sa
doctrine. Elle est la clef et la base de la médecine-pratique.
Sous ce rapport, Barthez est sans égal , et il ne peut être
comparé à personne. C'est pour ne s'être pas formé une idée
exacte des *Méthodes* Barthéziennes , qu'on ne les prend très-
souvent que pour des divisions scolastiques assez indifférentes.
M. Lordat a très-bien relevé cette erreur, quand il a dit
(Ouv. cit., p. 308) : « dans ce grand travail , il éclairait toutes
les faces des faits pathologiques ; il en faisait réfléchir la lumière sur les lois de l'économie animale ; il rangeait sous
des principes solidement établis un nombre prodigieux d'observations thérapeutiques, qu'un empirisme timide et grossier
laissait isolées , et que le dogmatisme hypothétique rejetait,
quand elles ne s'accordaient avec la théorie reçue. »

et leur classification systématique plus ou moins
heureuse. J'affirme même que les médecins étrangers à sa doctrine ne savent pas trop encore ce
que c'est qu'une méthode. On ne s'occupe que de
nosographie, de thérapeutique et de matière médicale ; on n'a pas d'idée d'une science antérieure
à toutes celles-là , et qui décide de leur direction
et de leurs destinées ultérieures, la philosophie
de la médecine-pratique ou la science des méthodes.
La science des méthodes est à la thérapeutique ,
ce qu'est la tactique à l'art militaire , la législation à l'administration.

Il distingue les méthodes en naturelles, eu analytiques et en empiriques (1).

1.º *Méthodes naturelles*. La nature guérit les
maladies , elle les guérit par des actes sensibles ou
cachés; il arrive quelquefois que ces actes s'annoncent, se commencent, mais ne s'achèvent pas.

---

(1) Il faut lire sur les méthodes la préface de la *Nova
doctrina*, 1774; les *Nouveaux élémens*, vol. I, p. 44, notes,
p. 25, (9); *Mém. sur la col. il.*, §. V ; *Traité des malad. goutteuses* ; la Préface est consacrée en entier à l'exposition et à
l'application de ces méthodes; — *Consult. de Barthez*, préface
de M. Lordat; — Dumas, *Traité des mal. chron.*, p. 603; Bérard,
Dict. des sciences médicales, art. Élément. Je crois avoir rendu
à l'analyse le service d'ailleurs très-facile :

1.º De l'avoir isolée de toute discussion physiologique et
métaphysique, dont on ne l'embarrasse que trop souvent.

2.º D'avoir insisté plus spécialement sur les caractères essentiels de chaque élément et sur leur description à la manière
de la célèbre École de Pinel.

3.º D'avoir restreint à un plus petit nombre les élémens des
maladies, et d'avoir établi des principes plus tranchans et
plus sévères pour distinguer le symptôme de l'élément.

Dans ce cas , l'art a les moyens de les préparer , de les faciliter et de les fortifier : ainsi, par exemple, une fièvre inflammatoire paraît-elle vouloir se juger par une hémorrhagie nasale , et cependant les efforts en ce genre sont-ils incomplets , ou ne remplissent-ils pas entièrement leur but , l'art peut les aider , les soutenir et les terminer.

Ces méthodes ont composé la pratique d'un très-grand nombre de médecins. Hippocrate et la plupart des anciens, Sydenham, Stahl , Bordeu, et les plus sages parmi les modernes , en ont fait l'emploi le plus étendu , et quelquefois même ils se sont bornés vicieusement à elles seules , ce qui a rendu leur pratique timide et rétrécie. Barthez restreint sagement leur domaine aux cas où la nature a une tendance manifeste à affecter une marche réglée et salutaire.

2.° *Méthodes analytiques.* L'art ne se contente pas de faciliter les mouvemens de la nature , il a encore d'autres instrumens en sa puissance. Il peut combattre des états morbides par des moyens directs : ainsi, il peut faire disparaître l'état inflammatoire que nous venons de considérer dans ses rapports avec les crises , par des saignées plus ou moins répétées ; ainsi, on attaque l'état vénérien par le mercure , la faiblesse par les toniques , la douleur par les narcotiques, etc. etc. Ces moyens n'agissent plus en imitant la Nature , ou plutôt en facilitant ses efforts spontanés ; bien loin de là, ils détruisent les états morbides auxquels on les oppose directement, de quelque manière que cela se fasse ; car, pour le moment actuel, nous ne voulons ni ne devons entrer dans aucun détail à cet égard : rendons la question générale indépendante de toute discussion particulière.

Or, il est prouvé par l'expérience journalière, que les états morbides diffèrent les uns des autres ; que la diminution des forces n'est point la même chose que leur augmentation, la douleur que le spasme, etc. Je ne veux ni ne dois encore donner aucune idée déterminée de ces états, fixer leur nombre et leurs caractères ; je ne sais ni ne veux dire jusques à quel point l'on peut s'en tenir aux analyses qui ont été faites en ce genre : tout ce que je prétends, c'est qu'il y a des états morbides différens ; que, dans l'état actuel de l'observation clinique, il y a plus d'une maladie et même plus de deux, quoi qu'en disent les systématiques anciens et modernes ; qu'il y a plus, par exemple, qu'atonie ou qu'irritation prises exclusivement (Brown, M. Broussais), réunies, ou suivies dans toutes leurs combinaisons.

D'un autre côté, l'expérience prouve qu'il y a plusieurs classes de médicamens ; que chacune de ces classes bien distincte est ou doit être en rapport avec quelque état morbide particulier ; enfin, cette même expérience établit qu'un individu, dans la même maladie, n'a pas toujours un seul état morbide, qu'il peut en avoir plusieurs à la fois ; qu'il ne faut pas se servir d'une seule classe de remèdes, mais bien en employer de plusieurs classes adaptées à chaque état morbide différent. Décomposer ainsi une maladie, c'est l'analyser ; la traiter d'après cette analyse, c'est la traiter d'après une méthode analytique. En d'autres termes, saisir les indications fondamentales et essentielles que présente une maladie ; les saisir dans leur nombre plus ou moins multiplié et dans leurs rapports respectifs ; les remplir par des moyens convenables et proportionnés, c'est ce qu'on entend par *méthode analytique*.

« Les méthodes analytiques , dit Barthez , sont celles où, après avoir décomposé une maladie dans les affections essentielles dont elle est le produit, ou dans les maladies plus simples qui s'y compliquent, on attaque directement ces élémens de la maladie, par des moyens proportionnés à leurs rapports de force ou d'influence (1). » Citons quelques exemples pour faire ressortir cette vérité importante : un individu est atteint d'une fièvre inflammatoire-bilieuse. Y a-t-il un seul praticien qui nie les faits de ce genre ; car, pour les systématiques, je le déclare une fois pour toutes , je les récuse , ce n'est pas devant leur tribunal que j'en appelle dans le moment ; j'ai recours à une cour suprème et de l'ordre le plus relevé dans la hiérarchie médicale, à l'expérience ou à l'observation clinique pure et simple. Eh bien ! n'y a-t-il dans ce cas qu'une seule affection, ou mieux encore , pour parler un langage moins sujet à discussion, n'y a-t-il qu'une seule indication à remplir, qu'une seule classe de moyens thérapeutiques à employer ? Non , il y en a deux : la saignée et l'ensemble des moyens anti-phlogistiques,

---

(1) Traité des mal. goutt.; préf. p. xj.

les évacuans et l'ensemble des moyens *anti-gas-*
triques, *anti-bilieux*, tout comme on voudra les
appeler. Pour tout praticien, ces deux ordres de
médicamens ne seront jamais les mêmes.

Maintenant est-il indifférent de commencer par
la saignée ou par l'émétique? Non ; il y a donc un
art qui apprend à distribuer ces différens agens thérapeutiques, à les proportionner aux rapports qu'ont
les deux affections élémentaires; donc il y a une
analyse clinique, une analyse thérapeutique ; il y
a des méthodes de ce nom.; et Barthez ne s'est pas
perdu dans de vaines abstractions métaphysiques,
quand il les a admises dans sa belle classification
des méthodes.

A-t-il trop étendu leur domaine? Ce n'est point
ce dont il s'agit; nous devons examiner seulement
si ces méthodes existent. C'est à l'expérience, suffisamment instruite, à prononcer sur toutes les questions de détail, et à juger tous les incidens ;
mais la question générale est complètement et ir-
révocablement décidée aujourd'hui ; la cause de
l'analyse est gagnée.

Mais, qu'est-ce qu'un élément ou une affection
essentielle? C'est un sujet d'indication majeure ;
ce n'est pas autre chose. Mais, telle indication qui
nous paraît aujourd'hui majeure, pourra, dans la
suite, devenir très-secondaire, et être réunie à
une autre indication déjà connue. Eh bien! il y
aura une indication de moins dans le tableau général. Cela ne détruit pas le système ; bien loin
de là, cette circonstance le confirme.

Les méthodes analytiques se confondent avec les
méthodes symptomatiques. Il est possible que certains auteurs aient très-souvent commis cette faute;
que Barthez lui-même s'en soit rendu aussi coupable que l'on voudra (1). Dans un très-grand

---

(1) Barthez me paraît avoir commis l'erreur fondamentale
d'avoir considéré, comme élémens des maladies, tous les divers
actes qui constituent une même affection; ainsi, par exemple,
dans une inflammation, il prend pour ses élémens, dans tous
les cas, la douleur, la fluxion, l'irritation phlogistique, etc.
Je craindrais beaucoup que la doctrine, si l'on s'obstinait à
lui donner ce sens, ne fût jamais reçue par les esprits sévères
qui ont une juste appréhension des abstractions métaphysiques,
et qui ne redoutent rien tant qu'un système qui consacrerait,
par la philosophie la plus relevée, la médecine symptomatique,
la plus mauvaise de toutes les médecines.

J'ai jugé convenable de présenter la doctrine de l'analyse thérapeutique dans ses principes les plus généraux, et abstraction
faite de l'application particulière qu'a pu en faire Barthez. J'ai
cru en outre devoir rapporter à Barthez, comme à son premier
auteur, tous les développemens ultérieurs qu'elle peut avoir
reçus.

M. Lordat, qui a exposé la doctrine de Barthez dans d'autres vues, et nécessairement avec plus de détails que nous,
pourra nous en fournir les principaux traits. Il l'a développée à sa
manière, avec autant d'esprit que de profondeur, il semble n'avoir
rien oublié pour la faire ressortir; il a même osé divulguer des
secrets que Barthez aurait réservés peut-être pour les adeptes.
Chaque secte a ses expressions consacrées, qu'il ne convient
peut-être pas pour ses intérêts, de trop répéter devant les
profanes, qui pourraient les prendre dans un mauvais sens et
en faire leurs profits.

« Selon Barthez ou selon M. Lordat, une maladie se compose
d'affections variées ou d'*idées* différentes de la puissance vitale; et
pourquoi la modification de l'unité vitale, d'où dépend la maladie
qui détermine cette cause active à produire divers actes insolites
dans le système entier ou dans quelques parties, ne pourrait-elle

nombre de cas limitrophes, elles sont analogues, et on ne doit pas même trop se piquer, pour les intérêts bien entendus de la médecine-pratique,

---

pas s'appeller *idée morbifique?* (Barthez avait laissé échapper, en passant, cette opinion Hehnontienne, dans les Nouv. élém., vol. II, p. 31, *idée de mouvement*, p. 212, *idée canine.*) Cette dénomination serait d'autant plus commode que, si elle devenait usuelle, on pourrait continuer d'emprunter à la physiologie les mots qui expriment les qualités et les relations des idées intellectuelles, pour rendre des qualités et des relations analogues des idées morbifiques, comme la simplicité, la complication, la composition, l'association. »

« On sait que les opérations mentales, quelque variées qu'elles soient, se résolvent en un petit nombre d'actes simples, dont l'âme arrange la succession selon le but qu'elle se propose. On sait encore que toutes les fonctions naturelles se composent de combinaisons et de suites de phénomènes simples que l'unité vitale exécute au moyen des facultés sensitive, motrice, altérante, plastique, etc., dont elle est douée, phénomènes qu'elle co-ordonne suivant des lois primordiales qui se rapportent à des fins utiles. Ces analyses doivent aider à concevoir que les maladies, quelque longue qu'en soit l'énumération, se résolvent de même en un nombre circonscrit de phénomènes élémentaires que présente la puissance vitale vicieusement modifiée : ce sont des altérations de la sensibilité, un exercice insolite des mouvemens, une aberration des actes qui règlent la constitution chimique des humeurs, etc. etc. » C'est là ce que Barthez nomme les *élémens* des maladies. (*Doct. méd.*, p. 289.)

« La complication proprement dite est d'autant plus digne d'attention, qu'elle embarrasse singulièrement la marche des maladies connexes, comme les fièvres périodiques doubles, triples, en offrent la preuve journalière. La puissance vitale est, dans la conduite de ces affections simultanées, aussi sujète à des aberrations, que la puissance morale, lorsqu'elle veut mener de front deux opérations intellectuelles, disparates, comme dicter deux lettres sur deux sujets différens. On me pardonnera ces comparaisons fréquentes tirées de l'être pensant : je ne puis comparer l'individualité vitale qu'à un principe d'unité, et il est naturel

de tracer une ligne de démarcation rigoureuse
entre les unes et les autres : mais enfin , dans
l'exemple que nous avons supposé d'une fièvre
réellement inflammatoire - bilieuse , peut-on considérer l'état inflammatoire comme fournissant une
simple indication symptomatique ; d'autres en diront
autant de l'état bilieux. Que deviendra la maladie?
Observez que je ne nie pas qu'il ne puisse en être
ainsi dans certains cas , mais ce n'est pas de ces
cas dont il s'agit maintenant, et celui dont il est
question ne peut pas être révoqué en doute.

. Une fois la méthode générale étant établie , si l'on
la considère dans tous ses détails , l'on verra bientôt
qu'elle sert admirablement pour classer tous les
faits que la pratique présente ; que seule , elle se
plie avec facilité à toutes les formes des maladies,
et peut suivre toutes leurs combinaisons ; que
seule , elle utilise les travaux des observateurs de
tous les temps , de tous les pays et de toutes les
sectes , pourvu qu'ils soient exacts , lors même
qu'ils seraient en opposition plus ou moins directe

de préférer celui que nous sentons en nous-mêmes. » (*Ouv. cit.*,
p. 298.)

Au reste, je dois avertir que ces expressions métaphysiques ,
qui peuvent arrêter ceux qui ne sont point habitués à ce langage , ne sont que métaphoriques ; ce mot d'*idée morbifique* n'est
que synonyme d'affection vitale , dans l'intention de son auteur.
J'avoue que je ne puis déterminer jusques à quel point Barthez
aurait été bien aise de voir introduire dans sa doctrine le
langage de Stahl. Je soupçonne qu'il n'était pas assez ami du
professeur de Halle , pour souffrir un si grand rapprochement,
même dans les expressions.

entre eux, ce qui arrive assez souvent : tandis que ,
dans les autres systèmes exclusifs et absolus , comme
ils le sont tous sans exception , l'on n'embrasse
forcément qu'une série de faits , l'on néglige tous
les autres et l'on se jette nécessairement dans un
très-grand nombre d'erreurs graves.

Prenons un exemple remarquable. L'ouverture
des cadavres constate que , chez des individus qui
ont succombé à différentes espèces de fièvres, l'on
trouve très-souvent des traces d'inflammation dans
la muqueuse des voies digestives. Si nous avons
arrangé le système médical de telle manière que
nous ne puissions avoir qu'une seule idée, qu'une
notion absolue sur ce que les théoriciens appellent
la *nature* de la fièvre, et que nous supposions , par
exemple, que l'excitation générale du système cir-
culatoire , qui constitue, dit-on, la fièvre , est toujours produite par un point d'irritation locale que
l'on décide positivement ne pouvoir avoir d'autre
siége que les muqueuses abdominales , il en résultera forcément que toutes les fièvres ne seront que
des inflammations abdominales. Si on nous montre
au contraire des cas dans lesquels l'autopsie cadavérique offre des traces de relâchement et
d'atonie dans les tissus , avec ce même système
absolu et décidé , avec cette manière tranchante
de philosopher , nous nous jetterons dans le système opposé, le Brownisme. Le matin nous aurons
une opinion , le soir nous en embrasserons une
autre, le lendemain nous en changerons encore, à
moins que nous n'ayons une opiniâtreté qui nous

mette au-dessus des faits ; et dans tous les cas
nous nous égarerons également, nous ne ferons que
tourner dans un cercle continuel d'erreurs ; et
j'ose affirmer encore, à cette occasion, que quand
plusieurs millions d'individus du plus grand mérite
travailleraient de cette manière la médecine-pratique pendant plusieurs millions d'années, le système général n'en serait pas plus parfait et res-
terait toujours frappé du même vice radical.

C'est ce qui est constamment arrivé depuis l'origine de la médecine jusques à nos jours ; mais dans
les premiers temps on était pardonnable, on ne
peut pas tout voir à la fois, et le meilleur moyen
de découvrir un objet, n'est-il pas de commencer
par en étudier chaque face, même avec ces préventions qui animent le zèle ? C'est dire en d'autres
termes, j'en conviens à notre honte, qu'aujour-
d'hui que nous n'avons pas les mêmes excuses, les
fautes de ce genre commencent à être véritable-
ment criminelles. Dans le principe, c'était des
péchés de simple omission, des péchés véniels selon
les casuistes les plus sévères ; ceux d'omission
sont beaucoup plus graves et ont d'autres conséquences pour le salut.

Voyons, au contraire, comment, d'après la méthode
d'analyse dont nous parlons, l'on peut étudier le
rôle que jouent les inflammations abdominales dans
les fièvres. Il faut classer les faits selon leurs grandes
analogies: telle est la loi fondamentale. Or, il y a
des cas dans lesquels on n'oberve, durant la maladie, aucun phénomène d'inflammation ou d'irri-

tation quelconque, dans lesquels on constate même
la présence de phénomènes diamétralement opposés,
des cas où l'autopsie ne laisse aucune trace de phlo-
gose dans la muqueuse. Il y en a d'autres, au contraire, dans lesquels, d'après les symptômes, la
marche de la maladie, le traitement et les lésions
cadavériques bien interprétées, il y a incontestablement phlegmasie. Ici l'inflammation doit être
considérée comme état essentiel, la fièvre n'est
que symptomatique.

M. Broussais a rendu un très-grand service à la
médecine, en faisant mieux connaître qu'on ne
l'avait fait avant lui les cas de ce genre, en dévoilant les formes différentes les plus insidieuses
sous lesquelles se cache l'inflammation, en corrigeant des écarts que les méthodes de classifications symptomatiques multipliaient tous les jours.
Nous l'en remercions au nom de tous nos confrères
de tous les pays ; mais que l'on prenne garde de
ne pas faire payer trop cher à la science un service
qui reconnaît enfin ses bornes, quelque grand qu'il
soit, et qui ne mérite pas qu'on lui livre en re-
vanche la médecine entière (1).

Il y a d'autres cas où l'inflammation se combine,

_____

(1) Nous nous plaisons à rendre cet hommage public à l'immortel auteur du Traité des phlegmasies chroniques. Il me
semble que ce médecin s'était fait déjà un assez beau nom
parmi les grands observateurs, pour ne pas craindre un peu
plus de se compromettre auprès de la postérité la plus reculée,
par des exagérations qu'elle n'a jamais pardonnées. Les grands
hommes ne doivent pas se permettre de ces faiblesses qui font
souvent la fortune de la médiocrité.

se complique avec d'autres états morbides. Tout
prouve qu'elle n'existait pas auparavant, qu'elle
n'a paru que durant le cours de la maladie ; ou
bien que, si elle existait primitivement, elle mar-
chait avec d'autres symptômes qui n'étaient point
le résultat de celle-ci ; que ces symptômes particuliers avaient leurs causes, leurs marches et auraient pu avoir lieu sans elle. L'on doit donc
ici, par une analyse exacte, rechercher quels sont
les élémens de la maladie composée, et quels
les rapports de ces élémens; en d'autres termes,
si, dans les cas de ce genre, il ne faut employer que
la saignée, les sangsues, l'eau de gomme, etc.,
ou bien s'il faut faire concourir d'autres méthodes.

Enfin, il y a des cas où l'inflammation n'est
que symptomatique ; elle n'a paru que vers la fin
de la maladie, et elle n'est que le résultat des
autres états morbides qui ont précédé.

Il est incontestable que l'on ne peut pas nier
toutes ces distinctions essentielles, rejeter l'existence
de toutes ces combinaisons, et par conséquent
contester la nécessité de l'analyse clinique et thérapeutique. Il n'est pas facile, dira-t-on, de suivre
ces divisions dans la pratique : j'en conviens autant
que l'on voudra ; mais toujours faudra-t-il reconnaître qu'elles existent, et qu'il importe d'étudier
les maladies d'après cette méthode.

3.º *Méthodes empiriques.* Dans ces méthodes,
on s'attache directement à changer la forme entière de la maladie par des remèdes qu'indique le
raisonnement fondé sur l'expérience de leur utilité

9

dáns des cas analogues. Ces méthodes empiriques
sont ou vaguement perturbatrices, ou imitatives
des mouvemens salutaires que la nature affecte dans
d'autres cas de la même maladie, ou administra-
tives des spécifiques que l'expérience a fait connaître
dans cette maladie.

Nous développerons dans la suite l'application
heureuse de ces différentes méthodes au traitement
des maladies goutteuses. Pour le moment, nous
devons nous borner à l'exposition de la manière
générale de philosopher dans la médecine-pratique.

On le voit aisément, Barthez a suivi ici le même
esprit que dans la physiologie. Embrasser tous les
faits de la science pathologique, toutes les méthodes
thérapeutiques, les lier selon leurs plus grandes
analogies, arriver ainsi à des dogmes généraux; faire
autant d'espèces de maladies qu'il y a de classes
de faits semblables et de méthodes identiques, tel
est le principe fondamental de sa doctrine, telle est
la méthode dont il a donné le premier l'exemple,
quoiqu'il faille reconnaître encore ici qu'il n'a pas
pu ni voulu la présenter dans tous ses détails et
dans toutes ses applications, exposer toutes les
vérités qui en émanent dans leur gradation de pro-
babilité et de certitude, se dépouiller sur-tout de
toute espèce de prétention à l'explication des phénomènes, du moins comme médecin - praticien.
Car il faut le dire, il s'est trop hâté d'associer
la pathologie à la physiologie, et il paraît n'avoir
pas assez insisté sur leur indépendance réciproque
que je crois être la base de la constitution la plus

heureuse de la science médicale. Il faut, en effet,
que celle-ci établisse la liberté et les rapports des
pouvoirs , pour prévenir l'invasion du despotisme
des dogmatiques et de l'anarchie des empiriques.
Les sciences se sont perdues comme les états, parce
que l'on n'avait pas assez nettement déterminé
ces *pouvoirs*. Dès - lors la pratique n'a pas voulu
reconnaître de maître , ni la théorie de lois; mais
aussi les états politiques ne commencent-ils que
de nos jours à entendre ce que c'est qu'une constitution libérale. Peut-on exiger plus des sciences ? La
vérité n'est-elle pas fille du temps et de l'expérience,
comme la félicité des nations et du genre humain?

Je dois cependant le dire à la défense de Barthez.
Il ne recevait les applications de la physiologie à la
médecine-pratique , que comme de simples conjectures plus ou moins fondées ; et dans son Traité
des maladies goutteuses, il ne donne sa théorie sur
cette maladie que comme extrêmement probable, et
il insiste spécialement sur les faits thérapeutiques qui
semblent démontrer que l'état goutteux doit être
considéré comme essentiel et spécifique. Sans doute
que la physiologie de Barthez , sortie presque toute
entière du sein de la pratique , pouvait lui être
appliquée ou mieux encore rendue plus aisément que
toute autre; sans doute que l'on doit admirer les
beaux résultats cliniques auxquels les théories physiologiques l'ont conduit dans le traitement méthodique des fluxions , dans la doctrine et la thérapeutique des affections nerveuses, de la malignité et de
la paralysie qui a lieu après la colique de Poitou ;

mais nous n'en pensons pas moins que ces heureuses exceptions ne doivent pas renverser la loi
générale que nous avons posée, savoir, que l'analyse
purement empirique doit être le fondement de la
médecine-pratique , et que les théories empruntées
à la physiologie ne peuvent être considérées , sur-
tout dans l'état actuel de la science, que comme des
moyens d'investigation toujours plus ou moins infidèles , et même comme essentiellement dangereux ,
quand on s'en sert habituellement.

Une des preuves qui porterait le plus à penser
que la manière de philosopher de Barthez ne fut point
d'abord saisie, et qu'elle favorisait même sous certains
rapports l'introduction des hypothèses Stahliennes
qu'il avait voulu écarter à jamais de la science , ce
sont les efforts de Grimaud , son élève , son ami et
son suppléant dans ses fonctions , pour renouveler
sous ses yeux ce même animisme que le maître
avait proscrit avec tant d'empire. L'on doit remarquer que Grimaud part des mêmes principes logiques , ce qui peut faire soupçonner que ceux-ci
sont entachés de quelque erreur grave ou de quelque
imperfection secrète , puisqu'ils ont pu conduire
un esprit aussi sévère et aussi conséquent que celui
de Grimaud , à des résultats aussi hypothétiques
et aussi éloignés du but primitif.

Il commence par établir, comme Barthez , que
les causes ne peuvent être que les lois que nous
avons aperçues et observées dans l'ordre successif
des phénomènes que nous présentent les objets
de la nature; et il cite l'autorité de Berkeley, à

l'appui de ce dogme important, à côté de celle de son illustre maître (1).

Il pense que la véritable manière de raisonner consiste à comparer ces lois les unes aux autres, et à s'assurer de leur ressemblance ou de leur opposition. D'après ces vues, il sépare à jamais les phénomènes vitaux des phénomènes mécaniques (2). Selon lui, l'histoire aussi exacte que possible des fonctions physiologiques et des maladies est la base de la science de l'homme. « Tous les raisonnemens, dit-il, qui ne portent pas sur les faits, ne sauraient aboutir qu'à des conséquences vicieuses, par rapport aux choses vraiment existantes, ou par rapport aux productions réelles de la nature (3)... La vie nous est absolument inconnue dans sa nature ; tout ce que nous en savons se réduit aux phénomènes que nous avons pu saisir, et l'ensemble ou la collection systématique de ces phénomènes observés pendant l'état de santé, compose, à proprement parler, tout le fonds de notre science physiologique. De même encore, pour acquérir sur l'état maladif des connaissances solides, il faut suivre la même route, il faut observer de la même manière, il faut également amasser des faits pour nous procurer des idées ; et ces idées seront d'autant plus lumineuses, et elles seront d'autant plus éminemment applicables à la pratique, que nous aurons plus multiplié ces

(1) Premier mémoire sur la nutrition, p. 25.
(2) *Idem*, et Cours de physiologie, vol. I, p. 334.
(3) Cours de physiologie, vol. I, p. 1.

faits, et que l'ordre de distribution que nous aurons établi entre eux répondra plus exactement à
leurs rapports naturels de dépendance et de succession.... (1). »

« Pour étudier les fonctions, l'on doit rechercher
l'ordre dans lequel elles se suivent, marquer les
rapports qui les unissent, et sur - tout il faut
tâcher de s'élever par des analogies simples aux
lois qui les dirigent (2)..... Il faut négliger les hypothèses, il faut étudier les faits dans toute leur simplicité, dans toute leur pureté ; il faut savoir les
dépouiller de toute interprétation ; car toute interprétation qui n'est pas déduite des faits mêmes,
ou des faits analogues, est arbitraire et vaine, et
toutes les théories qui ne sont pas des faits observés,
rangés selon l'ordre de subordination naturelle, ne
sont que des monumens élevés à l'erreur, monumens d'autant plus funestes qu'ils auront été élevés
par des hommes d'un plus grand génie (3). »

D'après ces excellentes vues de philosophie, Grimaud classe un très-grand nombre de faits physiolo-
giqües et pathologiques, les considère sous le jour le
plus vaste, et les débarrasse d'une foule de petites
explications : mais malheureusement il n'échappe pas
au danger de les réunir tous sous une seule hypothèse : l'admission d'un principe substantiel qui produit également les phénomènes vitaux et les phéno-

_____

(1) Cours de fièvres, vol. I, p. 1, 2.e édition publiée par M.
Démorey-Dellettre (1815), et enrichie de supplémens précieux.
(2) Cours de physiologie, vol. I, p. 1.
(3) Idem, p. 89.

mènes moraux ; et observons encore qu'il s'est
engagé dans ces suppositions, toujours par cette seule
et même raison qui a égaré les plus grands et les plus
sages physiologistes, savoir, que l'on peut sortir des
faits, que l'on peut s'élever des phénomènes à leurs
causes par la voie de l'expérience ; qu'il n'y a aucun
danger dans la recherche de ces causes, lorsqu'on y
parvient par la comparaison analytique des faits,
et que c'est même en cela que consiste le fonds de la
science, que l'on ne croit pas pouvoir exister sans
cette détermination des causes.

Cette philosophie paraît si probable, si sûre, si
modeste, si bien en rapport avec nos facultés intellectuelles, ou du moins avec l'analyse que nous en
ont donnée jusqu'ici les meilleurs métaphysiciens,
qu'on regardera peut-être l'opinion par laquelle on
veut l'ébranler, comme un paradoxe insoutenable, inutile à proclamer, d'une application impossible, et ne tendant qu'à jeter la science dans
un empirisme trop étroit ou dans un vague indéfini.

Grimaud nous servira d'exemple pour faire apprécier au juste cette manière de raisonner, et faire
entrevoir tous ses dangers. Il adopte sans façon l'hypothèse de Stahl, et donne ainsi les motifs de
sa conduite : « on reproche, dit-il, communément
à ce grand homme d'avoir rapporté à l'âme toutes
les opérations du corps ; mais ce beau génie avait
bien vu, comme Hippocrate et comme tous les autres philosophes théistes, que la raison d'individualité d'un être vivant ne pouvait être que dans l'unité
du principe qui l'anime : il avait bien vu que les

différentes parties qui le composent ne peuvent
s'unir, s'accorder, concerter leurs opérations, et
tendre à certaines fins par des mouvemens communs,
qu'autant qu'elles sont sous la dépendance d'un être
simple qui, à raison de sa simplicité, peut exister à
la fois dans toutes ses parties, et les faire concourir
à des fonctions qui ne se rapportent ni à telle
partie, ni à telle autre, mais qui se rapportent
au tout formé par leur assemblage ; il avait bien
vu qu'en admettant dans le corps animal deux
principes différens, comme on le fait si communément dans ce siècle, et même encore en le
livrant à l'action rigoureuse et nécessaire des causes
mécaniques, c'était introduire dans ce corps une
opposition ou un conflit de mouvemens que rien
ne pourrait calmer, c'est-à-dire, que c'était rendre
de tout point impossible l'existence de l'animal,
qui ne subsiste que par le concert, l'ordre et l'harmonie qui règnent dans ses fonctions (1). »

Il est incontestable que Grimaud ne donne dans
cette hypothèse, que parce qu'il cherche la raison
de l'individualité de l'être vivant, que parce qu'il
ne peut pas expliquer, sans l'admission de ce principe un et intelligent, le concours des fonctions,
leur harmonie, leur manière d'être, leur tendance
manifeste à la conservation de la santé et à son
rétablissement par des moyens très-variés, très-
compliqués, et toujours proportionnés aux besoins,
même à ceux du moment ou à ceux qui sont pure-

---

(1) Cours de phys., vol. 1, p. 325.

ment accidentels. On pourrait s'amuser à remarquer
ici que Barthez avait eu plus d'une fois l'impru-
dence de faire valoir ces mêmes raisons pour appuyer
l'existence de son principe vital , et pour démontrer , selon lui , la nécessité de son admission.
Barthez, comme Grimaud et tant d'autres, quand
il établit des dogmes ou attaque ceux des autres,
se sert presque toujours moins des faits directs ,
que de là possibilité ou de l'impossibilité de concevoir une chose dans un système donné : manière
de raisonner aussi puissante dans la dispute qu'elle
est faible dans la recherche de la vérité.

Je le déclare avec assurance , et il ne me sera
point impossible de soutenir ma proposition devant
tout homme de bonne foi , et qui réfléchit un peu
sur les conséquences d'un principe. L'hypothèse de
l'animisme, en tant qu'elle se charge d'expliquer
les phénomènes vitaux et surtout l'unité de l'homme physique et moral , l'harmonie des fonctions,
etc. , me paraît la plus probable de toutes, la plus
rigoureuse et la plus inévitable (1) , et cependant
elle est la plus insoutenable , et j'oserai dire la
plus ridicule, quand on la suit dans tous ses développemens ultérieurs. D'après ces vues , voilà
la science jetée dans une position singulière, que

(1) Si je me croyais condamné à choisir entre les hypothèses métaphysiques et celles mécaniques, chimiques, organiques et même dynamiques de Brown et de plusieurs autres
modernes, je ne balancerais pas ; je me déciderais en faveur des
premières : elles s'accordent avec un plus grand nombre de
faits , et expliquent mieux les phénomènes.

je me plaisai volontiers à prolonger pour la forcer
de changer de méthode. De deux choses l'une : ou
il faut renoncer à l'obligation de remonter à la
cause des phénomènes, et de s'arrêter en ce genre à
l'hypothèse rendue la plus probable par le plus grand
nombre de faits, il faut être formellement décidé à
ne s'en tenir qu'aux faits eux-mêmes, généralisés et
exprimés dans toute leur pureté ; ou bien il faut
recevoir, bon gré malgré, l'hypothèse de Stahl. C'est
cette circonstance qui explique, sans doute, comment cette opinion a été admise, sous des noms
différens, par les plus grands génies qui se sont
occupés de la science de l'homme, depuis Hippocrate jusques à nous. Cette hypothèse est tellement
dans les faits, qu'elle a été celle des meilleurs
praticiens, même de ceux qui protestaient contre
toute espèce d'explication, comme l'illustre empirique Sydenham. Rien ne prouve mieux, ce me
semble, que cette manière de s'enfoncer dans la
recherche des causes peut être aussi dangereuse dans
ses résultats qu'elle est séduisante dans ses moyens.

Si l'on suit Grimaud dans les détails, l'on s'aperçoit avec étonnement qu'il se sert précisément des
mêmes faits que Barthez, qu'il les interprète de
la même manière, qu'il les rattache aux mêmes
lois, aux mêmes forces, qu'il les réunit et les confond comme lui dans un seul principe. L'on ne
peut souvent distinguer entre ces deux grands
hommes que la différence des expressions, et encore
même Grimaud employait-il quelquefois le mot de
principe vital.

Le système de Grimaud se rapproche d'autant
plus aisément de celui de Barthez, qu'on n'y rapporte
point les fonctions vitales à des affections purement
morales, à des impressions avec conscience, et à
des volontés réfléchies. Selon Grimaud, et selon
Stahl dont il se charge ici de faire connaître les véritables idées (1), l'âme dirige les fonctions vitales
d'après des notions intuitives, par des impressions
sans conscience, par des déterminations instinctives,
automatiques, non réfléchies et forcées par des lois
primordiales que le physiologiste doit étudier
d'après l'observation et l'expérience. Dès-lors tombe
l'objection que Barthez avait faite à l'animisme ;
objection contre laquelle Stahl lui-même avait constamment protesté, comme dirigée contre une
opinion qu'il déclarait n'avoir jamais été la sienne.

Enfin, après tant de réclamations, on commence
aujourd'hui à rendre justice à Stahl sous ce rapport.
Sprengel a relevé, avec impartialité, cette infidélité
de Haller et de tous les adversaires de l'animisme (2).

« C'est à tort, disait Grimaud, qu'on a cru devoir
regarder le sentiment intérieur comme le caractère
nécessaire des opérations de l'âme. L'âme est susceptible d'autres facultés, ou plutôt le sentiment
qui accompagne ses actes n'est qu'un accident,
qu'une circonstance qui se trouve ou ne se trouve
pas avec eux. Je n'ai jamais pu concevoir comment
M. Barthez avait cru pouvoir combattre avec

_____

(1) Cours de physiol., vol. I, p. 927.
(2) Sprengel, Hist. de la méd., t. V, p. 368.

avantage le Stahlianisme , d'après cette opinion de Locke (1). »

Grimaud fait cette dernière remarque aussi judicieuse qu'importante dans une note de l'ouvrage ; je ne crois pas qu'il ait eu le courage de la proclamer dans ses leçons, le maître ne l'aurait pas souffert patiemment.

Nous avons vu comment Stahl protestait contre toute explication métaphysique empruntée de l'ordre moral, nous avons cru devoir recevoir ces réclamations. Eh bien ! nous devons convenir maintenant, avec la même impartialité, que toutes les explications qu'il a données sont cependant frappées de ce vice radical et que l'on a eu raison de le lui reprocher (2).

De toutes ces contestations et ces incertitudes, résulte le dogme le plus intéressant pour la phi-

_____

(1) Cours de physiologie, vol. I , p. 408.

(2) De cette circonstance résulte la très-grande différence qu'il y a entre la doctrine de Stahl et celle de Barthez. Celle de Barthez est toute tournée vers les faits , de temps en temps seulement elle se dévie vers l'hypothèse ; ses désirs le portent peut-être et l'entraînent vers ces régions inaccessibles, mais la sagesse le retient : d'ailleurs l'analogie des mots peut tromper quelquefois ; ils répètent, en effet, les mêmes mots , mais ils y attachent des sens bien différens. Ces considérations, cependant, font sentir la nécessité de faire cesser cette ambiguité dans les termes qui peut permettre à tout le monde des méprises funestes. On me reprochera peut-être de ne pas distinguer assez ces deux systèmes, d'autres m'accuseront de ne pas assez les confondre. Je me suis efforcé de les présenter tels qu'ils sont , et de ne pas être plus tranchant dans mon jugement qu'ils ne le sont eux-mêmes dans leurs doctrines, qui se touchent il est vrai par certains points, mais s'écartent par beaucoup d'autres.

losophie de la science de l'homme: savoir, que, malgré lui, Stahl a été conduit à des résultats qu'il déclarait lui-même absurdes, et qui étaient cependant la conséquence rigoureuse de sa manière de philosopher qui admettait la recherche des causes et s'efforçait de concevoir le mécanisme intérieur des phénomènes.

Il est incontestable qu'avec toutes ces notions intuitives et ces affections sans conscience, il raisonne dans les détails particuliers, comme s'il avait admis des notions réfléchies et avec conscience; et ne peut-on pas se servir de cet exemple pour faire connaître tous les dangers des systèmes métaphysiques, et plus généralement encore de l'idée de remonter des phénomènes à la recherche de leurs causes ? La vue de ces écarts ne serait-elle pas propre à prévenir la tendance vicieuse que pourrait prendre, dans certains cas, la doctrine de l'Ecole de Montpellier, si elle n'était suffisamment surveillée ? Elle doit marcher désormais au milieu du mécanicisme et du Stahlianisme, et se tenir également éloignée de ces deux écueils contre lesquels se sont venues briser presque toutes les sectes de physiologie. Cela lui sera d'autant plus facile, que si nous avons bien fait connaître l'esprit de la philosophie de Barthez, encore plus que ses principes, celle-ci n'a contracté aucun engagement avec aucune opinion ; que pour elle les hypothèses n'ont guère été qu'un vain luxe auquel la véritable richesse peut toujours aisément renoncer; que l'essentiel est la collection systéma-

tique des faits , d'après leurs analogies les plus
vastes et les plus exactes.

Quant à la médecine-pratique , Grimaud adopta
l'application de l'analyse telle que Barthez l'avait
conçue , et suivit les développemens de cette doctrine dans l'étude des fièvres. Le Cours de fièvres
est un recueil immense de faits admirablement
classés ; nul autre n'offre un cadre plus commode
à tous ces faits , ne précise mieux les indications
variées et combinées de ce genre de maladies ,
nul autre ne présente la médecine plus débarras-
sée de toutes ces petites hypothèses , que l'on
admet dans tous les autres systèmes ; l'on a cependant toujours à lui pardonner son idée Stahlienne, à laquelle il revient sans cesse. Mais , ce qu'il
y a de remarquable , c'est que , malgré sa doctrine
métaphysique , Grimaud analyse en véritable praticien ; presque jamais, il ne se perd dans les divisions
trop subtiles auxquelles cette méthode est presque
naturellement exposée. Il la consacre par les observations de tous les grands modernes , et la justifie par les autorités les plus respectables. Pour
ceux qui ont médité le Cours de fièvres , et qui
savent avoir quelque indulgence pour les faiblesses
de l'humanité, qui jusques ici n'a pu se refuser
de payer un tribut plus ou moins fort aux hypothèses , c'est un des ouvrages de médecine-pratique
dont la philosophie est la plus pure et la plus étendue.

L'opinion de Stahl fut encore embrassée par un
autre élève de Barthez , par l'ingénieux auteur du
Système physique et moral de l'homme et de la

femme, et nous pouvons encore profiter de cet exemple dans les mêmes vues ; nous ne ferons que rapporter les principaux passages , nous nous dispenserons de toute réflexion , nous observerons que Roussel associe le plus souvent les idées de Bordeu , son maître et son ami , à celles de Barthez , et qu'il se jette cependant dans le Stahlianisme que l'un et l'autre avaient proscrit, et sur-tout le dernier. C'est dans un Essai sur la sensibilité , que Roussel expose ses idées fondamentales.

« La faculté de sentir est le moyen que la nature a donné à tous les corps vivans , de choisir ce qui est propre à maintenir leur existence , et de rejeter ou de fuir tout ce qui peut leur nuire...... Cette faculté de sentir nécessite à chaque instant les êtres vivans à des mouvemens spontanés , dont leur bien-être et leur conservation est toujours l'objet plus ou moins éloigné (p. 342.)..... Tous les phénomènes de la sensibilité indiquent dans l'animal un instinct vigilant , dont les efforts pour repousser les atteintes qui peuvent lui être funestes , semblent moins répondre à la nature et à la puissance des causes dont elles émanent qu'au jugement qu'il en porte et au danger qu'il aperçoit. (p. 344.).... L'essence de la sensibilité , considérée indépendamment de ses effets , ne pourra pas plus se chercher , que l'essence du mouvement , du temps et de l'espace (p. 346.).» Pourquoi cet auteur la cherche-t-il donc, et prétend - il l'avoir trouvée comme tant d'autres?

« Il en est de la médecine comme de la politique,

celle-ci se propose de parvenir à la connaissance
de l'homme moral, en s'attachant à démêler le
motif de ses actions dans la société ; la médecine
aspire à connaître l'homme physique, ou, pour
mieux dire, le caractère vital de l'homme, en
tâchant de découvrir le but des mouvemens et des
actions organiques. La première a pour objet l'homme extérieur ; la seconde, l'homme intérieur ; les
actions de l'un et de l'autre dépendent du même
principe, qui est l'amour de nous - mêmes. Cet
amour prend le nom d'*intérêt* dans l'homme extérieur ; on peut l'appeler, dans l'homme intérieur,
désir de la vie et de la conservation. » (p. 354.)

« Tous les organes ou tous les sens dont chacun
a ses fonctions particulières à remplir (ce qui a
fait dire à Bordeu que chaque organe était en
quelque sorte un animal), sont cependant soumis
à un principe universel, à un moteur unique qui
régit toute la machine ; l'activité de chaque organe
lui est subordonnée. C'est pourquoi les mêmes parties ne sont pas toujours également sensibles, son
énergie s'appliquant tantôt à l'une, tantôt à l'autre (1). Ce phénomène singulier qu'Hippocrate avait
aperçu, est inexprimable par les idées de ceux qui
croient que tout ne s'opère dans le corps vivant
que par l'irritabilité locale des parties qui les
constitue... » (p. 356.)

_____

(1) C'est ce que Fouquet expliquait à sa manière par l'admission des forces disponibles que l'âme sensitive distribuait à
son gré.

« Le défaut essentiel de cette hypothèse, c'est de présenter les diverses parties qui composent l'animal, trop isolées et trop en détail, et de nous dérober la connaissance des effets qui résultent de leur ensemble. Ce dernier point de vue est celui qui doit le plus intéresser le philosophe et le médecin, qui ne peuvent point considérer le corps vivant comme un assemblage d'individus, mais comme un seul individu, comme un composé de parties liées entre elles par des rapports plus ou moins évidens, et toutes sous la direction d'un mobile principal ; car les actions les plus solitaires et les plus indépendantes en apparence sont le fruit du concours harmonique de tant de parties, qu'elles semblent plus appartenir à la machine qu'à aucun organe particulier. Selon les partisans de l'irritabilité, chaque partie faisant séparément ses fonctions et sans aucune dépendance réciproque, il n'y aurait point d'unité sensitive dans les êtres organisés, point de *moi* ; les mouvemens dont chacun ne tend pas moins à la conservation du tout qu'à celle de chaque organe particulier, n'y seraient point subordonnés à un principe qui les dirige et les dispose à propos pour les rendre efficaces (1). Sans ce surveillant, sans ce principe modérateur, il n'y aurait dans tous les corps doués de sentiment et de vie qu'une multiplicité d'actions sans ordre, sans liaison, de laquelle résul-

_____

(1) M. Lordat a très-bien développé ce point de doctrine.

terait un être bizarre, et non un animal bien
ordonné.... » (p. 357.)

« Les fonctions ne sont pas bornées à la seule
action de l'organe immédiat où elles s'exécutent.....
La digestion n'est pas l'ouvrage du seul estomac....
(p. 359.) Le principe vital , dans ce cas , dirige
les efforts nécessaires des organes qui doivent avoir
part à cette fonction, dispose les humeurs , détermine leurs divers courans de la manière la plus
avantageuse.... (p. 360.) Toutes les sensations
vont se confondre dans le sentiment commun de
l'existence..... Toute perception est un jugement
rapide en vertu duquel l'âme émue se porte aussitôt vers l'objet qui l'a causée , ou tâche de se
dérober à son impression. Si cet objet intéresse
l'individu en bien ou en mal, c'est sur le jugement
des diverses impressions auxquelles l'animal est
en butte , que sont fondées toutes ses fonctions
organiques. Les objets de ses perceptions qui sont
hors de lui produisent les passions , comme les
impressions des causes qui sont au-dedans de lui
produisent le bien-être ou les maladies. Si , à l'aspect d'un serpent ou d'une bête féroce , un homme
timide recule, en pâlissant , et manifeste tous les
symptômes de la frayeur ; si la présence d'un objet
propre à réveiller en lui l'idée du bonheur , dilate
au contraire ses organes , et en y allumant le feu
du désir , en augmente le mouvement et l'action ;
en un mot, si chaque passion donne constamment
à l'animal une détermination conforme à la nature
de cette passion : de même , lorsque quelques

causes de maladie affectent le corps vivant et le
menacent de quelque danger, ses organes prennent plus ou moins promptement une disposition
propre, ou du moins tendante à repousser cette
cause ou à éluder ses effets. Par la même raison
que les regards d'un homme s'animent, et que
son pouls s'élève, lorsqu'il est frappé des charmes
d'une belle femme, les impressions d'un venin
dangereux ou d'une humeur malfaisante excitent
en lui des convulsions ou la fièvre. »

« Tous ces différens mouvemens découlent d'une
source commune. Rien ne serait plus inutile et
plus contraire à l'observation des phénomènes de
la vie, que de les rapporter à des principes différens.... » (p. 362.)

« On doit donc reconnaître combien il serait
superflu d'admettre plusieurs principes d'action dans
les corps vivans, pour expliquer les différens ordres
des fonctions auxquelles ils sont assujétis, et
avouer que l'exercice de toutes ces fonctions est
l'ouvrage d'un même principe doué d'autant de
facultés qu'il y a d'espèces de faits dont la machine qu'il gouverne est capable.... » (p. 364.)

On voit à quelles conséquences conduit une première hypothèse, et comment elle peut envelopper
les faits les plus précieux qu'il faut cependant toujours conserver.

Jusqu'ici nous avons prouvé qu'il se formait graduellement dans le sein de l'École de Montpellier
une nouvelle manière de philosopher, qui consistait
à observer avec soin les phénomènes vitaux, et à

remonter de l'ensemble des faits à la recherche
de leurs causes et de leurs lois expérimentales. A
mesure que nous avançons, nous pouvons nous
convaincre qu'on s'arrête tous les jours plus long-
temps dans les faits, et qu'on s'élance avec moins
d'ardeur vers la recherche des causes. Ces causes
mêmes ne sont le plus souvent que des expressions de faits plus ou moins correctes. Telle était,
d'ailleurs, la tendance favorable de la logique de
toutes les sciences à cette même époque. La métaphysique avait déjà éprouvé la plus grande révolution; l'empire des principes abstraits, qui avaient si
long-temps despotisé la pensée, était complètement
détruit. Looke, et Condillac après lui, avaient
démontré que toutes nos idées, du moins intellectuelles sinon affectives, venaient primitivement
des sens, et ils avaient établi sur ces bases solides
un empirisme universel. Newton était entendu
de l'Europe entière, et sa philosophie perfectionnée par l'esprit français, si propre à en tirer les
meilleurs résultats, était généralement appliquée.
L'on sentait tout le vide des explications, et l'on
acquérait de plus en plus la conviction profonde que
l'intelligence humaine ne peut sortir du cercle des
sensations ou des phénomènes que par l'arrangement
et la classification abstraite de ces sensations mêmes,
et que par conséquent la connaissance des causes
lui est à jamais interdite. L'on n'a peut-être pas
encore une idée nette et précise des moyens dont
il faut se servir pour dogmatiser l'empirisme, afin
d'en faire un système vraiment rationnel, digne de

reproduire d'une manière aussi fidèle que commode la collection immense des faits que la science possédait déjà. Mais tous les jours, la lumière devient plus vive et plus pure ; et le moment approche où l'astre qui éclaire les sciences , arrivé en quelque sorte à son zénith, s'arrêtera à jamais dans ce point fixe , et ne fera que prolonger ses rayons dans l'immensité des siècles à venir.

Cette amélioration importante dans la logique était très-avancée vers la fin du siècle dernier , sans qu'on puisse trop déterminer quel a été le chef d'une révolution dont les progrès ont été trop exaltés par les uns et trop rabaissés par les autres. Il en a été de celle-ci comme de presque toutes les autres : car je suis tenté de croire que dans les sciences , comme en tout autre genre , jamais un individu n'a fait , à proprement parler, une révolution. Les hommes marchent dans un certain sens ; quelques-uns d'entre eux, plus habiles ou plus ambitieux , vont un peu plus vite , se trouvent ainsi à la tête et se donnent les airs de conduire la troupe.

M. Dumas reprit les travaux de ses prédécesseurs et continua la suite de leurs perfectionnemens naturels , en se servant d'ailleurs du secours de la philosophie régnante (1800). Il commence par établir les moyens que nous avons pour acquérir des connaissances solides. Ces moyens sont , selon lui, l'expérience , l'analyse et l'induction. L'expérience embrasse la collection complète et légitime des faits , soit que la nature se présente

à nous dans l'observation , ou que nous allions
au-devant d'elle par l'expérience proprement dite.
« L'analyse décompose les objets , distingue leurs
parties , montre successivement chacune de leurs
faces à l'attention qui éprouve moins de peine
que si elle était obligée de les considérer dans leur
ensemble. Elle écarte toutes les circonstances ex-
cédantes ou accessoires ; et remontant à leur origine , elle les livre à la réflexion dans leurs premiers élémens ; elle leur rend ensuite toutes les
parties qu'elle en a retranchées ; elle les unit de
nouveau , et par des combinaisons successives
elle les rétablit dans l'état où ils doivent être ,
en observant la liaison de leurs parties et la suite
de leurs rapports » (1).

« L'induction rapproche les faits travaillés, épurés
par l'analyse, les compare , saisit leurs traits de
similitude et de dissemblance, en déduit des conclusions rigoureuses qui sont autant de vérités inconnues. De ces vérités naissent de nouveaux faits ,
de nouvelles idées, qui , analysés , comparés , mènent à d'autres découvertes (2).... Si l'on procède
dans cet ordre , on viendra sans doute à bout de
déterminer les lois qui règlent la production successive des phénomènes de la nature , et d'assigner

----

(1) Princip. de Physiol. , 1.re édit. , vol. I, p. 14. C'est
sur-tout dans cette première édition que l'on doit étudier les
dogmes de la philosophie médicale de M. Dumas, ainsi que dans
son *Discours sur les progrès futurs de la science de l'homme.*
(2) Ouv. cit., p. 15.

des causes expérimentales semblables à tous les effets naturels du même genre.... Déduites de cette manière, les notions que l'on aura prises des objets exprimeront du moins l'ensemble de leurs propriétés constitutives » (1).

C'est sur ces bases larges et solides que M. Dumas fait reposer l'édifice de la science de l'homme ; et l'application de ces trois instrumens de l'intelligence lui donne la division la plus étendue et la plus utile qu'on ait présentée de la physiologie ; il partage celle-ci en partie expérimentale ou historique, en partie philosophique ou raisonnée, en partie médicale ou pratique. Voici le programme qu'il se proposait de remplir.

« Le traité de physiologie philosophique ou générale aura pour but de présenter la science dans sa plus grande extension possible, et de suivre les changemens ou les modifications de son objet dans toutes les circonstances capables de le faire varier. On y recherchera les conditions, les effets, les causes de l'action vitale, en parcourant l'universalité des êtres où elle s'établit. On montrera les développemens et les progrès de cette action chez l'homme qui l'éprouve avec toute l'énergie, toute la plénitude de ses moyens. On examinera d'abord comment elle opère sur la constitution entière du corps animal, puis sur les systèmes d'organes dont il se compose, ensuite sur chacun de ses principaux

_____

(1) *Id.* p. 17.

organes séparés. On évaluera le caractère, la direction, l'influence respective des propriétés et des forces par lesquelles les phénomènes de la vie se succèdent ; enfin , l'action vitale sera considérée sous l'aspect le plus général ; et si , dans un genre de travail tout-à-fait neuf , il était permis de se proposer un modèle d'un genre différent , nous oserions le comparer à cette nouvelle statique , où le savant Berthollet, avec toute la profondeur du génie, éclaircit les résultats de l'action chimique , en déterminant les conditions ; les propriétés , les forces qui concourent à la produire. »

« Le traité de physiologie expérimentale ou démonstrative devra s'appliquer à recueillir avec choix, à distribuer avec ordre les expériences et les observations intéressantes, qui , faites pour éclairer la science , en constituent les véritables matériaux. Ce sera une sorte de répertoire ; de magasin ou de recueil ; dans lequel on aura réuni et rangé tout ce que les épreuves tentées sur les animaux vivans nous ont appris. Il s'agira d'établir de bonnes divisions auxquelles toutes les expériences puissent être ramenées , d'opposer ces expériences les unes aux autres , de signaler celles qui paraîtront fausses ; de tirer à la suite de chacune les seules inductions qu'elles doivent rigoureusement fournir, de mettre au jour les conséquences arbitraires, les résultats hasardés qu'on a voulu en déduire, et de désigner le terme où les produits de l'imagination se mêlent à ceux de l'expérience. On aura soin de rattacher ces idées expérimentales aux divers ordres de phénomènes qu'elles peuvent éclaircir, en distinguant les expériences qui se rapportent aux phénomènes physiques et chimiques, celles qui concernent les phénomènes organiques et anatomiques; enfin, celles qui regardent les phénomènes hyperorganiques ou vitaux. En méditant sur l'objet d'un tel ouvrage, on se rappelle cette vaste collection de faits et d'expériences que le restaurateur de la philosophie forma pour l'histoire naturelle; et sans la crainte d'être taxés de témérité ou d'orgueil, nous n'hésiterions pas de comparer notre dessein avec celui de Bacon, dans le *silva silvarum*, qui fût à la connaissance de la nature, ce que le traité de physiologie expérimentale bien exécuté serait à la connaissance de l'homme et des animaux. »

« Le traité de physiologie médicale ou pratique offrira l'application des principes et des connaissances physiologiques à l'étude de l'homme malade. Il considérera la science de l'économie animale dans ses rapports avec la médecine-pratique, et l'action de la vitalité dans les changemens qu'elle subit par l'effet des maladies. On y développera les circonstances et les causes qui altèrent les forces, les propriétés, les fonctions des corps vivans, et il en résultera un tableau fidèle de toutes les vérités physiologiques strictement applicables à la manière de traiter ces altérations et de les réparer. La meilleure classification des maladies indiquera l'ordre et la méthode de cet ouvrage, qui sera sans doute plus utile à la science que ne l'ont été les livres d'anatomie pathologique auxquels on pourrait le comparer » (1).

M. Dumas classe les phénomènes que présentent les êtres vivans, toujours avec cette même étendue de vues. Il reconnaît des phénomènes physiques et chimiques, des phénomènes organiques et des phénomènes hyperorganiques ou vitaux. Plus on étudiera la physiologie, et plus on se convaincra combien ce système de distribution est vrai en lui-même et utile dans ses conséquences; comment seul il embrasse l'ensemble des faits dont l'étude partielle et isolée a donné naissance aux opinions de toutes les sectes.

Il faut reconnaître sans doute que, dans l'état actuel de la science, il n'est pas toujours facile de déterminer à quel ordre de phénomènes appartient telle circonstance particulière, et que l'on ne doit pas s'en tenir en ce genre aux premières apparences, sur-tout pour les phénomènes physiques et chimiques qui, le plus souvent, ne fournissent que les matériaux ou les instrumens du travail des forces vitales, et de simples données pour la solution des problêmes physiologiques : mais il n'en sera pas moins incontestable que cette division est la seule qui s'accorde avec tous les faits, et qu'elle présente un modèle de la méthode générale à l'aide de laquelle l'on doit cultiver désormais la science.

De la comparaison analytique des phénomènes

---

(1) Principes de physiologie, 2.e édit., *Avert.*, p. v.

ainsi distribués en trois grandes classes, M. Dumas
s'élève à la recherche des causes. « Les premiers
principes de la vie des corps animés sont encore
à découvrir (1), et ceux des mouvemens des corps
matériels ne sont pas mieux connus; ils résultent
pareillement des lois que la nature suit dans la
succession des phénomènes sensibles qu'elle développe, tantôt sur la matière vivante, tantôt sur
la matière morte: et comme il y a, de part et
d'autre, des phénomènes qui ne sont point produits par les mêmes lois, il doit y avoir dans la
nature autant de principes divers, que ces lois
combinées doivent fournir des résultats différens. »

« Si l'on observe avec soin l'ordre non inter-
rompu dans lequel les phénomènes les plus constans se succèdent, on trouvera bientôt que, d'effets
en effets, il faut remonter à quelques effets plus
généraux dont les particuliers dérivent. Ces effets
généraux sont pour nous les vraies lois auxquelles
on ramène tous les faits du même genre qui paraissent en dépendre, et *dont il ne nous est pas
permis de deviner les causes*. Ces lois ne déter-

_____

(1) L'on voit que M. Dumas ne renonçait pas en entier à la
connaissance des sources premières de la vie ; c'est dans ces
vues qu'il recherche les causes des phénomènes, du moins par
des suppositions de convention prises des faits. La méthode est
conséquente au principe, mais le premier me parait faux, et la
seconde en outre fort dangereuse. Nous ne pénétrerons jamais
les causes, nous classerons seulement les effets; il faut prendre
son parti, c'est ce qu'il y a de mieux à faire ; mais il faudra encore
quelque temps pour que l'homme se soumette franchement et
sans restriction à l'arrêt irrévocable de la nature.

minent rien par leur propre énergie, mais elles
représentent les seuls principes des choses que
notre esprit ait la capacité de concevoir. Elles ne
suffisent pas pour expliquer l'histoire du monde et
le système de la nature, mais elles dispensent
d'imaginer des explications et des hypothèses. Elles
ne sauraient donner la raison des faits qu'on y
rapporte, mais elles renferment l'énoncé ou l'expression même de plusieurs faits principaux, d'où
l'on peut partir pour connaître tous ceux qui en
découlent... » (1).

« Ces lois que l'observation et l'expérience ont
découvertes peuvent recevoir les noms indéterminés
de *principes, puissances, forces, facultés*, etc., *en*
attendant que, par une suite d'observations nou-
velles et d'expériences réitérées, on vienne à bout
de leur assigner une cause déterminable et cer-
taine » (2).

« Dans un calcul analytique où il y a nécessairement des *inconnues* qui balancent les données, il faut pouvoir exprimer ces *inconnues* d'une
manière abstraite, indéterminée, qui facilite
cependant les moyens d'en faire ressortir la valeur.
La première chose qui nous frappe, lorsque nous
venons à étudier les êtres vivans, c'est la différence qui les sépare des êtres morts et inanimés.
Toute la science physiologique se borne à développer cette différence. *Pour la trouver, nous la*

---

(1) Princip. de phys., 1.re édit., p. 314.
(2) Ouv. cit., p. 316.

supposons sans la connaître , exprimée par un
principe quelconque qui existe dans les êtres vivans ,
et n'existe pas dans les morts ; car il est évident
que leur différence réelle doit être prise de quelque
chose qui se trouve chez les uns , et ne se rencontre pas chez les autres. *Ce quelque chose* , nous
l'appellerons âme , archée, esprit , principe vital,
x , *y* , *z* , comme les quantités inconnues des géomètres, peu importe, il ne nous reste qu'à déterminer la valeur de cet *inconnu*, dont la supposition facilite , abrège le calcul des phénomènes
que nous connaissons, et de ceux que nous cher-
chons à connaître (1).

(1) Ouv. cit., pag. 61,

M. le Professeur Prunelle , dans son excellent Éloge de
M. Dumas, ne parait point disposé à reconnaître les avantages
de cette comparaison, et il montre très-bien qu'il n'y a pas
identité complète dans ses élémens: « Il est facile, dit-il p. 13,
de remarquer que lorsqu'on met des quantités en équation,
et qu'on exprime les termes inconnus de cette équation par
des caractères convenus , les opérations ou transformations que
l'équation subit ensuite , conduisent à découvrir la valeur de
l'inconnue. La chose ne se passe pas ainsi dans l'histoire d'une
fonction animale , dont on peut bien mettre les phénomènes
principaux en équation , pour les comparer plus aisément
entre eux ; mais aussitôt que le problème physiologique est
réduit à l'état d'équation , on ne s'occupe plus des moyens de le
résoudre , en cherchant la valeur des quantités inconnues qui s'y
trouvent exprimées. » Nous avons déjà indiqué à la page 86 de
cet ouvrage le seul sens légitime dans lequel on peut se servir de
la dénomination des forces pour faciliter la suite des recherches.
Il paraît ici que M. Dumas exagère leurs avantages et les rattache
toujours à cette espérance secrète de la découverte des causes.
Ceci indiquerait en partie le vœu caché de la doctrine Barthézienne.
Ce qui me le prouverait encore , c'est que cette fameuse compa-

D'après ces vues, M. Dumas conçut la notion
des forces vitales, et il en établit une classification plus complète que toutes celles qui avaient
été proposées jusque - là. Aux forces sensitive et
motrice, admises par tous les vitalistes, il ajouta
la force assimilatrice sur laquelle Barthez n'avait
donné que quelques idées heureuses, mais trop
vagues, et qui rendirent très-précieux les développemens de Grimaud sur ce point de doctrine. Il
créa, enfin, une force de résistance vitale dont
on peut bien contester la nécessité, mais non pas
mettre en doute les faits importans et trop négligés
qu'il a rappelés à cette occasion.

Les quatre forces qui animaient la matière
vivante, répondaient, selon lui, aux quatre propriétés de la matière morte : l'impulsion, l'attraction, l'affinité et l'inertie, qui n'est pas plus une
propriété pour les corps morts, que la résistance
vitale pour les êtres vivans. M. Dumas se plaisait
dans ce rapprochement, et il était à craindre que ce
sentiment ne l'attachât un peu trop à une analogie
d'ailleurs fort peu importante et même dangereuse.
Dans ses derniers cours, il avait réduit à trois
phénomènes principaux tous les phénomènes de
l'économie animale, la réaction, l'assimilation et la
résistance vitales ; mais la dénomination de *réaction*

---

raison prise des caractères algébriques, et qui a été l'objet d'une
dispute assez vive entre Barthez et M. Dumas, n'appartient ni à
l'un ni à l'autre, mais bien à Sauvages, en propres termes,
comme nous l'avons prouvé, p. 50, et l'on sait que le Stahlien
Sauvages l'employait adroitement pour légitimer ses hypothèses.

vitale me paraît confondre les forces sensitive et motrice par une circonstance qui n'est qu'occasionelle par rapport à leur développement , et qui ne détruit point leurs différences primitives et fondamentales , quelques rapports qui existent d'ailleurs entre elles.

L'on peut se convaincre que M. Dumas suivait, en général, la manière de philosopher de Barthez ; il sentit cependant vivement le danger des abstractions réalisées , et reconnut que son illustre maître n'avait pas toujours échappé à ce danger. M. Dumas me paraît donc faire une époque très-importante dans l'histoire de la philosophie de notre École; il s'efforça le premier de la débarrasser de quelques abstractions métaphysiques , qui n'en faisaient pas sans doute le fond et l'essence , comme l'on nous le reproche encore si souvent , mais qui enveloppaient et défiguraient sa véritable doctrine. Il a mis les travaux de ce corps illustre en harmonie avec les progrès de la philosophie , et l'on peut calculer déjà les grandes améliorations qui seront nécessairement le résultat d'une direction plus sage et plus modeste. Que l'on y fasse cependant bien attention , l'École de Montpellier n'a pas changé pour cela ses dogmes fondamentaux , ce qui justifie l'excellence de la méthode dont elle s'était servie jusqu'alors.

Ainsi, au lieu de considérer les propriétés vitales comme les actes divers du principe vital, M. Dumas les étudie dans les organes qui les recèlent et les appliquent. La vie n'est plus une simple abstraction fugitive , toujours prête à se perdre ou à

s'obscurcir dans de vaines abstractions ; elle devient
quelque chose de réel et de sensible , c'est l'action
vitale des différens organes. Il faut même le dire,
M. Dumas ne se tint point dans un juste équilibre
à cet égard. Il poussa cette opinion trop loin et
parut soumettre la physiologie au matérialisme qui à
cette époque avait envahi le système entier des connaissances humaines , et n'avait pas même épargné
les sciences métaphysiques et morales. Il regarde
toutes les propriétés que la matière organisée nous
offre , telles que la vie, le sentiment et la pensée,
comme attachées à cette matière et une dépendance
de sa nature essentielle ; quoiqu'il soit incontestable , lorsqu'on ne sort point des faits , que
nous ne connaissons la nature de la matière sous
aucun rapport, que nous ne pouvons point saisir
le lien qui unit à elle les propriétés mortes , et
encore moins les propriétés de la vie et de la
pensée. Ici M. Dumas violait à sa manière et en sens
inverse le principe fondamental de la philosophie de
Barthez , par lequel il était expressément défendu
de décider les questions de ce genre , même de la
manière la plus générale et la plus indéterminée. Et
observons toujours qu'il l'a violé sans s'en apperce-
voir, tout en protestant de son pyrrhonisme, et
que cependant il n'en a pas moins été puni par
plusieurs erreurs graves qui ont été la suite inévitable de cette première faiblesse. Barthez avait
souvent spiritualisé la vie : M. Dumas la matérialise
à son tour. Barthez avait considéré la science sous
un point de vue trop vague : M. Dumas donne

quelquefois à ses idées une précision rigoureuse que la nature n'avoue pas toujours. Barthez n'avait tenu compte que des forces vitales : M. Dumas s'appesantit sur l'action des organes et des systèmes d'organes, sur leur influence, leur harmonie et leur antagonisme. C'est entre ces deux directions que la doctrine de l'École de Montpellier doit marcher désormais d'une manière ferme et assurée ; ce sera d'autant plus facile, que les deux grands hommes dont nous venons de signaler les méthodes peuvent servir de guide presque toujours dans cette route difficile : ils ne s'en écartent que rarement et de très-peu de chose. En rapprochant, en effet, ces deux doctrines, on les ramène dans les faits, on redresse la déviation que chacune d'elles avait commencée, et qui conduirait inévitablement aux erreurs les plus graves, si l'on ne corrigeait cette tendance vicieuse. La science des êtres vivans n'a souvent été étudiée que par des analogies physiques ou métaphysiques ; elle peut être comparée, sous certains rapports, à une personne qui ne sachant pas se servir de ses membres naturels, et ignorant même qu'elle en avait, aurait long-temps marché sur deux jambes factices ; elle s'est tenue tantôt sur l'une, tantôt sur l'autre ; elle apprend tous les jours de plus en plus qu'elle peut aller par elle-même ; tous les jours elle acquiert plus de force, et ses pas deviennent moins incertains. Les enfans ont besoin de lisières dont se passent très-bien les adultes.

M. Dumas a rendu les plus grands services à la

philosophie médicale de l'École appliquée à la pathologie. Il a placé en tête de sa *Doctrine générale des maladies chroniques*, un discours préliminaire dans lequel il expose la manière d'étudier ce genre de maladies ; ou plutôt, ses préceptes, comme tous ceux de son ouvrage, embrassent le système entier des maladies, et c'est sous ce point de vue plus étendu que nous allons les présenter. Il trace les obstacles, les difficultés et les moyens de l'esprit d'observation. Il indique avec plus de précision qu'on ne l'avait fait avant lui, même dans notre École, les divers sens dans lesquels l'on doit prendre le mot d'*analyse*, afin d'épuiser toutes les ressources de la méthode. D'abord, il commence par établir que ce n'est qu'à l'aide de cet instrument que l'on peut étudier les symptômes d'une maladie, en les considérant isolément, c'est-à-dire qu'il développe tous les avantages de l'analyse, telle que l'a conçue Condillac, et que les nosographes modernes l'ont appliquée, avec tant de succès, à la détermination des maladies : mais il ne s'arrête pas à ce point ; tout en reconnaissant les avantages incontestables de ce genre d'analyse, il la considère encore sous un autre rapport plus important pour la médecine-pratique ou la science des indications. « C'est en faisant connaître, dit-il, les principes ou les élémens des maladies, que l'analyse est particulièrement utile ; c'est en cela que ses procédés brillent et triomphent. La première espèce d'analyse est l'origine et le fondement de la seconde ; car une maladie est bientôt ramenée à ses élémens primitifs, lorsqu'on possède une bonne distinction analytique de ses phénomènes. Les divers ordres de signes évalués et connus indiquent assez les divers principes dont ils dépendent, et remontant, par cette voie, des phénomènes aux causes; ils en développent pleinement la génération et la nature.... ». (1).

« Ce serait avoir une idée bien fausse de l'analyse, que de la borner uniquement à tracer la description exacte des maladies, à représenter leurs caractères distinctifs sous forme de tableaux, à déterminer la place qu'elles peuvent occuper dans un cadre nosologique, à énumérer les espèces, les genres, les ordres et les classes qui composent une distribution arbitraire, à recueillir beaucoup de faits particuliers, et à fonder leurs connexions sur des rapports tirés des circonstances les moins essentielles. Ce sont là certainement des choses utiles et curieuses. Mais il faut se proposer un objet plus élevé, et tendre vers de plus grands résultats ; c'est de comparer les faits connus, d'y joindre les observations nouvelles, de les examiner sous leurs différentes faces, de les combiner ensemble, de fixer leur similitude et leur dissemblance, de les rattacher à des faits plus généraux, de remonter par leurs secours aux principes et à la formation des maladies, de développer les affections simples dont elles résultent, d'établir les

_____

(1) Doctrine génér. *Disc. prél.*, p. xxj.

rapports qu'il y a entre leurs élémens, de montrer
comment ceux-ci se mêlent, se succèdent, se modifient, se compliquent ; et d'appliquer enfin cette
marche vraiment analytique au perfectionnement
des méthodes curatives » (1).

Il ajoute à l'observation et à l'analyse, d'autres
moyens logiques d'une utilité non moins incontestable, quoique plus bornée : l'analogie dont
il signale les inconvéniens et dirige les avantages,
et la méthode par exclusion qu'il a, en quelque sorte,
acquise à la philosophie médicale. Le premier, il
a donné la description détaillée des élémens des
maladies, et il a tracé les caractères essentiels qui
séparent l'élément de l'affection symptomatique.
Voici par quelle méthode habilement combinée
M. Dumas arrive, par la doctrine des élémens,
aux causes immédiates des maladies, et s'efforce
d'en déduire, sans hypothèses intermédiaires, les
vrais principes des théories par lesquelles on explique leur formation. Il a développé cet usage de
la doctrine, d'une manière aussi neuve que profonde ; et les considérations qu'il a présentées ont
tant d'intérêt par elles-mêmes qu'elles valent bien
la peine qu'on cherche à les saisir au milieu même
d'un langage un peu trop abstrait et métaphysique.
On aura d'ailleurs le plaisir d'y reconnaître toujours
l'unité des principes propres à notre École. «L'objet
d'une théorie est de remonter aux faits les plus
généraux, et de lier étroitement avec eux les faits

_____

(1) Ouv. cit., p. LV.

particuliers qui en dépendent. L'observation et
l'expérience recherchent, vérifient, constatent et
multiplient ces faits. La théorie et le raisonnement les rapprochent, les distribuent, les unissent
et les expliquent mutuellement les uns par les
autres, d'après l'ordre de leur filiation et de leurs
rapports. Cette méthode établit une suite d'inductions rigoureuses, qui s'élèvent des phénomènes
sensibles à quelques phénomènes essentiels et primitifs dont les autres dérivent, et que l'on peut
regarder comme leurs causes. C'est la méthode la
plus sage pour nous éclairer dans l'étude et l'explication des phénomènes de la nature. Elle a fait
découvrir les principes du mouvement des corps
célestes, et ceux de l'action intime des molécules
de la matière. En l'appliquant aux maladies, elle
nous fera parvenir, sinon aux causes prochaines,
du moins aux principes les plus immédiats de leur
formation. »

« Les phénomènes les plus généraux des maladies, ceux qui semblent être les plus propres
à fournir les principes simples dont elles résultent
le plus directement, sont les affections essentielles
et primitives auxquelles tous les autres phénomènes de ces maladies peuvent se rattacher » (1).

La théorie consiste donc à déterminer l'ordre
de succession des phénomènes qui constituent
une maladie, à remonter ainsi aux phénomènes

---

(1) Ouv. cité, chap. VII. *Théorie générale de la formation*
des maladies chroniques, p. 452.

principes, à ceux qui renferment la raison de tous
les phénomènes particuliers, ou que du moins
l'expérience prouve pouvoir produire ceux-ci, sans
que l'on doive rechercher le lien d'union intérieur
de ces mêmes phénomènes. C'est ainsi qu'ayant
déduit tous les faits relatifs à l'hydropisie de quelques phénomènes principaux qui sont la faiblesse
universelle, l'inertie des forces absorbantes, la
dégénération séreuse des humeurs, etc., on peut se
flatter, selon M. Dumas, d'avoir la vraie théorie
de cette affection, puisque c'est de ces circonstances
majeures, premières en date et en force, que l'on
peut déduire tous les phénomènes de ce genre
de maladies ; c'est ainsi que le fait unique de
l'exaltation de la sensibilité, auquel s'enchaînent
tous les phénomènes observés dans certaines maladies nerveuses simples, est le fondement de leur
théorie. Remarquons ici que cette exaltation de
la sensibilité est un fait, un fait qu'il n'est point
permis de contester, dont on reconnaît ne pouvoir ni ne devoir rechercher la nature. Dans cette
doctrine, l'on ne sort jamais des faits relatifs à
l'homme vivant en général, et en particulier à la maladie dont on veut connaître la cause expérimentale.
L'on peut bien se tromper dans la détermination
de ce phénomène primitif ; l'on peut prendre pour
cause un phénomène qui n'est qu'effet ; mais du
moins, on ne s'échappe point hors du cercle de l'observation directe ; l'on a toujours les faits sous ses
yeux, l'on les voit tels qu'ils sont : un examen plus
attentif peut et doit nécessairement redresser

l'erreur d'un premier jugement. On n'a recours à aucune hypothèse étraugère ; on ne s'efforce point de plier la maladie à aucune idée préconçue ; on remonte des phénomènes particuliers aux phénomènes généraux ; on peut ne pas aller assez loin, l'on peut ne pas toujours saisir la filiation naturelle des phénomènes, mais on tient du moins leur chaîne ; on ne la lâche jamais, et peu à peu on est sûr d'arriver au bout. Tandis qu'à rechercher la cause des maladies par des hypothèses vagues, générales et souvent même complètement étrangères aux êtres vivans, l'on ne peut que s'égarer ; l'on ne regarde point l'objet, comment pourrait-on le voir ? L'on n'est pas à la chose, comment pourrait - on la connaître ? On s'est abandonné presque au hasard d'une première conjecture, trop heureux si l'instinct du sens commun et de l'observation rattache, tant bien que mal, l'explication imaginée à quelques-uns des phénomènes de la maladie ! Ainsi, par exemple, lorsque les médecins de l'antiquité attribuaient les maladies aux qualités sensibles du chaud et du froid, du sec et de l'humide, ils ne tenaient compte que de cette simple circonstance physique, circonstance qui n'était qu'accessoire et accidentelle, qui ne jouait qu'un rôle très-secondaire dans la formation de la maladie ; ils ne voyaient que ce phénomène, et dans ces mêmes maladies, il y en avait mille autres plus importans. Il en est de même des hypothèses prises de la prédominance et de la dégénération humorale du sang, de la pituite, de la bile, de l'atrabile. Dans le corps vivant, il y a du sang, de la bile, de la pituite; peut-être même de l'atrabile, pour ne pas chicaner sur le principe ; ces humeurs ne prédominent ni ne s'altèrent pas sans doute dans toutes les maladies : accordons encore ce point ; mais n'y a-t-il que cela dans les affections morbides ? Ces données sont-elles les seules ? Et de quel droit retranchez-vous toutes les autres ? Celles-ci sont des effets ; l'avez-vous prouvé par un examen complet de tous les phénomènes ?

Les humeurs circulent dans les vaisseaux ; sous certains rapports, elles sont soumises aux lois de l'hydraulique, comme tous les autres fluides. Ces circonstances sont incontestables ; mais sont-elles encore les seules dans une machine animée ? Sont-elles effets ? Sont-elles causes ? Quel rôle infiniment petit ne jouent-elles pas dans l'état de santé ? N'en est-il pas de même dans l'état de maladie ? Et cependant, c'est sur cette base frêle et étroite que Boërhaave fait reposer tout son système pathologique. Il ne voit que la circulation, parce qu'il pense que les phénomènes de ce genre se plient mieux à son hypothèse que tous les autres. L'homme est-il donc réduit à un seul système d'organes ? N'est-il qu'une espèce de syphon rempli de sang ?

Parlons des doctrines modernes qui sont plus complètes et plus probables, mais qui sont cependant frappées de ce même vice radical : on y ramène, bon gré malgré, tous les phénomènes des maladies à une seule force, à une seule propriété, telle que la sensibilité, l'irritabilité, la force nerveuse l'excitabilité, etc. Ici, l'on va d'une idée générale aux faits particuliers; tandis que, dans la méthode de M. Dumas, l'on va des phénomènes mêmes de la maladie, à ces mêmes phénomènes devenus ainsi primitifs. On arrive alors à des divisions larges et entières ; l'édifice est vraiment solide, sa base est proportionnée à sa surface. Ce n'est qu'en réunissant les phénomènes particuliers qu'on les généralise; la vue se répand sur les détails, les saisit dans toutes leurs parties, les embrasse graduellement dans leur ensemble : ainsi, après avoir étudié avec soin un pays, l'on détermine les divers points de vue d'où l'on peut l'observer avec plus de facilité et d'avantage.

Dans la méthode de M. Dumas, au lieu de rechercher vaguement les causes directes et prochaines des maladies, on s'applique à connaître les affections primitives dont elles se composent, et à déterminer l'influence que celles-ci exercent sur les phénomènes, sur la marche, et sur toutes les modifications de ces maladies. Le résultat de cette influence donne la véritable cause de leur formation.

« Ce procédé est une imitation heureuse de la meilleure méthode que l'on ait pu suivre dans les sciences, pour établir la théorie spéciale des objets qu'elles considèrent. En se laissant conduire par cette méthode, la chimie reconnaît que la composition et les phénomènes chimiques des corps, ont pour cause l'action déterminée de leurs principes constituans, et le rapport des affinités

mutuelles qu'ils exercent les uns à l'égard des
autres ; la mécanique trouve que les mouvemens
et les effets d'une machine sont dus à l'action
réciproque des parties qui la forment, et au rapport convenable de ces parties entre elles ; la métaphysique attribue l'origine des connaissances et des
opérations de l'esprit, au développement et au
rapport des affections primitives , comme la sensation, la perception, la réflexion, etc., qui en sont
les matériaux et les élémens. La médecine aura
le même succès, lorsque, prenant le même guide ,
elle expliquera la cause immédiate et déterminante
des maladies, par la force et les rapports combinés
des affections élémentaires qui sont les principes
de leurs phénomènes les plus généraux et les plus
constans » (1).

Un des services que M. Dumas a encore rendus
à l'analyse , toujours dans l'esprit qui distingue
et caractérise ce médecin , a été de rattacher les
élémens des maladies aux divers organes de l'économie vivante. Barthez les avait considérés d'une
manière trop abstraite et trop isolée de l'organisation. Pour lui, les élémens n'étaient que des
affections , des déterminations, presque des vices
du principe vital , des idées exagérées ou fausses.
Il avait toujours rapporté les maladies à des modifications de l'unité vitale, M. Dumas les attribue
à l'exaltation , à la diminution et aux altérations
des forces des divers organes.

---

(1) Ouv. cit., p. 462.

Lorsqu'on suit le système d'analyse de M. Dumas, le médecin philosophe admire sans doute la
profondeur de tête qu'il suppose , mais le praticien
n'est pas peut-être aussi content, il n'éprouve pas
ce sentiment du besoin satisfait. Il semble que si ce
système est incontestable en principe , l'application
en est sujète à beaucoup de discussions. D'abord il
me paraît avoir établi une association trop intime
et prématurée , entre l'analyse pathologique et
l'analyse physiologique. Le nombre des propriétés
vitales qu'il a admis , est-il suffisant pour rendre
raison de tous les faits ? Ce nombre est il reçu
par tous les médecins ? Faut - il considérer les
maladies comme des affections de propriétés isolées,
ou bien comme les affections d'une seule force ? Le
plus souvent toutes les facultés sont également
compromises , il est aussi impossible qu'inutile de
chercher à débrouiller cette combinaison inextri-
cable ; par exemple dans l'inflammation , est - ce
l'augmentation de la contractilité qui seule constitue la cause de la maladie? Est-elle même la cause
première ? La sensibilité organique n'est - elle pas
préalablement augmentée ? La sensibilité animale
est-elle parfaitement intacte? En outre, M. Dumas
ne multiplie-t-il pas trop les élémens , lorsqu'il en
reconnaît quatre dans l'inflammation la plus simple?
La clinique avouera - t - elle jamais des distinctions
aussi subtiles ? Il est évident que M. Dumas , en
rapprochant trop la médecine-pratique de la physiologie, a fait partager à l'une, comme par contagion,
les faiblesses , les imperfections et les erreurs de

l'autre. Il prolonge trop la chaîne de l'analyse, elle peut ne se casser que plus aisément ; en l'allongeant, elle devient plus faible ; en la portant trop au loin, elle se perd enfin dans les régions abstraites. Plus on voit de près, mieux on voit. C'est encore à cette circonstance qu'il faut rapporter l'obscurité , le vague , et l'indécision de l'exposition de la doctrine. On croit être un peu dans les espaces du chaos , on découvre bien les élémens des choses, mais l'on ne voit pas précisément le monde. Si l'excellent traité de M. Dumas n'a point mérité à notre doctrine, il faut en convenir, un peu plus de cet assentiment général qu'elle aura vraisemblablement un jour ; il faut l'attribuer à cette tournure métaphysique et abstraite , qui paraît dans tout cet ouvrage , comme dans presque tous ceux de notre École, et qui sera peut-être pendant long-temps un obstacle à l'introduction de nos principes dans les autres Écoles d'Europe. Mais cet obstacle doit disparaître, enfin , lorsqu'on aura détruit peu à peu et avec la prudence convenable , l'échafaudage métaphysique, dont l'École a cru devoir se servir , pour élever le vaste édifice qu'elle avait conçu, et pour le soutenir, avant son entier achèvement, à la hauteur qu'elle lui avait destinée. Les dénominations abstraites, mêlées même à certaines idées hypothétiques, assez heureusement choisies pour tenir la place des faits , sont indispensables dans le principe pour la construction du système de la science. Ces moyens artificiels peuvent seuls soutenir les faits avant qu'ils se soutiennent par eux-mêmes, par

leur rapprochement seul et par leur liaison naturelle.
Dès-lors ces mots n'auraient d'autre inconvénient
que celui de cacher aux regards de l'observateur,
étranger au plan de l'architecte, le chef-d'œuvre
que celui-ci prépare. Notre édifice est-il déjà très-
avancé? Est-ce le moment de briser l'échafaudage?
La science peut - elle se passer aujourd'hui du
secours heureux, quoi qu'on en dise, des hypothèses
sagement employées, et des dénominations qui
amusent l'esprit d'explication?

M. Dumas ayant décidé que la vie était attachée
à l'organisation, ou du moins étant parti de cette
supposition, a pu aisément méconnaître l'ordre des
faits qui établissent l'unité vitale; pour mieux étudier les détails, il a négligé l'ensemble sur lequel
Barthez avait jeté tant de lumières. C'est avec
peine qu'on le surprend, cherchant à expliquer par
une double série de mouvemens opposés, le phénomène inexplicable de la sensation, embrassant sur
l'action cérébrale les hypothèses de quelques matérialistes modernes, tenant un peu trop de compte
des circonstances physiques et chimiques, etc.

Sous M. Dumas, la Doctrine de l'École de
Montpellier avait perdu, il est vrai, avec avantage
quelque chose de cette tournure trop abstraite et
trop métaphysique, que ses adversaires lui repro-
chaient avec tant d'exagération: mais en cherchant
à la protéger sous ce rapport, il avait fait un
peu comme le gouverneur d'une place assiégée qui
porterait toutes ses forces sur un point, et qui,
oubliant les autres, les livrerait à l'ennemi. M.

Lordat s'est efforcé de corriger cette déviation
des vrais principes , et de ramener les esprits à
la considération de ce qu'il appelle l'*unité vitale* ,
ou des rapports qui enchaînent et unissent toutes
les forces et toutes les fonctions de la vie. Il a
jugé même convenable de donner une impulsion
en sens inverse , qui fût proportionnée à la résistance qu'il croyait avoir à combattre, afin de rétablir
un juste équilibre.

Il s'est chargé de ramener la science dans les
voies que lui avait ouvertes Barthez ; et de continuer les travaux de notre Chancelier ; à qui cette
fonction honorable convenait-elle mieux qu'à celui
qui semble avoir moins hérité des manuscrits de
son illustre ami , que de son esprit philosophique ?
M. Lordat a introduit une forme plus systématique,
plus sévère et plus précise dans les principes de
Barthez. Il les a mis plus en rapport avec les progrès
des méthodes générales ; et en donnant à la doctrine
tous les développemens dont elle pouvait être susceptible , et que Barthez n'avait pas eu le temps ou
peut-être même l'intention de fournir , il l'a fait
mieux connaître , et a permis de la juger avec plus
d'impartialité. Nous l'avons déjà dit , c'est dans les
écrits des disciples qu'il faut examiner la doctrine
des maîtres. Là, seulement elle s'achève et se complète ; ainsi l'on ne peut déterminer une plante ,
apprécier sa beauté , reconnaître ses avantages
ou ses inconvéniens , que lorsqu'elle a acquis son
dernier accroissement. Avant cette époque , les
végétaux les plus salutaires , comme les poisons les

plus dangereux, ne manifestent presque rien de leurs propriétés.

La manière de raisonner de M. Lordat, pourra servir de conclusion à ce que nous avions à dire sur la philosophie de Barthez, et plus généralement encore sur celle de notre École entière, à quelques modifications près (1813).

« Les phénomènes apparens de la vie ont pour cause d'autres phénomènes cachés, qui se passent dans l'intérieur du corps. Il s'agit d'aller à la recherche de ces derniers, d'assigner l'ordre de leur filiation et le mode de leur combinaison, de suivre leurs successions, depuis les phénomènes apparens jusqu'aux actes les plus élevés que notre esprit puisse apercevoir dans ces chaînes ; de déterminer le nombre des principes d'action, d'après celui de ces actes, et d'établir les lois selon lesquelles ces agens produisent leurs effets » (1).

En rédigeant le problème physiologique avec cette sagesse, M. Lordat ferme l'entrée à toute espèce d'idée préconçue. La règle, en effet, doit être hors de l'application, comme la loi politique ou civile hors de l'administration. L'une et l'autre, pour être avantageuses, doivent être également générales, indéterminées, et ne point se perdre dans les détails particuliers qui pourraient les influencer. M. Lordat n'a point voulu, comme la plupart des physiologistes, imposer l'obligation d'analyser les

---

(1) Conseils sur la manière d'étudier la physiologie de l'homme, pag. 7.

phénomènes des corps vivans, jusqu'à ce qu'on
les ait ramenés aux lois générales de la physique
et de la chimie ; ou de les expliquer par telles
propriétés dont il lui aurait plu de déterminer
le nombre. Ici, on ne préjuge rien, on ne se fait
pas un devoir de trouver ce qu'on s'imagine être la
vérité. On ne croit pas être en état de circonscrire
le nombre des principes d'action, et de soutenir
que la science sera complète quand ils suffiront
pour rendre raison de tout.

M. Lordat examine ensuite quelles sont les données que fournit, pour la solution du problême, la
connaissance de la structure matérielle des parties,
et il montre que les circonstances cadavériques ne
peuvent nullement rendre raison des phénomènes
de la vie.

En suivant ainsi une marche vraiment analytique, que l'on trouve si bien développée dans ses
Conseils et dans l'excellente thèse de son frère (1),
jeune médecin de la plus haute espérance, et qui
semblait promettre à la postérité l'ambiguité heureuse de noms peut-être également fameux, M.
Lordat montre quel serait le danger d'avoir recours
aux hypothèses pour l'explication des phénomènes,
ou bien à l'idée prématurée de quelques forces primitives qui ne peuvent expliquer qu'un très-petit
nombre de faits. Quant à la question sur la première
origine des forces vitales, question sur laquelle tous
les physiologistes ont fait reposer à tort l'édifice

_____

(1) Cette thèse est intitulée : *Esquisse d'un plan de Physiologie*

entier de la science : voici quels sont les sages préceptes de M. Lordat à ce sujet. « Nous n'avons pas
les données nécessaires pour nous décider : si, d'une
part, il est contraire à la manière de philosopher
de supposer l'existence d'un être substantiel, et de
faire, de cette supposition, la base d'une doctrine ;
de l'autre, nous sommes obligés d'établir une certaine relation entre nos idées : or, il n'y en a point
entre ce que nous connaissons de la matière, et l'idée
que nous avons de la sensation, de la génération,
de l'individualité d'un être, etc. Si l'arrangement
de la matière peut produire de tels effets, le mode
de cet arrangement passe nos conceptions, ou la
matière a des propriétés que nos sens ne peuvent
saisir et dont l'organisation développe les effets..... »

« Prendre un parti, ne me paraît donc pas
conforme aux règles de la prudence, et je sens
de la méfiance pour quiconque a le ton affirmatif
sur cette question. Heureusement, nous pouvons
rester en suspens. L'admission d'une force est une
abstraction qui ne préjuge rien sur sa nature, ni
sur son origine. Ce qui nous intéresse, ce sont
les effets : or, la certitude de ces effets et des
conséquences qu'on en tirera, dépend de la manière dont on constatera les uns, et dont on dé-
duira les autres, et non de l'opinion qu'on peut
avoir sur la source des principes d'action. »

« Une autre règle sur laquelle tout le monde est
d'accord, c'est que le nombre de ces principes doit
être égal à celui des ordres de faits, et que les
ordres eux-mêmes doivent être établis sur les diffé-

rencès essentielles de ces faits ; mais il s'en faut
bien qu'il y ait la même unanimité quand on vient
à l'application........ »

« Pourquoi avons-nous reconnu la nécessité d'admettre des principes d'action particuliers aux corps
vivans ; principes qui se combinent avec les propriétés générales de la matière , pour produire les
phénomènes que nous observons dans ces corps?
C'est , premièrement , pour nous dispenser d'avoir
recours aux explications hypothétiques ; seconde-
ment , pour mettre une relation entre les idées
que nous avons des effets , et celles que nous nous
faisons des causes. Or , si nous diminuons trop le
nombre des principes d'action , il arrive qu'il n'y
a plus de relation entre un grand nombre d'effets
et les causes auxquelles on les attribue , et que ,
pour en établir une, on est obligé de recourir à
l'hypothèse » (1).

Après avoir donné ces principes généraux , M.
Lordat indique les différentes sources dans lesquelles on doit puiser les faits du système physiologique ; il examine tour-à-tour leur abondance
et leur pureté. Ces sources sont l'anatomie pathologique, l'anatomie comparée, les expériences sur les
animaux vivans et l'observation médicale. Il pense
avec raison que ce dernier moyen d'investigation est
le plus sûr et le plus riche. Il juge même qu'avec
celui-là l'on peut se passer de tous les autres , dont
il a prouvé les inconvéniens par les abus qu'en

(1) Ouv. cit. , pag. 43-46.

ont fait la plupart des physiologistes, qui s'en sont
servis jusqu'ici. C'est à l'aide de ces faits que M.
Lordat veut que l'on étudie les fonctions de nos
organes. Après avoir conduit l'esprit de ses élèves
à ce point, il leur déclare qu'ils sont encore loin
de posséder toutes les lois de l'économie; celles qui
restent à étudier lui paraissent même d'une importance supérieure. « Indépendamment des forces
vitales qui résident dans chaque partie et qui sont
indispensables à la vie, il y a dans le corps un
surcroît d'énergie, qui peut se distribuer également
ou s'accumuler dans un endroit et y produire une
augmentation d'action et d'autres phénomènes insolites, ou passer successivement d'une partie à
l'autre..... »

« Quand, par une distribution inégale de ces
forces disponibles, il est survenu, dans un point
du corps, une augmentation d'action, ou qu'il s'est
établi un état insolite de spasme, de fluxion, ou
d'éréthisme quelconque; une impression extraordi-
naire produite sur un point éloigné, peut, dans
certains cas, détourner une partie de l'énergie em-
ployée à cette action ou à cette affection, et éga-
liser la répartition des forces. »

« Plusieurs actes du corps vivant ne peuvent s'exécuter que par le concours d'un grand nombre d'organes, entre lesquels on n'aperçoit aucun rapport
anatomique spécial, et dont les actions sont d'ailleurs
indépendantes pour plusieurs autres actes; on peut
citer pour exemple la toux, l'éternûment, l'hémorrhagie active avec frisson. Quand le moment

de l'exécution est arrivé , les organes qui doivent
y contribuer entrent en action, ou simultanément
ou successivement, avec uue harmonie étonnaute ,
et l'acte s'accomplit..... »

« De ces considérations naît l'obligation d'examiner l'homme tout entier , et de chercher les
lois des actes généraux qu'il exécute, par une
méthode semblable à celle qu'on a suivie pour la
physiologie de chaque partie. L'homme sera donc
un grand organe que vous étudierez selon la marche
expérimentale ; et dont vous rapporterez encore les
actes à autant de principes d'action qu'il en faudra
pour *classer* les faits... . »

« Le plus important des résultats qu'on obtient
en considérant l'homme sous ce point de vue ,
c'est que tous les phénomènes vitaux sont liés par
une cause secrète qui les produit au besoin , qui
n'obéit pas *nécessairement* aux agens extérieurs qui
tendent à les faire naître, mais est *déterminée* par
leur impression ; qui les dispose dans un tel ordre
pour les faire concourir à certaines fins, et qui les
maintient au degré convenable à l'opération qu'ils
doivent naturellement exécuter. C'est cette unité
et cette harmonie qui ont de tout temps frappé
les médecins, et pour l'explication desquelles ils
ont souvent admis des causes hypothétiques, telles
que des êtres d'une nature intermédiaire entre l'âme
et le corps, ou l'action immédiate , non réfléchie
et non sentie, de l'être pensant. »

« L'inutilité et même les dangers des hypothèses
ont été trop bien démontrés, pour que je puisse

vous conseiller de faire grâce à aucune. Celles
même dont les résultats se rapprochent le plus
de la vérité, par cela seul qu'elles sont hypothèses,
doivent être bannies. Les faits tous nus, sans explication, valent toujours mieux qu'une théorie
fictive. »

« .Quant à ia liaison qui existe entre les actes
vitaux, sa considération est essentielle, et on ne
peut se faire des notions justes sur les lois de
l'économie animale, si, dans l'expression analytique
et générale des faits, on néglige les termes qui les
représentent. Bien plus, la physiologie du système
total et la pathologie cessent alors d'être des
sciences. »

« Puisqu'il faut parler de cette harmonie, il faut
un nom pour en désigner la cause. Ce nom doit
être tel qu'il fasse allusion aux effets, et qu'il ne
préjuge rien sur la nature de la chose nommée:
Principe d'unité, *principe d'harmonie*, rempliraient
cette condition. »

« Comme il n'est pas facile de distinguer la cause
productrice des phénomènes vitaux d'avec la cause
qui les met en harmonie, Barthez a tout exprimé
par la dénomination de *Principe vital*. Ce mot ne
signifie donc dans son langage que la *cause*, *quelle
qu'elle soit*, *de tous les actes vitaux et du rapport
mutuel qui les unit*. Quand elle serait elle-même
un résultat, un effet, rien n'empêche de lui donner
le nom de principe, puisqu'on la considère seulement en tant qu'elle produit. »

« Malgré le soin avec lequel Barthez a écarté de

sa doctrine toute influence de l'imagination ; malgré
l'attention avec laquelle il a évité les traces de
Van-Helmont et de Stahl, pour se conformer aux
règles de la philosophie Newtonienne ; on a dit que
le principe vital est une hypothèse. Mais certainement il n'y a point d'hypothèse (1) à assurer que

---

(1) Il doit être bien difficile de ne pas regarder quelquefois
l'opinion de Barthez comme tournant vers l'hypothèse, puisque
M. Lordat paraît l'avoir présentée lui-même dans ce sens dans
sa thèse (Réflexions sur la nécessité de la Physiologie dans
l'étude et l'exercice de la médecine ; an 5 de la Rép.). « Les écrits
et les leçons des Bordeu, des Fouquet, des Barthez, ont appris
à substituer *des faits aux hypothèses, et des raisonnemens fondés
sur des probabilités aux prétendues démonstrations.* Voici la
marche qu'ils ont suivie.... Observer avec soin les phénomènes,
assigner autant de causes expérimentales qu'il y a de faits
d'une nature différente à *expliquer ; n'employer que des hypothèses tirées des faits propres à la science elle-même* (Disc.
prélim. Nouv. élém. de la science de l'homme, pag. 14.) :
tels sont les principes fondamentaux qui doivent diriger dans
l'étude de toutes les sciences naturelles. »

« 1.º On a observé attentivement les phénomènes que présente
le corps animal en santé. »

« 2.º Appliquant ensuite la philosophie à l'histoire des faits,
et allant à la recherche des causes, on s'est aperçu que les
lois physiques et chimiques ne pouvaient fournir des explications suffisantes ; que souvent même elles répugnaient à ces
phénomènes, puisque les actes de la vie ne sont soumis à aucune
impulsion de la part des objets extérieurs ; que le corps qui
les produit, porte en soi le principe de ses mouvemens ; que
la succession de ces actes et la manière dont ils s'exercent,
ne peuvent dépendre des propriétés physiques de la matière ;
que l'habitude a sur eux le plus grand pouvoir ; qu'enfin tous
concourent à la conservation de l'individu, avec une harmonie
qui atteste l'influence d'un principe régulateur. D'après la loi
qu'on s'est prescrite de rapporter à des causes expérimentales
nouvelles tous les faits inexplicables par celles déjà admises,

le rapport harmonique des actes vitaux a une cause,
et à parler de cette cause comme un analyste parle
d'une inconnue dont il énonce les fonctions qui
l'intéressent. Quoi qu'on en puisse dire, cette manière de raisonner est exactement celle de Newton....
J'ose même avancer que l'expression *principe vital*
est plus conforme à l'esprit de Newton que le mot
attraction, parce qu'elle a un sens moins déterminé.
Celui-ci représente une force qui réside dans le corps
vers lequel un autre est forcé de se mouvoir. Or,
Newton n'osait rien affirmer sur la nature de la
cause de la gravité ou du mouvement centripète,
et le mot en disait plus qu'il ne voulait » (1).

on a supposé un être dont la présence anime la matière, qui
a la connaissance purement intuitive des besoins et des faculté s
du corps qu'il régit, et qui produit et règle des phénomènes si
admirables. » (p. 16.)

A Dieu ne plaise que je prétende me servir de M Lordat,
jeune encore, contre M. Lordat, parvenu à la maturité de
l'âge et du talent, et des essais de l'élève, contre les écrits du
Professeur. D'ailleurs, quelque circonstance particulière a pu
commander et modifier ses opinions. En associant les noms de
Barthez et de Fouquet, il fallait de l'esprit et de l'adresse logique
pour plaire à tous les deux. Je veux simplement chercher à mériter
quelque indulgence à ceux qui sont assez aveugles pour affirmer
que le système de Barthez n'est qu'une nouvelle hypothèse introduite dans la science, ainsi qu'à ceux qui ne peuvent pas
se défaire de l'idée que ce système a, en effet, quelque chose
d'hypothétique. Si M. Lordat n'a point parfaitement saisi dans sa
thèse le fond de la doctrine de Barthez, l'on peut en conclure que
Barthez lui même est pour quelque chose dans cette erreur,
et qu'il en est un peu complice. M. Lordat n'aurait - il pas
attribué à Barthez, en dernier lieu, les perfectionnemens que
M. Dumas et lui-même ont apportés à sa doctrine ?

(1) Ouv. cit., p. 113-123.

L'on ne peut pas procéder par une méthode plus sévère et plus habilement combinée, à l'admission du principe vital, et s'il faut proclamer la cause des phénomènes vitaux, on ne saurait le faire avec plus de réserve et de sagesse; la raison la plus obstinée ne peut presque pas résister à l'entraînement d'une logique aussi séduisante. Tous les besoins de l'esprit humain paraissent satisfaits, même celui de la recherche des causes qu'on amuse et qu'on endort par des espérances, plus qu'on ne le trompe par des assertions positives, comme on l'a fait si souvent. On traite un peu l'esprit humain comme un enfant qu'une nourrice veut engager à marcher; on a l'air de lui présenter quelque chose, et, au fond, ce n'est rien, ce n'est qu'un mot; on a la franchise d'en convenir; mais ce manége philosophique n'a-t-il pas les inconvéniens que nous lui avons déjà reprochés ?

La marche de Barthez est-elle plus sévère que celle de Newton ? Les mots de *principe attracteur ou attractif, principe de rapprochement, de mouvement* même si l'on veut, quoique dans le fait plus indéterminés que celui d'attraction, et correspondans à la dénomination de principe vital, seraient-ils d'un emploi plus facile que celui d'attraction ? Le nom *de principe de mouvement* toucherait aux hypothèses les plus absurdes qui aient été introduites dans la physique, à celles qui ont arrêté ses progrès pendant si long-temps ; et l'on peut affirmer que la science n'échapperait point aisément aux inconvéniens dont ce mot la menacerait sans cesse. Il deviendrait impossible à l'esprit le plus sévère, de parler chimie une demi-heure seulement, en se servant d'une expression de ce genre. Reste à savoir maintenant, si la physiologie n'a point à redouter les mêmes dangers d'un mot analogue; elle qui, depuis sa première origine jusqu'à nos jours, a eu la plus grande peine à se défendre de l'erreur par laquelle on attribuerait les phénomènes de l'économie vivante aux affections d'un principe intelligent, sensitif ou instinctif; ou pour mieux dire, elle qui n'a jamais complètement résisté à cette opinion hypothétique; elle, dont tous les faits même paraissent porter à une erreur, que l'on n'évite pas toujours par la réserve philosophique la plus craintive, et par la conviction profonde des inconvéniens auxquels expose cette première idée.

Pour mon compte, je l'avoue franchement, les mots de principe vital, de principe d'harmonie ou tout autre analogue, me paraissent trop difficiles à manier pour que j'ose m'en servir; je ne me sens point assez de force d'esprit, pour m'exposer à la vaine gloire de braver un danger que Barthez lui-même n'a pas toujours surmonté, malgré ses intentions formelles et ses protestations si souvent renouvelées. D'ailleurs, je ne vois point la nécessité d'admettre les mots de ce genre. L'unité vitale est un fait, elle est l'expression de mille faits; elle constitue le dogme fondamental dans la science des êtres vivans. Les preuves que Barthez en a présentées, et les beaux développemens que leur a donnés M. Lordat, mettent cette question hors de doute; mais je n'ai

besoin que de transmuer ce fait en loi. Je ne vois
point l'obligation de rechercher la cause de cette
unité, et encore moins de l'indiquer par un mot
qui ferait entendre que je l'ai trouvée dans des
analogies avouées ou secrètes prises de l'unité
du principe moral et de son action. Que dis-je,
ce fait important peut même n'avoir pas de cause
particulière, il peut n'être qu'un résultat, qu'une
circonstance de la nature des forces vitales ou de
la matière organisée vivante. On peut donc admettre
l'unité et l'harmonie des forces vitales, comme
la première loi de ces forces; si l'on contractait
l'engagement d'admettre une cause correspondante
pour chaque loi, ne faudrait-il pas recevoir un
principe particulier pour rendre raison des effets de
l'habitude, de l'imitation, etc.? Ces phénomènes
ne supposent que des modifications générales et
communes des forces de tous les organes. Au reste,
la discussion que j'élève ici n'est qu'une dispute
de mots, et non de doctrine, du moins dans sa
première origine; car je ne puis m'empêcher de
reconnaître que ces mots, et tout le langage analogue qu'ils consacrent consécutivement, ne doivent
jeter la science dans les hypothèses Stahliennes.

Je craindrai même beaucoup que ces mots, dans
certaines bouches, ne servissent déjà à masquer les
hypothèses les plus formelles : je suis autorisé à le
penser par l'importance que l'on y attache quelquefois. Si ce ne sont que des mots, ils ne valent pas
tant la peine de les défendre; s'ils signifient quelque
idée, je ne vois pas qu'on puisse soutenir celle-

ci. Ainsi , dans l'un et l'autre cas , je crois que l'on doit rejeter ces expressions. M. Lordat l'a très-bien senti ; il préfère le mot d'*unité vitale* , qui est plus habilement choisi, mais qui au fond paraît avoir les mêmes inconvéniens pour les faibles, et la même inutilité pour les sages.

Encore un coup, le système de Barthez est indépendant de l'admission du principe vital. Il est évident que ce n'est point la base de l'édifice ; mais bien le couronnement et une sorte d'embellissement étranger , imaginé par le goût de l'artiste. C'est en ce sens qu'il me paraît que Barthez aurait eu raison de dire contre ses adversaires : « s'ils en veulent à ma doctrine, que ne combattent-ils les dogmes fondamentaux, au lieu de me harceler sur quelques sentimens particuliers qui ne l'intéressent en rien. Seraient-ils assez myopes pour ne pas voir qu'ils n'attaquent l'édifice que par les girouettes ? » On peut donc ôter ou changer ces couleurs de secte ou de parti , sans se croire obligé pour cela de détruire à chaque révolution, comme de véritables Vandales, les maisons qui les portent. Mais aussi , d'un autre côté, l'homme prudent et sage ne s'amuse pas à choquer en vain l'opinion dominante, et il n'exposerait pas sa maison pour l'honneur de sa girouette. Ne fût-ce que pour le bien de la paix, je crois que l'on doit renoncer à un langage qui n'est permis que quand il est indifférent , et qui devient criminel dès qu'on a l'air d'y tenir.

L'analyse thérapeutique , telle qu'elle a été

conçue dans notre École, a été appliquée à presque toutes les maladies ; c'est elle qui distingue
toutes nos productions , même celles où les
lecteurs , arrêtés par certaines hypothèses , ont de
la peine à reconnaitre sa marche sévère. C'est à
elle que M. le professeur Baumes doit en partie
les palmes académiques qui ont répandu sur son
nom un éclat si justement mérité. En effet, les
écrits pratiques de cet excellent médecin se font
remarquer par l'habileté et la souplesse en quelque sorte avec laquelle il a saisi les indications
variées et combinées des affections dont il a fait
le sujet de ses méditations , et presque toujours
l'occasion d'un nouveau triomphe. Ce mérite incontestable aurait dû faire pardonner à M. Baumes
quelques idées auxquelles il tient très - peu lui-
même, comme il le répète si souvent dans ses
éloquentes leçons, et sur lesquelles il se garde bien
de faire reposer toute sa gloire. Mais l'esprit de
parti que ce Professeur a eu la maladresse ou le
noble courage de provoquer , a profité avec plaisir
de certaines fautes qu'il lui-aurait faussement
imputées, s'il ne s'en était rendu coupable.

M. le professeur Delpech s'est encore servi de
cette méthode pour répandre un nouveau jour sur
la thérapeutique chirurgicale, et ce titre recommande à la lecture des praticiens , son *Précis
élémentaire des maladies réputées chirurgicales*.
Plusieurs autres ouvrages sortis de notre École,
une foule de bonnes dissertations inaugurales dont
nous aurons occasion de faire mention , ont été

faits dans le même esprit, et tout semble préparer le moment où nous aurons assez de matériaux, pour élever sur un même plan l'édifice entier de la science.

Nous avons tracé le tableau fidèle de la manière de philosopher propre à l'École de Montpellier, en partant de l'époque où elle a commencé à avoir une doctrine particulière. Nous avons pris ses premiers essais dans Sauvages qui renversa la doctrine mécanicienne alors régnante, et entrevit les vrais principes de la recherche des causes expérimentales. Nous avons suivi ses progrès dans les travaux de Lacaze et de Bordeu, qui établirent la science de l'organisme vivant sur l'observation physiologique et pathologique, et dégagèrent ainsi peu à peu les faits des hypothèses qui les enveloppaient.

Nous avons vu cependant Bordeu se laissant entraîner par cette sorte d'imagination poétique, qui anime tout ce qu'elle touche, et réalise tout ce qu'elle crée. Mais l'hypothèse qu'il avait embrassée pour son compte était propre à servir les intérêts de l'observation ; elle détruisait plus complètement le mécanicisme, et devait servir à l'indépendance de la science médicale. Il en est de l'administration générale des sciences, comme de celle des corps politiques : l'une change selon les progrès et les besoins de l'esprit humain, comme l'autre varie selon les besoins et les progrès de la civilisation. Les lois qui conviennent à une science naissante et barbare, ne sont pas celles qui conviennent à cette même science accrue et perfectionnée ; les hypothèses en forment heureusement les premières méthodes, comme les craintes superstitieuses et la distinction exagérée des castes, les premières législations. Les méthodes d'induction et d'analyse ne représentent-elles pas les institutions politiques des nations éclairées ?

Barthez établit les véritables bases de la science médicale, et il les établit avec un génie qui le mettra autant en rapport avec les plus grands hommes des siècles à venir, qu'avec l'esprit de son siècle; il semble ne tenir aux anciennes erreurs que par le langage. Nous avons rattaché, à cette dernière circonstance, l'incertitude de sa doctrine, poussée tour-à-tour, après lui et malgré lui, dans le spiritualisme par Grimaud, et dans le matérialisme par M. Dumas. La science, à cette époque, peut être comparée à un enfant dont les pas sont encore chancelans; elle semble encore vaciller sur elle-même, se raffermir graduellement, et s'avancer tous les jours vers l'heureuse époque où sa démarche sera libre et assurée. Cette époque a été préparée et amenée par les travaux réunis de MM. Dumas, Lordat, et des autres professeurs actuels.

La philosophie médicale s'arrêtera-t-elle au point élevé où nous l'avons suivie jusqu'ici? Ses principes fondamentaux seront-ils stationnaires? Non, sans doute, le passé nous révèle l'avenir; l'esprit humain ne se repose jamais, et tout en perfectionnant les détails, il perfectionne toujours d'autant les méthodes générales. Quelles seront les révolutions de l'avenir? Quelles seront du moins celles qui feront suite dans cette belle chaîne dont nous avons déroulé successivement les anneaux ? Cette question de la plus haute importance pourrait être plus ou moins résolue par celui qui se serait familiarisé avec l'histoire de la science en général et de notre École en particulier. Nous l'avons déjà prouvé par d'illustres exemples ; les perfectionnemens d'une science ne sont que les développemens des premières idées. Les découvertes d'un siècle sont toujours les conséquences immédiates et rigoureuses des découvertes du siècle qui l'a précédé ; on peut dire, relativement à celles-ci, que les prémisses en sont dans un siècle, et les conséquences dans un autre.

Les idées se rectifient de plus en plus ; semblables à un métal que l'on sort de la mine tout couvert de scories, et qui acquiert une pureté toujours croissante par les travaux auxquels on le soumet. Les hypothèses surnagent toujours selon leur degré de légèreté ; les faits, comme plus solides, restent au fond. La science, agitée par ses révolutions, peut encore être comparée à la mer qui, dans ses mouvemens continuels, rejette sur le rivage tout ce qu'elle a d'étranger. C'est d'après ces vues, que nous avons fait sentir, que la doctrine de l'École de Montpellier embrassait, dans ses progrès continuels, un plus grand nombre de faits, et se dépouillait successivement des opinions théoriques qui pouvaient altérer son excellence ; nous l'avons vue renonçant formellement à toute espèce d'hypothèses, et ne gardant quelques restes de celles-ci que comme d'anciens souvenirs. Il n'est peut-être pas impossible de prévoir ce qui arrivera

par la suite. Il semble qu'il doit ne nous rester
à la fin que les faits eux-mêmes , rapprochés
et arrangés selon leurs analogies. En attendant
qu'on exécute ce vaste plan qui ne sera jamais que
l'achèvement de la méthode de philosopher qui se
forme depuis près d'un siècle dans le sein de notre
École; terminons par donner en résumé le principe
fondamental de cette méthode Il consiste à classer
les faits que présente l'économie vivante dans l'état
de santé ou de maladie , selon leurs ressemblances
ou leurs différences réelles et sensibles, en étudiant
ceux-ci en eux-mêmes , et non point dans des
analogies physiques et métaphysiques. On remonte
ainsi , d'un côté, à des faits généraux , ou si l'on
veut à des forces qui seront propres , tant que les
faits ne pourront pas être confondus avec d'autres
ordres de faits; on étudie , d'après l'expérience ,
leurs lois les plus générales et les plus particulières :
et l'on arrive , de l'autre , aux indications variées
et compliquées des maladies , sans aucune hypothèse
intermédiaire. L'on peut même ne pas pousser
l'analyse des maladies jusques à la détermination
théorique des modifications vicieuses essentielles des
forces primitives , mais s'arrêter pour plus grande
sûreté à la détermination empirique des élémens
constitutifs d'une affection morbide.

Dans notre seconde section, nous exposerons les
principes de la philosophie médicale des autres
Écoles , et nous verrons jusques à quel point ils
s'écartent ou se rapprochent de ceux que nous
venons d'exposer.

II.ᵉ SECTION.

Comparaison de la Philosophie médicale de l'École de Montpellier, avec celle des autres Écoles, anciennes et modernes.

Le meilleur moyen pour étudier un objet, est de le comparer avec tous les autres, avec ceux qui lui sont analogues, comme avec ceux qui en diffèrent plus ou moins. On trouve obscure la philosophie de Montpellier; pour l'éclaircir, nous la mettrons en parallèle avec celle des autres Écoles; à force de revenir, en divers sens, sur les mêmes idées, nous parviendrons sans doute à les faire comprendre. Si nous entreprenons un travail de ce genre, c'est moins dans l'intention de relever la doctrine de notre École, que dans le désir de la faire connaître avec précision. Nous ne voulons, ni ne pouvons être juges dans notre propre cause, nous nous proposons seulement de présenter à notre siècle, et à la postérité elle-même, nos titres bons ou mauvais; c'est à lui ou mieux encore à elle à les examiner et à en fixer la valeur. Nos réflexions critiques, sur une opinion quelconque, ne doivent être prises que dans ce sens.

D'ailleurs, nous sommes persuadés que la médecine est une, considérée dans l'ensemble des siècles. Celui qui se donne pour l'avoir créée de toutes pièces, ou pour lui avoir imprimé une réforme entière, par cela seul décrédite lui-mêm sa doctrine. La médecine d'observation suppose

13

tant de notions différentes ; le système qui les embrasserait serait si étendu et si compliqué, qu'il est impossible qu'un seul homme, de quelque génie qu'il fût doué, qu'une seule génération même, quelque nombreuse qu'elle fût, qu'un seul peuple, par quelques circonstances heureuses qu'il fût favorisé, pût parvenir à un tel résultat. Ainsi, un système de médecine dans lequel on se proposerait d'approcher du degré de perfectionnement que comporte l'époque actuelle, devrait nécessairement réunir les travaux de tous les temps, s'enrichir de toutes leurs découvertes successives, donner une place commode à ce que chacun d'eux a de vrai et d'utile, se constituer, en un mot, le représentant fidèle de l'expérience de tous les siècles. Il devrait sur-tout se rattacher à Hippocrate et à son École, hors de laquelle, j'ose le dire, il n'y a point de vérité en médecine, et qui est, en quelque sorte, la véritable Église, puisque l'histoire atteste que tous ceux qui ont fait schisme avec elle se sont bientôt égarés et perdus. C'est de ce point de vue que l'on doit examiner tout système nouveau, pour l'apprécier convenablement; et c'est dans de pareilles notions que l'on doit chercher le *criterium* des opinions différentes. Tel est le but que doit se proposer désormais l'histoire de la médecine, pour être aussi utile que possible, et vraiment digne du titre de pragmatique. Quand on juge une doctrine, trop souvent on la considère en elle-même et isolément des doctrines qui l'ont précédée. Elle n'est cependant qu'une pierre du

grand édifice, et souvent même une pierre qui ne
peut nullement servir à la construction de celui-
ci. D'après ces principes, et l'idée que nous nous
faisons de la doctrine de l'École de Montpellier,
nous avons dû suivre son histoire dans la succession des divers âges de la science elle-même, et
chercher à donner une nouvelle garantie de sa
vérité, par l'énumération des élémens qui la composent, et l'étendue des travaux que suppose sa
formation.

Nous comparerons toujours, moins les opinions
particulières de chaque École, que la philosophie
qui lui est propre et les dogmes fondamentaux qui
en sont la conséquence immédiate. Nous étudierons
l'arbre de la science plus par les racines et par le
tronc qui sont permanens, que par les fleurs et
par les fruits qui sont passagers.

Nous fixerons notre attention sur les idées premières, sur les problèmes dont la solution renferme celle de tous les autres, comme un germe
contient une plante, un œuf l'animal entier.

Nous nous convaincrons bientôt que la philosophie médicale est une dans la suite des temps
comme le système médical lui-même; nous verrons
l'esprit, qui anime la science, se fortifier de jour
en jour, conserver quelque chose de sa vigueur,
lorsqu'il paraissait être détruit par des méthodes
vicieuses, et développer jusqu'à nous une énergie
toujours croissante. Les sciences ont donc, en
quelque sorte, un principe de vie, susceptible d'un
développement progressif; ce principe n'est point,

comme celui des êtres animés , soumis à une dégénération permanente et à une décrépitude irrévocable. Elles partagent l'immortalité de l'esprit qui
les a créées et qui les enrichit , et le sage ne se
permettra jamais d'assigner des limites à leur dernier
perfectionnement. Nous apprécierons mieux jusques
à quel point notre École a contribué à maintenir
et à étendre cette chaîne qui lie les opérations légitimes de l'intelligence, et combien peu elle a rompu
cette unité de la philosophie médicale.

L'empirisme fut la première méthode que l'on
suivit en médecine ; l'esprit humain a pu, dans la
suite, méconnaître la véritable origine de ses notions ; il a pu croire qu'il les tirait d'une fécondité qui lui est propre et non communiquée. Il
n'en est pas moins incontestable que toutes les
sciences ont commencé par l'observation, que sans
celle-ci nous n'aurions même eu aucune idée de
leur objet, et que l'imagination la plus active
n'aurait pas pu se donner les matériaux des rêves
les plus absurdes de son délire.

Les malades furent les premiers médecins, ils
s'étudièrent avec le plus grand soin, et reconnurent bientôt ce qui leur était favorable ou funeste, ce qui diminuait ou augmentait leurs
souffrances. Celui qui avait été malade une fois ,
profita, pour son propre compte ; de ce qu'il avait
déjà remarqué. Il invoqua le secours de ses parens,
de ses amis, de ses voisins, de ceux sur-tout qui
avaient eu occasion de voir des cas analogues, ou
que l'on croyait tels. Peu à peu on étendit le

champ de l'expérience ; on exposa les malades sur
les places publiques, et là, chacun s'empressait de
donner son avis sur le cas qu'il avait sous les
yeux. Certaines personnes avaient observé plus attentivement, ou avaient recueilli un plus grand
nombre de faits : le préjugé ou la justice leur
accorda de la supériorité eu ce genre. Leurs enfans
dûrent hériter de cette confiance. Il y eut donc
des médecins, à proprement parler, ou des individus qui prenaient ce titre et qui le méritaient
tant bien que mal. D'abord on s'occupa des plaies
et des maladies externes ; on examina ensuite les
maladies internes.

A cette époque, il n'était nullement question
de théorie ; on n'avait d'autre guide que l'observation et l'expérience ; cette observation était grossière et rétrécie, cette expérience souvent aveugle
et mensongère. A chaque instant, les faits ou les
moyens manquaient ; mais on n'en suivait pas
moins la bonne route, la seule qui pût conduire
à la vérité ; aussi quelles découvertes ne fit-on pas !
On employa les médications les plus hardies,
celles qui paraissaient le moins à la portée de
l'esprit humain. Nous ignorons aujourd'hui comment
on parvint à reconnaître l'action des émétiques,
des purgatifs, de la saignée, etc. ; on ne peut pas
concevoir comment on fit des progrès si rapides
dans un si court intervalle. On a même eu recours,
pour expliquer cette fécondité de l'empirisme, à l'in-
tervention céleste. On n'a pas assez fait attention à
l'instrument qu'on mettait alors en usage.

Une réflexion très-importante à faire à ce sujet, c'est que l'on a retrouvé les mêmes découvertes chez tous les peuples, chez ceux qui étaient à peine sortis du dernier degré de barbarie, ou qui n'avaient eu aucune communication avec les autres. La médecine serait donc indigène chez ces divers peuples, et l'heureux fruit de l'expérience qui leur était propre.

Arrêtons-nous quelques instans à des considérations qui donnent tant à penser au médecin philosophe ! Les médicamens dont s'honore notre thérapeutique, nous viennent des peuples ignorans, et de cet empirisme que nous nous plaisons si souvent à humilier. Il faut en convenir, le dogmatisme n'a presque trouvé aucun remède. Quelle École scientifique peut opposer une découverte analogue à celle des émétiques, des purgatifs, de la saignée, du quinquina, de l'inoculation de la vaccine, etc. ? et qu'on ne s'imagine point que les premiers médecins ne sussent pas manier les agens qu'ils connaissaient. Le même esprit d'observation qui les leur avait indiqués, leur apprit à s'en servir. Il ne s'agissait pas alors d'expliquer le mode d'action d'un médicament, ce qui sera toujours la source de mille méprises funestes: il était question d'étudier les circonstances sensibles qui indiquaient ou qui contr'indiquaient son emploi, ce qui est l'origine de la vraie thérapeutique.

Si nous recueillons, dans l'histoire des premiers âges de la médecine, les lambeaux épars qu'elle nous fournit, nous pourrons aisément nous con-

vaincre que les indications majeures étaient connues;
qu'on savait assez bien émétiser, purger, saigner, etc.
Il faut même le dire à notre honte, on ne voit
pas qu'il y eût alors de ces erreurs qui déshono-
rent la médecine des siècles les plus éclairés, et
de ces préventions absolues, favorables ou opposées à un remède quelconque : ces préventions
viennent toutes d'idées théoriques. Je ne pense pas
que l'on puisse croire que je veuille rappeler aujourd'hui la médecine à l'empirisme primitif dont
je venge la cause, et que je méconnaisse les avantages que celle-ci doit à une théorie sage et réservée;
je me propose seulement d'établir une vérité qui
me paraît de la plus haute importance pour les
destinées ultérieures de la science : c'est que les
découvertes vraiment utiles ont été faites en très-
peu de temps, et qu'elles l'ont été par des hommes
ignorans ; que la réunion d'un très-grand nombre
de siècles éclairés et de nations civilisées , ne
donne pas des résultats aussi avantageux que celle
de quelques peuplades barbares et de quelques
siècles grossiers. D'où il faut nécessairement conclure, que la méthode que l'on suivait dans ces premiers âges , malgré ses imperfections, est préférable
à celle que l'on a adoptée dans la suite; et que
si on avait continué de marcher dans les mêmes
voies et sur la même ligne, la médecine-pratique
aurait fait d'autres progrès que ceux qu'elle croit
pouvoir exalter aujourd'hui. On aurait rapproché
et distingué les faits, en ne les comparant jamais
qu'à eux-mêmes , et non pas d'après des notions

vagues et étrangères; on serait ainsi arrivé peu à
peu aux vrais principes de la science; on aurait
sur-tout déterminé, avec plus de précision, toutes
les indications; on aurait découvert de nouveaux
remèdes, et mieux encore de nouvelles associations
des remèdes connus. La pratique de l'art serait
devenue plus facile, et les grands artistes plus
communs.

Nous avons signalé l'esprit de la première École
empirique, si toutefois le dogmatisme nous permet de donner ce titre imposant à une École modeste, la mère légitime, la nourrice secrète de
toutes les autres, et qui, sans doctrine proprement dite, sans temple particulier, sans prêtre
spécial, sans culte avoué et public, peut être comparée à la religion naturelle, qui a été obligée de
se cacher dans les temples de toutes les autres
religions, pour tempérer les écarts auxquels elles
ne se montrent que trop disposées.

Montrons les titres de filiation de notre École
avec l'empirisme. Cette noblesse d'origine n'est
point à dédaigner. Nous avons prouvé, dans la
première section, qu'à Montpellier on avait commencé par l'empirisme, et que des circonstances
particulières conservent encore aujourd'hui le goût
épuré de cette médecine primitive. Nous avons
établi que nous avions eu toujours des praticiens
qui oubliaient toute espèce de théories, même
celles de notre École. Si l'on nous pressait sur ce
point, nous pourrions citer quelques-uns de ces
grands maîtres, qui ne brilleraient pas trop peut-

être dans une discussion théorique, qui n'écrivent pas , ou qui écrivent assez mal , ce dont ils se moquent ; mais qui répandent au loin l'éclat de leur renommée par l'invention de nouveaux remèdes, comme les premiers empiriques , ou par des *cures miraculeuses* , comme eux-mêmes le disent , et les malades après eux.

Nous verrons même, dans la suite, que le système scientifique de notre École ne tend qu'à réunir , sous une forme théorique, les résultats de l'expérience , et à réaliser ainsi le plan d'empirisme raisonné dont nous venons de faire entrevoir les avantages. Nous avons déjà prouvé que la doctrine de l'École de Montpellier fournissait un cadre capable de comprendre dans son ensemble et dans ses divisions , artistement multipliées , tous les phénomènes physiologiques, ainsi que toutes les indications thérapeutiques; que tel était le but définitif de ses efforts : et nous avons indiqué les heureux essais qu'elle avait déjà faits en ce genre. Je n'insiste pas davantage sur ce point, j'y reviendrai assez souvent.

Jusques à présent nous avons vu que les médecins n'étaient point sortis des faits; ils ne remontaient point encore à la cause des phénomènes; ils cherchaient , par l'observation seule , à constater les symptômes des maladies, et les effets des agens qui les modifient. Le premier pas que les hommes firent hors de cette enceinte sacrée, fut dirigé vers le mysticisme ; la première cause qu'ils proclamèrent fut la divinité : ils crurent concevoir comment celle-ci

peut produire les affections morbides par sa puissance
suprême. La même erreur fut commise dans les
autres sciences. Nous nous moquons aujourd'hui
de ces explications; nous oublions trop aisément
qu'elles prenaient leur source dans la même logique,
qui nous égare trop souvent encore, c'est-à-dire,
dans la nécessité dans laquelle nous nous croyons
de nous élancer hors des faits, et de les rattacher
à des causes déterminées, positives, substantielles,
placées hors de ces faits mêmes, ou des déductions
immédiates qui en dérivent. Différaient-ils d'opinion,
autant qu'on pourrait le penser d'abord, ceux qui
rapportaient les phénomènes de l'état de santé et
de maladie à la divinité, et ceux qui les attribuent
à la puissance supposée de l'âme, d'un archée, d'un
ενορμων et d'autres êtres métaphysiques ou physiques, dont le mode d'action est aussi imaginaire,
ou l'existence aussi chimérique ? Pour peu qu'on
y réfléchisse, tous ces systèmes sont identiques
dans leur point de départ, des causes hypothétiques;
analogues dans leurs conséquences ultérieures,
des explications forcées ou arbitraires ; également
funestes dans leurs résultats définitifs, la ruine
entière de la science médicale. Tous reposent également sur une doctrine vicieuse de la causalité,
par laquelle on croit qu'elle doit avoir pour but
d'expliquer les phénomènes, à l'aide d'une cause
dont on prétend déterminer la nature et le mode
intérieur d'action.

Le mysticisme scientifique ne fut pas seulement
l'opinion du peuple crédule ou du prêtre intéressé;

il fut soutenu et développé par un très - grand nombre de philosophes. Il reparaît souvent même parmi nous sous différentes formes, et avec des modifications plus ou moins sages ou adroites. Il n'est donc point aussi puérile, aussi facile à éviter que le croient ses adversaires. Que peut-on faire de mieux, quand on est décidé à aller au-delà des faits, que d'avoir recours à une cause dont on ne peut pas plus contester l'action en général , que la suivre dans les détails particuliers? Grimaud l'avait saisi avec génie ; les médecins, comme les autres savans dans tous les genres, se partagent en deux sectes; en théistes et en matérialistes ou atomistes. Les uns rapportent tous les phénomènes du corps vivant à une sagesse prévoyante ou instinctive; les autres, aux résultats accidentels de la combinaison des élémens. Encore aujourd'hui, à le bien voir , nous ne connaissons pas d'autres sectes. Nos *vitalistes-organiciens* nous présentent les derniers restes de l'antique matérialisme ; nos *vitalistes-animistes*, ceux du théïsme (1). Les uns et les autres, comme

---

(1) J'entends par médecins *matérialistes* , ceux qui ont voulu expliquer les phénomènes du corps vivant par les propriétés de la matière qui sont l'objet des sciences physiques et chimiques; comme par l'impulsion, le mélange, les agens impondérables , etc. Les médecins qui rapportent les phénomènes vitaux à la matière qui seule nous les présente, mais qui ne cherchent pas le lien de cette union et qui admettent franchement les propriétés vitales d'après les effets qui leur sont propres , ceux-là ne sont pas matérialistes, ils n'expliquent rien. Tous les jours on confond à tort ces deux opinions, qui diffèrent beaucoup l'une de l'autre.

leurs premiers maîtres, abandonnent les sensations
et les phénomènes, pour se perdre dans les raisonnemens et les hypothèses. Ils recherchent ou
ils établissent le mode supposé d'action d'une cause
qui ne l'est pas moins ; aussi , dans ces systèmes,
tout est-il également arbitraire. Et quel point d'appui, en effet, offrent-ils à la réflexion ? Quelle
prise peut avoir celle-ci sur ces illusions fantastiques ? Quelle faculté avons-nous qui nous mette
en rapport avec elles ? Ainsi, l'on a fait dépendre
le sort définitif de toutes les sciences, de la solution hasardée d'une question impossible à résoudre ;
d'une question qui, pour le moins, devrait être la
dernière, et que l'on place cependant à la tête de
toutes les autres, comme pour les obscurcir à jamais;
tandis qu'il est démontré que, si nous avons quelque
moyen pour arriver à une vérité quelconque, il
consiste à se rapprocher de plus en plus des phénomènes, à embrasser leur collection systématique,
à s'élever, enfin, à la notion abstraite des forces
ou des causes expérimentales que les effets repré-

J'entends par médecins *organiciens*, mot barbare que j'ai créé
par nécessité, ceux qui expliquent les phénomènes vitaux par
l'organisation, les fonctions vitales des organes par la texture des
tissus simples, et par la combinaison de ces tissus qui les composent
(Bichat). Cette secte de médecins n'est qu'une division des médecins *matérialistes*. Je n'appelle pas médecins *organiciens* ceux
qui rattachent les phénomènes vitaux aux organes qui en sont
le théâtre, et qui craignent, en isolant les phénomènes des organes, de les voir se perdre dans les abstractions de l'esprit; ils
prennent ceux-ci pour point d'appui, mais non pour moyen
d'explication, ce qui n'est pas la même chose.

sentent ou supposent immédiatement et nécessairement.

Le mysticisme régla la thérapeutique, comme
l'ont fait toutes les hypothèses. Les remèdes doivent être en rapport avec les causes réelles ou pré-
sumées des maladies. L'on pensait que celles-ci
étaient produites par la colère du ciel ; l'on devait
en conclure que les moyens que l'on imaginait
être propres à l'apaiser , composaient la matière
médicale. Il ne serait pas injuste de dire que ce
système fit moins de mal que beaucoup d'autres.
Il ne nuisait guère que par les craintes superstitieuses qu'il inspirait ; il laissait à la nature cette
liberté et cette force que les autres hypothèses
ont si souvent détruites ou dirigées d'une manière
si funeste : je le déclare franchement, j'eusse mieux
aimé être traité par un prêtre d'Esculape, que par
un de ces mécaniciens toujours prêts à répandre
le sang , par un de ces *purgeurs* impitoyables, ou
de ces chimistes incendiaires. Si le sage faisait com-
paraître toutes les sectes devant son tribunal, et
qu'il écoutât avec impartialité les raisons de chacune
d'elles, et sur-tout leurs accusations réciproques, les
médecins mystiques auraient peut-être à se reprocher
le plus de sottises, mais le moins de crimes ; et
si les malades étaient appelés comme témoins, ils
s'élèveraient moins contre eux que contre les autres.

Ne pourrait-on pas même donner au mysticisme une forme plus raisonnable, propre à le ré-
concilier avec l'expérience la plus sévère, et d'après
laquelle il consacrerait, en quelque sorte, les

résultats de celle-ci, et arrêterait les élans d'une
fatale curiosité. Selon ce nouveau système, la provi-
dence divine aurait tout déterminé, tout arrangé ;
elle aurait établi des lois que le philosophe ne saurait
franchir, parce qu'elles ne reconnaîtraient d'autre
cause que la volonté suprème. Pourvu que ces lois
fussent constatées par l'observation, et qu'on n'ar-
rivât à elles qu'en passant par les détails particuliers, cette manière de raisonner n'aurait aucun
inconvénient. Ne pourrait-elle pas même rendre de
grands services à la science de l'homme, en formant une digue contre ce torrent d'explications,
qui a si souvent tout entraîné, en corrigeant cette
manie par laquelle on se charge de rendre raison
de tout, d'expliquer le mécanisme des fonctions
et de l'organisation même du corps, et en retranchant de la science ces questions insolubles, dans
lesquelles on recherche la formation et la génération des choses, tandis qu'il est démontré que
nous ne pouvons en connaître que les effets (1)?

___

(1) Signalons quelques-uns de ces problèmes qui sont, selon
nous, hors de la science; nous pourrions citer la physique entière
des anciens, qui se proposa toujours pour but d'expliquer la
formation de l'univers et la génération des êtres. Ainsi Galien
affirmait que les organes sexuels de la femme avaient été faits
sur le modèle de ceux de l'homme, mais qu'ils avaient été
retenus par la froideur d'un tempérament trop faible pour les
pousser au-dehors. Un très-grand nombre d'auteurs anciens et
modernes ont expliqué la formation de tous les organes en général, ou de quelques-uns en particulier, et la régénération partielle de ceux qui jouissent de cette prérogative; les premières
inspirations de l'enfant qui vient de naître; la faim, la soif et

N'était-ce pas en partie dans ce sens que Barthez admettait des lois primordiales , auxquelles il rapportait, en dernière analyse , tous les phénomènes vitaux; et que le fougueux Van - Helmont reposait

---

les appétits appropriés à chaque espèce d'animal , et même à leurs différens états de santé et de maladie ; les désirs vénériens et les notions instinctives destinées à les satisfaire ; l'alternative des mouvemens de systole et de diastole du cœur, ou les variations des autres mouvemens , toujours modifiés selon le but qu'ils remplissent ; les différences génériques qui distinguent les sens les uns des autres ; la soumission de certains organes aux ordres de la volonté , l'indépendance absolue de beaucoup d'autres , l'état mixte de certains ; les synergies dont le concours admirable assure l'exercice des actes de l'économie vivante ; les forces médicatrices et leurs opérations aussi compliquées dans leur multiplicité selon les besoins, et dans leurs variations flexibles , que simples dans leur harmonie et constantes dans leur régularité, etc. Il est aisé de voir que toutes ces circonstances tiennent à la formation première des choses ; qu'elles ne peuvent pas être considérées comme une dépendance et une suite du mécanisme et des qualités de la matière en général, et même de la matière vivante en particulier , en tant que simplement vivante ; qu'elles tendent vers un but déterminé et plus ou moins compliqué , qu'elles doivent être, par conséquent , le résultat de l'intelligence divine, ou, pour mieux dire, des lois auxquelles elle a soumis les êtres vivans.

Dans cette manière de philosopher , l'on verrait bientôt qu'une foule de problèmes , dont on prétend donner la solution , sont absurdes par eux-mêmes. Dès-lors, le champ de la science est changé , il est transporté dans l'étude des phénomènes et des lois générales et secondaires; ces lois sont prises elles-mêmes pour les dernières limites des notions que nous avons des choses. On ne cherche pas comment le cœur, par exemple, se contracte et se dilate, mais quels sont les phénomènes de ces deux mouvemens; s'ils sont également actifs; quel est leur ordre et leur enchaînement ; à quelles conditions physiques ils se montrent soumis; quelle est l'influence du cerveau, de la moelle épinière

quelquefois son imagination ardente, toujours prête
à pénétrer dans les causes premières, lorsqu'il reconnaissait que les propriétés fondamentales des
êtres étaient les ordres de Dieu ? Je me garderai
bien de vouloir donner au système physiologique

---

et des nerfs sur leur force, leur durée et leur régularité, ainsi
que celle de tous les autres organes éloignés ou rapprochés ;
quelles sont les causes physiques et morales qui les modifient,
etc. On ne se propose pas d'expliquer comment les organes de
la vie extérieure et de relation obéissent à la volonté, tandis
que ceux de la vie intérieure résistent à ses ordres, par la
nature différente des esprits animaux, par le point de départ
des nerfs, par la distinction des deux systèmes nerveux de la
vie animale et de la vie organique (Bichat) ; mais l'on établit,
d'après l'expérience, quels sont les organes soumis ou rebelles
à la volonté, quelles sont les lois de ces rapports, leurs conditions, etc.

Quant à la pathologie, prenons pour exemple les forces médicatrices : il ne s'agit pas de rendre raison de leurs merveilles, en
les rapportant à l'action d'une âme prévoyante, d'un archée,
d'un principe vital qui agirait automatiquement et par instinct,
ou à des circonstances mécaniques et organiques, toujours imaginaires ou accidentelles. Il faut les recevoir comme un fait primitif,
comme une loi de la nature vivante, imprimée au corps par le
Créateur qui a voulu conserver son ouvrage ; constater, d'après
les observations, leurs conditions et leurs effets variés : sur les
connaissances de ce genre repose toute la médecine naturelle.
Cette nouvelle manière de raisonner tendrait à prouver que la
plupart des questions médicales ont été mal posées, et cela
n'expliquerait-il pas déjà pourquoi elles ont été mal résolues ?
L'on voit donc que cette philosophie, que je nommerai théolo-
gique, conduit au même résultat définitif que la philosophie
métaphysique, dévoilant les facultés de l'entendement, leur puissance et leurs limites, que l'histoire des erreurs et des vérités
de la science, de ses dogmes et de ses hypothèses, et sur-tout
de leur origine première, qu'elle trouve constamment dans les
prétentions ambitieuses de l'esprit d'explication.

une tournure mystique. Proclamant l'indépendance de la science médicale, je ne la rattacherai point à la théologie : je veux seulement indiquer les rapports d'amitié que l'une peut entretenir avec l'autre; faire voir que les sciences, quoique indépendantes, ne sont pas destinées à une guerre perpétuelle, et qu'il existe pour elles une sorte de droit public, qui maintient leurs liaisons réciproques, comme un droit intérieur qui garantit leur liberté particulière (1).

---

(1) Les sciences ne sont pas soumises les unes aux autres ; chacune d'elles doit reposer sur les faits qui lui sont propres, puisqu'une science n'est, comme nous l'avons déjà dit plusieurs fois, que la collection systématique des faits qui lui appartiennent. Cette loi conservatrice de leurs droits respectifs a été violée presque dans tous les temps ; et c'est à cette circonstance qu'il faut rapporter la plus grande partie des erreurs qui ont arrêté leurs progrès.

Les sciences physiques doivent avoir pour base les faits du même ordre. Tant qu'on les a étudiées dans la téléologie mystique, dans l'ontologie et dans la métaphysique, elles n'ont pas même existé.

Les sciences métaphysiques reconnaissent pour fondement les faits idéologiques. C'est à tort qu'on les a rapprochées et qu'on les rapproche encore de la science de l'homme vivant, ou pour mieux dire de la physique, par le mélange le plus bizarre et le plus monstrueux.

Les sciences morales ont pour matériaux les affections morales primitives, simples, et en quelque sorte instinctives, telles que le sentiment de la pitié, de la reconnaissance, etc., qui constituent le sens intérieur ou la conscience. On les a confondues avec les calculs de la raison qui les consacre, de l'égoïsme qui en profite, et d'un légitime amour-propre qui les approuve, toutes choses qui n'en comprennent qu'une partie très-resserrée ; avec les craintes et les espérances religieuses qui ajoutent une sanction puissante aux lois de la morale, et un nouveau prix à ses sacrifices, mais qui ne peuvent donner au cœur humain un seul

Je veux faire soupçonner qu'une science, qui se
déclarerait en opposition formelle avec toute autre,
doit être sortie des faits par quelque point. La
vérité se concilie tous les intérêts ; elle n'est que
paix et harmonie dans le monde intellectuel. Ainsi,
je ne crains pas de le dire à l'éloge de la doctrine

---

nouveau sentiment ; avec les préjugés utiles qui les favorisent ;
avec les lois écrites qui les appliquent aux besoins du corps
social.

Les sciences politiques ont pour véritable aliment les faits
qui dévoilent les circonstances capables d'assurer le plus grand
bonheur possible d'une réunion d'hommes formant une société.
On les a transportées dans la morale, qui le plus souvent
s'accorde avec elles, mais ne peut leur fournir leurs principes
et leurs lois ; dans la science de certains droits de l'homme,
qui reste toujours dans la région même des abstractions où elle
est née ; dans la religion qui sanctionne le contrat des peuples
avec les gouvernemens, comme tous les autres contrats, mais
qui ne peut ni ne doit en fixer les conditions.

Les sciences religieuses se divisent en science de la religion
naturelle, et en science des religions révélées. La religion naturelle a pour point d'appui la connaissance des rapports de toutes
les parties de l'univers, et de leur tendance vers un but déterminé. Les religions révélées, qu'on proscrit à tort du nombre
des sciences, puisqu'elles doivent être l'objet de l'examen, lors
même qu'elles ne seraient pas celui de la croyance, ont pour
sujet de leurs méditations les faits qu'elles invoquent à leur
appui. Elles se sont perdues dans les discussions métaphysiques sur
la possibilité ou l'impossibilité des choses.

Les sciences médicales reposent sur les faits particuliers que
présente l'homme vivant dans l'état de santé et de maladie, et
on les a toujours associées avec la téléologie (le mysticisme),
la physique, la mécanique, la chimie, les mathématiques, la
métaphysique, l'idéologie, l'ontologie scolastique ou la science
des abstractions personnifiées, la grammaire ou les vaines distinctions de mots, etc. etc.

Une conséquence ultérieure de cette idée fondamentale, c'est

de notre École, elle s'accorde parfaitement avec la théologie naturelle ; tandis que celle de la plupart des autres Écoles modernes persiste à maintenir cet esprit de division qui existe depuis un

que l'on ne doit pas même les rapprocher et les confondre dans leurs grandes divisions, et dans les parties distinctes d'une même science.

Ainsi, par rapport à la médecine, la physiologie repose sur les faits physiologiques, comme la doctrine pathologique sur les faits de ce dernier ordre. Ce qui a arrêté les progrès de celle-ci, c'est que l'on ne l'a pas considérée en elle-même, et comme une science propre ; on ne l'a prise que pour une des divisions de l'application de la physiologie ; et cette association trop étroite ou prématurée a détruit, j'ose le dire, la pathologie. On a commis la même erreur par rapport à la thérapeutique, à l'hygiène, et aux autres sections de la science. Avant de les constituer par elles-mêmes, par leurs faits et leurs principes, on les a étudiées à l'aide d'idées physiologiques, que l'on n'aurait pas dû mettre en première ligne, lors même qu'elles auraient été aussi vraies et aussi certaines, qu'elles étaient le plus souvent hypothétiques et fausses. Cette indépendance doit être si rigoureusement conservée, qu'il n'est pas toujours convenable d'appliquer la physiologie des autres êtres vivans à celle de l'homme

Nous venons de poser les limites qui séparent les sciences et même leurs différentes divisions. Nous ne voulons pas laisser croire que nous soyons disposés à méconnaître les rapports qui les lient. Nous l'avons déjà dit, les sciences doivent être constituées comme les états politiques, les uns par rapport aux autres. Le premier point est d'assurer leur existence, et pour cela, il faut établir avant tout leur indépendance absolue, qui seule en est le garant. Ce n'est qu'ensuite, que l'on peut et que l'on doit seulement établir des alliances plus ou moins étroites, selon les rapports de parenté, d'intérêts, de mœurs, d'habitudes, de langage, etc. Celles-ci peuvent autant servir les intérêts des sciences, que les alliances politiques servent les intérêts des états, en unissant leurs forces. Mais pour cela, elles doivent être faites

siècle entre les autres sciences et la théologie. Toutes les hypothèses modernes tendent vers le matérialisme, toutes s'appuient sur cette opinion arbitraire, comme sur une base inébranlable, et par cela seul, toutes menacent ruine aux yeux du sage. Ainsi, nous pourrions prouver peut-être avec plus de raison que notre spirituel Bordeu, que notre système de médecine doit être du goût de tous les siècles, et des savans de tous les genres, comme il l'établissait par rapport à l'inoculation. Mais nous remonterons, à cette occasion, à un principe d'un ordre plus relevé : cette harmonie est, selon nous, le caractère *critique* et distinctif de la vérité. La vérité n'est jamais opposée à elle-même, elle n'est que la conséquence immédiate des faits, et ceux-ci, de quelque genre qu'ils soient, ne sauraient se contredire.

La théorie mystique ne pouvait pas régner long-temps. Les hypothèses des prêtres, plus heureuses que celles des philosophes, s'environnaient du

---

sur d'autres bases que celles sur lesquelles on les a appuyées jusques ici, sur des principes plus libéraux et plus justes, pris dans les intérêts généraux et non dans les intérêts particuliers de quelqu'une d'elles. Les préliminaires de tout traité de ce genre consistent à reconnaître l'indépendance de chaque science ; sinon, ces traités ne sont pas des alliances, mais des conquêtes, des conventions, mais des violences. Elles ne garantissent pas également les avantages et la gloire des contractans, mais le despotisme et l'agrandissement des uns, l'esclavage et la ruine des autres. Heureusement de pareils traités sont bientôt rompus, trop souvent pour y revenir bientôt encore dans de nouvelles combinaisons !

moins des sujets de leurs rêveries; et la vue des malades devait les redresser par l'observation. Les prêtres ne purent pas s'empêcher d'être frappés des lumières que réfléchit la présence même des objets, et que les ténèbres épaisses du sanctuaire avaient pu obscurcir, mais non pas éteindre. Ils se rapprochèrent des *Périodeutes*, et reprenant les travaux de l'empirisme primitif avec une nouvelle ardeur, ils portèrent l'art graduellement au plus haut point de gloire auquel il soit peut-être jamais parvenu.

L'on ne commence, à proprement parler, l'histoire de la médecine qu'à Hippocrate. C'est méconnaître la nature même de cette science, et l'immensité des détails que supposent les écrits de ce grand homme, que de rapporter à lui seul les efforts réunis de plusieurs siècles et peut-être de plusieurs nations. Considérée sous un point de vue plus exact, l'École de Cos acquiert une autorité plus imposante; elle représente la médecine ancienne, et peut servir de guide et de modèle à la médecine moderne. Placée en quelque sorte au milieu des âges (l'an 3500 du monde), elle réunit, comme dans un foyer, les lumières des siècles qui l'avaient précédée, et répand sur ceux qui se sont écoulés après elle, des clartés trop souvent obscurcies par les nuages de la philosophie régnante, perdues peu à peu dans la nuit de la barbarie, mais rallumées avec une nouvelle activité dans les temps modernes, et rappelant l'image du soleil qui ne se dérobe à nos yeux que pour éclairer

un nouvel hémisphère. Dès-lors, la voix d'Hippocrate n'est plus celle d'un seul homme qui, quelque
grand qu'il fût, ne donnerait point à l'autorité
toutes les garanties qu'elle demande ; c'est la voix
d'un grand nombre de siècles, l'expérience accumulée de plusieurs âges.

Indiquons rapidement les notions qui peuvent
répandre quelque jour sur l'état de la médecine avant Hippocrate. Cette vérité nous paraît
si importante en elle-même et dans ses rapports
avec nos vues, que nous croyons pouvoir nous
arrêter quelques instans sur cet objet. Nous n'avons,
il est vrai, que peu de renseignemens positifs sur la
médecine des temps anciens, mais cette obscurité
même ne doit point servir contr'elle ; et beaucoup
d'auteurs auraient dû plutôt garder le silence sur
ce point, que de s'abandonner à l'esprit d'erreur
et de calomnie. Pline établit que, depuis la guerre
de Troye, la médecine, parvenue déjà à un haut
degré de gloire, demeura couverte des ténèbres les
plus épaisses, jusques à la guerre du Péloponèse,
c'est-à-dire, pendant sept cent soixante-trois ans,
époque à laquelle Hippocrate ralluma son flambeau.
Je ne puis partager, ni l'opinion trop avantageuse
qu'a cet historien de la médecine primitive, ni le
jugement défavorable qu'il porte de celle des temps
intermédiaires, et encore moins cette longue suspension de toute culture de l'art : telle n'est point
la marche de l'esprit humain, qu'il faut avoir sans
cesse sous les yeux, quand on examine des questions
analogues. Les notions de ce genre peuvent en

effet , jusques à un certain point , suppléer au
silence de l'histoire. Elles dissipent une foule de
préjugés sur les sciences et les arts de ceux que
nous appelons les anciens : en général, on élève trop
les hommes et l'on rabaisse trop les choses. L'on
oublie les grands maîtres qu'ont eus les uns , et
l'autorité et l'espèce de consécration que le temps
avaient données aux autres (1).

D'abord , entre Esculape et Hippocrate , l'on
compte huit cents ans d'intervalle , et dix - huit
générations non interrompues , qui présentent des
noms illustres que la reconnaissance publique a cru
devoir conserver. Esculape était un vrai médecin ;
il savait manier avec assurance et habileté les
armes les plus dangereuses de la thérapeutique.
De son temps, l'on voit déjà la médecine se dé-
gager des entraves de la superstition , et devenir de
plus en plus une science naturelle. Est-il conve-

_____

(1) Ces préjugés ne pourraient être détruits que par une histoire philosophique des progrès de l'esprit humain; mais nous
n'avons pas cette histoire, ni peut-être les matériaux pour la
faire. Condorcet n'a donné que quelques aperçus, et il s'est
montré trop pressé d'arriver à la gloire des temps modernes ,
pour pénétrer dans l'obscurité des temps anciens. Pour faire un
pareil ouvrage, l'on ne devrait compter que sur quelques documens isolés, qui font connaître l'état de certaines parties des
sciences , et conjecturer celui des autres , ainsi que des
sciences limitrophes , sur les lumières du sens commun,
et sur l'expérience de ce qui est arrivé chez d'autres peuples.
Cette histoire, qui embrasserait celle de l'homme lui-même ,
de ses institutions, des sciences et des arts, serait très-utile,
puisqu'elle renfermerait la philosophie de tous les travaux de
l'intelligence humaine.

nable de fixer l'époque précise à laquelle les Périodeutes ou les médecins ambulans ont commencé
à paraître ; ont-ils eu même un commencement ?
Quelque habiles qu'on suppose qu'ils deviurent
dans la suite, n'étaient-ils pas les descendans de
ces empiriques que l'on retrouve chez tous les
peuples, même chez les nations les plus sauvages.
Faut-il en croire Celse, lorsqu'il a l'air de penser
que les premiers médecins et presque les premières maladies datent de l'époque où parurent les
premiers philosophes ? La médecine constituant un
besoin de première nécessité, comme celui de la
nourriture, du logement, etc., n'y a-t-il pas
eu, dans tous les temps, des individus destinés à
le satisfaire ? Et dès-lors notre art n'a-t-il pas dû
faire des progrès aussi rapides que tous les autres ?
On ne peut donc point admettre, avec un des
historiens les plus distingués de la médecine, que
celle-ci n'a commencé à être pratiquée extérieure-
ment que vers la L.ᵉ olympiade, c'est-à-dire, à une
époque qui correspondrait à la naissance de Pythagore, et aux premiers travaux de la philosophie.
Je ne puis pas croire sans preuve que les Périodeutes ne soient que les disciples de Pythagore,
obligés de se disperser après la ruine de l'institution fondée par ce grand homme.

Le fameux Acron d'Agrigente, qui n'est pas le
fondateur de l'empirisme, comme on l'a prétendu,
mais seulement un des médecins les plus célèbres
de cette secte durant son premier âge, était du
nombre de ces Périodeutes. Rien ne prouve qu'il ait

eu aucune relation avec les disciples de Pythagore. On connaît les disputes assez vives et presque indécentes qui eurent lieu entre Acron et Empédocle. Ces querelles ne représentent pas mal la lutte qui commença dès-lors à s'établir, et qui ne finira pas peut-être de long-temps, entre les médecins *philosophes* et les médecins praticiens. Tandis qu'Empédocle s'amusait à compléter la théorie des élémens, et imaginait une hypothèse qui devait infecter la médecine pendant des siècles, Acron parcourait la Grèce, marquait tous ses pas par de nouvelles guérisons, et au milieu même de ses malades, composait sur la médecine et sur la diététique, des ouvrages que nous regrettons encore.

Nul doute que, dès les premiers temps, il n'y eût des médecins de profession, quoique l'histoire ne présente que quelques noms plus illustres que les autres, ou qui, rattachés à quelque circonstance particulière, ont échappé à l'oubli par un heureux hasard (1). La médecine est un art muet, a dit Virgile, et les artistes habiles qui la pratiquent sont plus souvent récompensés par le souvenir de

_____

(1) « On ne doit attribuer, dit Goguet (de l'origine des lois, des arts et des sciences, tom. V, p. 183), l'ignorance où nous sommes des noms et de la capacité de ceux qui ont cultivé la médecine, depuis les enfans d'Esculape jusques à Hippocrate, qu'aux temps auxquels ils ont vécu. L'histoire de ces siècles est très-confuse et très-défectueuse. Les médecins ne sont pas les seuls qui aient lieu de s'en plaindre. Il ne se présente que trop d'occasions de s'en convaincre, par rapport à bien d'autres objets. » Voyez aussi Le Clerc, Histoire de la médecine, 1.ᵉ partie, liv. II, ch. 1.

leurs malades, que par les bruits d'une vaine renommée. Heureux même les médecins dont on parle peu ! Il faut le dire à la honte de l'histoire : elle n'a conservé que les noms de ces conquérans et de ces dévastateurs qui ont bouleversé les sciences et le monde. Les savans observateurs, les princes modérés, les nations sages et tranquilles ont été obligés de céder la place aux systématiques hardis, aux souverains ambitieux, aux nations guerrières et turbulentes ; serait-il donc vrai qu'il fallût faire beaucoup de mal aux hommes pour qu'ils se souvinssent de nous ? Et de nos jours, combien d'excellens médecins n'y a-t-il pas, qui sont répandus ou cachés dans les villes et les campagnes, et dont l'histoire taira les noms et les services ?

Nous allons recueillir les témoignages de l'antiquité sur l'existence des médecins dès les âges les plus reculés. Dans la Genèse, Joseph ordonne aux médecins égyptiens, d'embaumer le corps de Jacob (1). Ces médecins me paraissent être les pastophores, qui étaient réellement chargés de ce soin, ainsi que de toute la partie mécanique de la médecine. Moïse établit dans ses lois, que si deux hommes se battent, et qu'il y en ait un de blessé, l'aggresseur rendra à celui-ci tout ce qu'il lui en aura coûté pour se faire guérir (2) : *mercedem medici solvet*, dit la paraphrase chaldaïque sur ce verset. Ce serait donc à tort qu'on aurait prétendu que, chez les Hébreux, les lévites seuls étaient

(1) *Gen. c.* 50. *v.* 2.
(2) *Exod. c.* 21. *v.* 29.

chargés du soin des malades, et que l'on n'employait que des purifications et des pratiques religieuses. On a confondu les maladies que le législateur s'était réservées, avec celles qu'il abandonnait aux secours naturels. D'ailleurs, des précautions d'isolement qu'il consacrait à sa manière, n'étaient pas contraires à l'administration de tout remède. Voici le passage qu'on lit dans l'Ecclésiaste ; il est remarquable par une sage alliance de la philosophie et de la piété :

« Honorez le médecin par le besoin que vous pouvez avoir de lui ; car c'est le Très-Haut qui l'a créé. »

« La médecine vient de Dieu, et elle mérite d'être comblée des présens des Rois. »

« La science du médecin l'élèvera en honneur, et lui attirera les éloges des grands. »

« C'est le Très-Haut qui a fait naître du sein de la terre tous les remèdes ; et l'homme sage n'aura point d'éloignement pour cet art. »

« Dieu a fait connaître aux hommes la vertu des plantes. Le Très-Haut leur en a donné la science, afin qu'ils l'honorassent dans ses merveilles. »

« C'est par elles que Dieu même calme les douleurs, et détruit les maladies. Ceux qui connaissent cet art, en font des compositions salutaires, des onctions propres à rendre la santé, et en varient les préparations en mille manières différentes. »

« Mon fils, ne vous abandonnez pas vous-même dans la maladie, mais priez le Seigneur, et il vous guérira. »

« Offrez à Dieu des victimes pures et parfaites ; et appelez le médecin. »

« Car c'est le Seigneur qui l'a créé ; qu'il ne vous quitte pas , son art vous est nécessaire (1). »

Salomon avait écrit des traités sur les plantes et sur les animaux , et il se plaignait que de son temps l'on faisait trop de livres. L'histoire naturelle était donc cultivée à cette époque ; la médecine devait l'être : c'est à celle-ci que celle-là doit toujours sa première origine et ses progrès.

Les historiens racontent qu'il n'y avait aucun pays où les médecins fussent en aussi grand nombre qu'en Égypte. Il y en avait pour les maladies des yeux, de la tête, des dents , etc. ; les affections internes avaient aussi les leurs. Il est à croire cependant qu'il y avait , en même temps , des médecins qui saisissaient l'art dans son ensemble. Une mutilation absolue est aussi impossible à exécuter, qu'elle serait absurde à concevoir. Homère remarque que tous les Égyptiens étaient médecins ; et ils devaient l'être d'après ce régime sévère auquel la loi les soumettait, et cette médecine de précaution à laquelle ils étaient astreints tous les mois.

Il paraît que , de temps immémorial, l'art des accouchemens constituait une profession particulière confiée aux femmes. D'après les termes dont se sert Moïse, les sages-femmes Égyptiennes faisaient usage de quelque machine propre à faciliter l'ac-

---

(1) Ecclésiast. c. XXXVIII,

couchement : c'était, autant qu'on le peut conjecturer, une espèce de chaise sur laquelle elles faisaient mettre les femmes au moment du travail.

Les Grecs eurent des médecins bien avant Hippocrate. Nous allons citer les plus fameux : les ancêtres d'Hippocrate, Hippolochus fils de Podalire, Sostrate I, Dardanus, Cléomytidée I, Crisamis I, Théodore I, Sostrate II, Crisamis II, Cléomytidée II, Théodore II, Sostrate III, Nébrus, Gnosidicus, Chrysus, Elaphus, Hippocrate, Héraclide, Nicomachus, et Gorgasus, fils de Machaon ; Zamolxis, Pythagore, Démocède, Polyclète, Alcméon, Empédocle, Pausanias, Métrodore de Cos, Epicharme, Eudoxe, Timée, Héraclite, Démocrite, Diagoras, Acron, Apollonides, Antigènes, Ægimus, Euryphon, Hérodicus, Iccus, Alexias, etc. Les médecins contemporains d'Hippocrate sont plus connus et plus nombreux ; on mentionne Phaon, Philistion, Ariston, Phérécles, Pythoclès, Philétas, Acuménus, Pittalus, Archidamus, Méton, Eryximachus, Ctésias de Gnide. Du temps de Solon (XLIII.e olymp., 608 ans avant J.-C.), il y avait déjà des médecins à Athènes.

Chez les Romains, au rapport de Pline, il n'y aurait pas eu de médecins à titre avant l'an 600 de Rome ; mais Denys d'Halicarnasse dit en passant, que, trois cents ans après la fondation de cette ville, une horrible peste ayant régné, le nombre des médecins se trouva trop petit relativement à celui des malades.

L'on voit donc que, dès les temps les plus anciens, il y a eu des médecins, et que c'est à tort
que l'on dit que la médecine n'a été, chez presque
tous les peuples jusques à Hippocrate, qu'un ramas
de pratiques superstitieuses et de jongleries sacer-
dotales. Je ne nie point que, dans les âges primitifs, on n'insistât beaucoup sur ces pratiques ;
mais j'admets que peu à peu et de très - bonne
heure, les moyens naturels furent de plus en
plus employés. La plupart des historiens n'ont
pas assez distingué les temps. C'est ainsi que
Strabon raconte que, chez les Égyptiens, on expo-
sait les malades sur les places publiques : ce qui
n'est vrai que pour les âges les plus reculés.
Diodore rapporte encore, qu'on les faisait coucher
dans les temples, afin que l'oracle leur révélât,
pendant leur sommeil, ce qu'ils devaient faire pour
obtenir leur guérison. Mais tout prouve que si cette
coutume existait, elle n'était ni générale, ni exclusive. Dans Hérodote et dans les auteurs les plus anciens, on ne trouve rien qui autorise à croire que
les Égyptiens missent en usage des pratiques superstitieuses dans le traitement des maladies. Je ne
garantirai pas cependant que le peuple sur-tout, les
prêtres et même les philosophes ne les associassent
quelquefois à la médecine naturelle. On a confondu les temps de gloire avec ceux d'humiliation.
L'Égypte devenue esclave se déshonora par tous
les travers de l'esprit humain, comme il est arrivé
aux autres nations, dans les mêmes circonstances ;
et les Égyptiens des derniers temps n'entendaient

plus ni leur langue, ni leurs cérémonies, ni leurs antiques sciences; ils ne faisaient que rêver sur leur souvenirs.

C'est ainsi que, pour ce qui regarde les Grecs, on aurait tort de conclure que leur médecine était toute superstitieuse, de ce qu'elle l'était quelquefois ; qu'ils n'avaient pas des médecins, de ce qu'ils avaient des prêtres d'Esculape ; et que l'on ne recevait pas les remèdes des uns, de ce qu'on obéissait aux oracles des autres. Jusque dans les derniers temps, et sous les yeux des plus grands médecins, les prêtres exploitèrent la crédulité publique. Sous Adrien même, le philosophe Aristide se montra le modèle d'une superstition aveugle et stupide. Pergame avait un temple d'Esculape en grande réputation du temps de Galien ; l'illustre médecin préconise le Dieu de sa patrie, et ajoute foi à ses prétendues révélations.

On n'a pas assez distingué les prêtres des médecins, les temples d'Esculape des Écoles de médecine. Il y avait un très-grand nombre de temples dans la Grèce, et il n'y avait que quelques Écoles proprement dites ; les uns n'étaient donc pas les autres. Que les Écoles se fussent formées à côté des temples, cela n'est nullement étonnant, il en a toujours été ainsi pour les temps anciens et modernes. Esculape était regardé par les prêtres comme un Dieu, comme un médecin par ses confrères ; il ne fut déifié que cinquante ans après sa mort; encore même son temple n'était-il, dans le principe, qu'un témoignage de gloire et de reconnaissance, élevé par ses neveux.

Peu-à-peu sa réputation divine s'accrut ; *è longinquo venератио.*

Croit-on qu'Hippocrate ait jamais recueilli et expliqué les songes des malades ? Ne s'exprime-t-il pas franchement sur toutes ces jongleries ? Ne reconnaît-on pas aisément, d'après les écrits qui nous restent, que ce grand homme, ainsi que Polybe et Thessalus, étaient de vrais médecins ; peut-on penser qu'ils ne le fussent que de quelques jours ; et qu'ils eussent été les premiers à avoir renoncé à vivre de l'autel ?

Il paraît que les Asclépiades médecins se rapprochaient beaucoup des Périodeütes. Hippocrate parcourait les villes de la Thessalie et de la Thrace. Plusieurs passages des livres de Cos prouvent que ses élèves pratiquaient la médecine de la même manière : voyez entr'autres le traité *De aëre, locis et aquis.*

Dans les temps primitifs, les Rois avaient leurs médecins à titre. Polyclète l'était de Phalaris, tyran d'Agrigente ; Apollonides de Cos était médecin d'Amytis, fille de Xerxès (L X X I X.e olymp.). Hérodote le range parmi les médecins célèbres de son siècle ; il y avait donc une concurrence établie.

On avait des médecins d'armée ; leur institution remontait même très-haut, Machaon et Podalire peuvent être considérés comme ayant eu ce titre dans l'armée des Grecs au siége de Troye. On doit le penser d'après l'idée qu'on avait d'eux : « le fils d'Esculape, dit Homère, habile à enlever les traits qui restent dans les blessures ou à verser un

baume salutaire , vaut seul un grand nombre de
guerriers (1). » Les deux frères se consultaient réciproquement dans tous les cas , comme l'assure
Diodore de Sicile (2); et selon cet historien , ils
acquirent une telle réputation , qu'on les dispensa
de prendre part aux combats. Xénophon parle des
médecins militaires. Sprengel croit , il est vrai ,
qu'on les appelait seulement après la bataille
pour panser les blessés ; mais cette circonstance
seule ne prouverait pas qu'ils ne suivissent l'armée,
et ne lui fussent spécialement attachés. Tous
les médecins n'ont pas le courage des médecins
français ; qui portent leurs secours au milieu des
combats. Xénophon rapporte que Cyrus , lorsqu'il
prépara ses expéditions , fit le choix des médecins
les plus habiles, et approvisionna son armée de toute
espèce de remèdes. Il est possible que le guerrier
philosophe , dans un ouvrage qui est plutôt un admirable roman qu'une histoire fidèle , ait indiqué
plus ce qu'il fallait faire, qu'il n'ait raconté ce que
l'on faisait réellement chez les Perses. Il est très-sûr
que , pour son compte, il ne négligeait rien sous
ce rapport , comme il en donna tant de preuves
dans sa fameuse retraite des dix mille. Quand
ce général trouvait des malades ou des militaires
blessés , il les faisait transporter sur-le-champ aux
bagages , par les valets de l'armée ou par des
soldats , selon l'urgence des cas. Ce grand homme

_____

(1) Iliad. c. XI.
(2) Liv. IV.

ayant eu, à la suite d'un combat, un trop grand
nombre de blessés à conduire au milieu des pour-
suites de l'ennemi , séjourna pendant trois jours
dans le premier village qu'il trouva sur sa route , y
installa ses malades , et détacha de son armée huit
médecins pour les soigner (1). Lycurgue avait mis
des médecins auprès de ses soldats; ils devaient se
placer au centre de l'armée avec les commissaires
des guerres , afin qu'ils pussent remplir plus aisément leurs fonctions (2).

L'auteur du traité *De medico* dit que , pour se
rendre habile dans le traitement des blessures , et
notamment dans l'extraction des dards , l'on doit
suivre les camps. Quand les Athéniens envoyèrent
des troupes en Sicile , Hippocrate leur donna son
fils Thessalus pour médecin , et voulut qu'il fît le
voyage à ses dépens. Malgré le mauvais succès de
l'expédition , les Athéniens honorèrent Thessalus
d'une couronne d'or à son retour, après trois années
de service.

L'Égypte avait ses médecins des pauvres ou
plutôt des médecins publics. Au rapport de Diodore,
il n'en coûtait rien aux Égyptiens pour se faire
traiter, quand ils étaient à la guerre , ou quand ils
voyageaient dans le royaume. Il y avait des mé-

---

(1) Xenoph. *De expedit. Cyri.*

(2) *Sunt autem hi (qui ad tabernaculum publicum pertinent)
quicunque contubernio cum paribus utuntur , et auspices et medici et tibicines et copiarum apud impedimenta præfecti.* Xenoph.
de rep. laced.

decins payés des deniers publics pour prendre soin
de ceux qui tombaient malades dans ces occasions (1). Un soin aussi paternel de la part du
Gouvernement indique une haute civilisation, et
une culture avancée de la médecine elle-même.

Depuis très-long-temps, quand Hippocrate parut,
les médecins visitaient les malades. On a fait remonter l'institution de la médecine clinique à
Esculape ; il faudrait lui donner une origine bien
plus reculée. Le premier jour qu'il y eut un malade qui ne put aller trouver le médecin, celui-ci
dut venir chez le malade, et dut être, si l'on veut,
l'inventeur de la médecine clinique.

Au siècle d'Hippocrate, on connaissait les con-
sultations de médecine. L'auteur du traité *De
præceptionibus* en parle expressément comme d'une
chose déjà ancienne. Il y avait même des médecins
qui avaient la prétention de les refuser, ou de ne
les appeler que fort tard, et qui les déshonoraient
par les écarts de leur amour-propre.

Il paraît que les médecins formaient alors des
espèces de Colléges. Les nations de l'antiquité avaient
une législation médicale qui manque aux nations
modernes les plus civilisées. Il fallait donc que les
médecins se réunissent pour décider des contra-
ventions au code médical, et qu'ils fussent régulière-
ment constitués.

_____

(1) *In expeditione bellicâ aut intrà patriæ fines peregrinatione,*
absque mercede curantur ; medici enim annonam ex publico acci-
piunt. Diod. Sicil.

Au rapport de Diodore, lorsque les médecins Égyptiens suivaient les règles légales, ils étaient à l'abri de toute poursuite; lors même que le malade venait à périr; mais s'ils s'en écartaient, ils devenaient responsables de l'évènement, et pouvaient être punis de mort, si le malade succombait (1). Aristote cite une loi d'Égypte, par laquelle il leur était défendu, à moins qu'ils ne voulussent le faire à leurs risques, de remuer les humeurs, ou de purger avant le quatrième jour dans les maladies aiguës (2). On s'est élevé contre cette législation, et on a soutenu que, résultat de l'ignorance la plus aveugle, elle consacrait celle-ci à jamais et arrêtait les progrès de l'art. Mais l'on doit observer que le même esprit de rigorisme régnait dans toutes les institutions de l'Égypte, et que ce peuple n'en était pas moins parvenu à un très-haut degré de civilisation. En général, les législateurs anciens donnaient le plus grand empire à la loi; pour eux rien n'était indifférent, et ne devait être abandonné au caprice des individus. D'ailleurs, n'y avait-il pas plusieurs ordres de médecins? La loi ne regardait-elle pas seulement les Pastophores, dernière classe de prêtres, chargée de toutes les opérations mécaniques du sacerdoce, c'est-à-dire, les officiers de santé de l'Égypte? Cette conjecture s'appuie sur l'autorité de l'auteur de l'*Histoire pragmatique de la Médecine* : « les Prophètes, dit-il, prédisaient

---

(1) Diod., liv. V.
(2) *De republ.*, *lib. III, c.* 15.

les changemens, et les terminaisons des maladies, et les prêtres inférieurs les traitaient strictement d'après les règles qui leur étaient prescrites dans les livres d'Hermès (1). »

Le code médical était le résultat de l'expérience des siècles ; il avait été composé par une association nombreuse de médecins du premier mérite : *medicinam ex lege scriptá per multos, ab antiquo, medicos illustres concinnatam applicant* (2). Il y avait donc en Égypte, de temps immémorial, de grands médecins, ainsi que des livres de médecine (3). Platon semble

_____

(2) Trad. de M. Jourdan, t. I, p. 58.

(2) Diod., l. c.

(3) Le livre sacré, *Embre*, avait été fait en partie, à ce que l'on prétend, d'après les connaissances gravées sur les colonnes de Thaut, et dès l'époque où l'on commença à écrire sur le papyrus. « Il est infiniment probable, dit Sprengel, que ce livre contenait le recueil des observations séméiologiques faites jusqu'alors ; car les médecins des temples d'Égypte s'en servaient pour prédire si les maladies devaient se terminer par la guérison ou par la mort. Diodore nous laisse à penser qu'ils établissaient principalement leurs diagnostics sur la position des malades dans leurs lits, position qui fournit en effet des signes d'après lesquels on arrive, dans bien des cas, à des résultats plus précis qu'à l'aide de tous les autres réunis. » *Ouv. cit.* p. 33.

« On doit regarder les Égyptiens, dit Goguet (ouv. cit., t. IV, p. 92), comme les premiers qui aient réduit en principes et assujéti à de certaines règles, les pratiques vagues et arbitraires auxquelles on s'en était tenu pendant bien des temps. Ils passaient dans l'antiquité pour avoir cultivé la médecine, plus anciennement et plus savamment qu'aucun autre peuple (Homère, Socrate, Pline, Clément d'Alexandrie). » Suivant Pline et Strabon, Hippocrate aurait puisé dans les registres publics une très-grande partie de ses connaissances. Ces livres, selon ce dernier, traitaient spécialement du régime. Nous ne pouvons par-

insinuer que, de son temps, les médecins d'Athènes
dirigeaient le traitement de leurs malades d'après
certains préceptes qui leur étaient tracés, et qu'ils
étaient responsables envers l'état des morts causées
par leur négligence. Ce qu'on lit dans Aristote,
vient à l'appui de cette première conjecture. Selon
lui, les médecins ne rendaient compte de leur
conduite qu'à leurs collègues. Il y aurait donc eu
un Collège de médecine à Athènes. Observons,
cependant, que l'auteur du traité *De arte* dit,
que la médecine est la seule profession où les délits
ne soient punis que par l'infamie, et c'est à cette
impunité qu'il attribue le grand nombre de charlatans qui désolaient les villes de la Grèce. La distinction que cet auteur met entre les bons et les
mauvais médecins, et les qualités qu'il exige des
premiers, suffiraient pour prouver la perfection de
l'art à cette époque ; d'ailleurs, les traités *De arte*
et *De priscâ medicinâ* sont consacrés à établir son
existence. Dans la préface des traités *Prædictorum
lib. II*, *De victûs ratione in acutis*, *De aëre, locis
et aquis*, l'on revient souvent sur les caractères qui
signalaient les vrais médecins. Il ne faudrait pas
avoir lu les ouvrages d'Hippocrate, pour penser un
seul instant que la médecine et les médecins n'existaient que depuis peu de temps à cette époque.

Un passage de Xénophon prouverait que les jeunes

---

tager en entier cette idée de Strabon, mais ce fait n'en établirait
pas moins les relations que la médecine d'Hippocrate a pu avoir
avec celle de l'Egypte. Nous retrouvons la loi Égyptienne, citée
par Aristote, dans les aphorismes d'Hippocrate,

médecins, avant de s'établir sur le territoire de
la république d'Athènes, étaient obligés d'en demander la permission dans un discours public, où
ils faisaient connaître la manière dont ils avaient
pratiqué cet art jusqu'alors, et quels avaient été
leurs maîtres. Sans doute, que le peuple n'inter-
venait que comme témoin ; les Grecs aimaient
beaucoup plus que les nations modernes à se
mêler de leurs affaires, et celles-ci n'en allaient pas
plus mal. Il est à croire que le Collége seul des
médecins devait être chargé de l'examen des can-
didats. Hyginus dit qu'il existait, chez les Athéniens,
une loi qui défendait aux esclaves l'exercice de l'art,
réservé exclusivement aux hommes libres. Les Grecs
avaient donc senti l'importance de la médecine,
et celle-ci avait dû déjà se rendre digne d'une
confiance aussi honorable. On a prétendu peut-être
à tort, sur un passage d'Aristote, que le code
d'Athènes distinguait trois classes de médecins pu-
bliquement reconnus : les architectes, les démiurges,
et ceux qui se livraient à la culture de l'art dès
leur tendre jeunesse. Mais lors même qu'il ne serait
question que d'une distinction imaginée par le philosophe, et non d'une classification autorisée par
les lois de l'état, ce passage ne tendrait pas moins
à faire penser que la médecine était assez cultivée
pour que l'on pût concevoir l'existence d'artistes
de différens ordres.

On objectera, peut-être, que les institutions et
les lois que nous avons rappelées sont postérieures à
Hippocrate. Mais il est à remarquer que les auteurs

qui en font mention, et qui sont plus ou moins
rapprochés du médecin de Cos (Platon et Xénophon
naquirent avant sa mort); n'en parlent que comme
de choses établies depuis une époque qu'ils ne fixent
pas. L'on peut ajouter qu'ils en parlent en passant
et comme par hasard; ce qui autorise à croire que,
si nous n'en savons pas davantage sur ce sujet, il
ne faut s'en prendre qu'au peu de renseignemens
qu'on nous a laissés, renseignemens qui portaient
d'ailleurs sur des points que l'on ne devait pas
traiter *ex professo.*

Il y avait des Écoles de médecine; elles étaient
même multipliées. Dans un espace assez resserré,
l'on comptait celles de Rhodes, de Cos et de Gnide.
L'époque précise de leur fondation se perdait dans
la nuit des temps. L'École de Rhodes était très-an-
cienne, et celle de Cos suivait le fil des générations
qui l'avaient illustrée jusqu'à Esculape. Hérodote
signale plusieurs autres Écoles de médecine qu'il
dit être très-fameuses, et entre autres celle
de Cyrène et de Crotone. Il ne faut pas oublier
encore celle d'Italie établie à Agrigente, et qui dut
sa naissance, à ce que l'on croit, à Pythagore, 550
ans avant J.-C. Toutes ces Écoles qui florissaient en
même temps, et qui, rapprochées par les distances,
se surveillaient et s'excitaient réciproquement,
durent hâter les progrès de la médecine. Galien (1)
dit qu'avant Hippocrate les descendans d'Esculape
traitaient les maladies suivant des règles confirmées

(1) *Meth. med.*, lib. I, p. 35.

par de nombreuses guérisons, et que leurs trois
Écoles se félicitaient à l'envi de plusieurs excellentes
découvertes.

Nous n'avons que peu de détails sur la manière
dont on y enseignait la médecine, pour nous
assurer du véritable état de la science. Quelques
traités faussement attribués à Hippocrate, mais
qui appartiennent à son École, et dont on ne
peut pas du moins contester l'antiquité, nous don-
neront quelques documens précieux. Le disciple
se liait avec le maître par un serment solennel
(*jusjurandum Hipp.*). On aurait une idée bien
fausse de cette initiation, si l'on n'y voyait que le
mystère de la superstition et de l'ignorance. L'on
considérait la médecine comme une chose sacrée, et
les choses sacrées n'étaient réservées qu'aux âmes
pures. Des sages avaient donc reconnu, de très-
bonne heure, que la médecine peut être un instrument très-dangereux dans les mains de l'ignorance et de la stupidité, de la négligence ou de la
scélératesse. Ils avaient senti que les formes sévères
d'une initiation religieuse devaient interdire son
étude, à ceux qui y apportaient un cœur pervers,
des facultés bornées, ou une volonté paresseuse.
Nos réceptions, pour être plus faciles, donnent-elles
plus de garanties? Que de conditions n'exigeait-on
pas du néophyte! On lui demandait des mœurs irré-
prochables et des talens naturels; l'on voulait qu'il
eût commencé jeune à étudier la médecine (1);

_____

(1) « Je plains ceux qui ont commencé tard leur éducation

et qu'il eût déjà fait paraître un goût prononcé
pour l'étude ; on avait donc beaucoup de choses
à lui enseigner (1). On recommandait sur-tout à
l'élève de choisir avec discernement le lieu de ses
études ; il y en avait donc un grand nombre : et quel
était celui que l'on désignait ? Était-ce une École
où l'on pût apprendre l'Anatomie, l'Histoire naturelle, la Chimie, la Physique, la Mécanique, les
Mathématiques, telles du moins, que ces sciences
étaient cultivées à cette époque ? On envoyait le can-
didat dans une École toute pratique. L'on voulait
que le maître eût un lieu approprié aux opérations
chirurgicales, et qu'il eût à sa disposition tout ce
qui lui était nécessaire à cet effet ; car il paraît

---

médicale, dit l'auteur du traité intitulé *Prœceptiones.* La connaissance de l'art ne s'acquiert que par une expérience qui remonte très-haut dans l'avenir. Les médecins qui ont appris dans
un âge avancé, sont pour les malades une véritable peste ; ils les
trompent, ne pouvant les guérir ; ils ne savent pas définir les
maladies, ni parler avec clarté auprès du malade, ou des assistans.
Pour moi, si je me trouvais avec ces sortes de gens auprès des
malades, je ne les interrogerais pas sur la méthode rationnelle
qui dépend de la connaissance de l'art qu'ils n'ont point, mais je
leur demanderais leur avis, car ils peuvent bien saisir le caractère
de la maladie ; et quoiqu'ils soient nécessairement ignorans, étant
privés de la connaissance des dogmes et des principes généraux,
je pense qu'on peut tirer parti de leur expérience : et quel est
celui qui peut prétendre à la connaissance entière de dogmes
si multipliés, s'il ne s'appuie sur l'expérience la plus étendue ? »

(1) « L'art est long et la vie est courte. » Après une pareille
maxime, que le vieillard de Cos met en tête de ses immortelles
lois, comment a-t-on pu dire que la médecine ne venait que de
naître ? Il est très-remarquable qu'Hippocrate revient très-souvent
sur cette étendue de l'art.

que les opérations étaient faites dans la maison du
chirurgien et sous les yeux des élèves.

L'on peut voir dans le traité *De medico*, quels
étaient les instrumens et les secours d'une École
de médecine : ce ne sont pas tout-à-fait ceux que
nous trouvons dans nos conservatoires. Comment
s'y faisaient les leçons ? Un professeur montait-
il en chaire, et dissertait - il pendant une heure
sur un point théorique, permis ou non à l'élève
de l'écouter ? Il n'y paraît pas. Le maître con-
duisait le disciple au lit des malades ; il examinait, il
réfléchissait, il ordonnait et opérait sous les yeux
de celui-ci ; l'élève restait auprès du malade, et il
pouvait, quand il était assez instruit, suppléer le
maître absent dans certaines occasions pressantes. Il
paraît que, comme dans nos Écoles cliniques si
tard instituées, les jeunes gens étaient d'abord
auditeurs passifs, et qu'ils devenaient ensuite actifs.
Pour ne pas former des médecins routiniers, les professeurs enseignaient les principes généraux de l'art,
exprimés en langage aphoristique. Il fallait que les
maîtres employassent beaucoup de temps et de peine
à instruire les disciples, puisque ceux-ci s'engageaient par serment à rendre non-seulement le même
service à leurs enfans, mais encore à les nourrir
et à leur fournir tout ce qui pourrait leur être
nécessaire, s'ils tombaient jamais dans le besoin.
Le bienfait devait répondre sans doute à la reconnaissance. On conviendra qu'une leçon publique
et commune, sans autre relation du maître avec
le disciple, aurait été trop payée à ce prix. Ce

qui confirmerait encore l'opinion que les Écoles
Grecques étaient purement cliniques (1), c'est
qu'Hippocrate et ses successeurs ne restaient pas
fixés dans la même ville. Partout où ils rencon-
traient des malades, ils établissaient l'École clinique. Apprenaient - ils que quelque ville de la
Grèce était affligée d'une épidémie, ils y accou-
raient en foule, ou se distribuaient selon les besoins.
Des institutions aussi sages annoncent-elles une
médecine barbare ; et les nations les plus éclairées
n'auraient-elles pas quelque chose à profiter en
admirant de si beaux modèles ? Il faut le dire,
il y a loin des Écoles de la Grèce à celles de
l'Europe moderne, établies par des moines, ali-
mentées par des savans, entretenues par des Gouvernemens qui, les prenant au mot, les tiennent
sur le même pied que les Écoles chargées d'enseigner à lire, à compter, ou si l'on veut, les
sciences les plus relevées, mais toujours théoriques
et de pur raisonnement. Si jamais les praticiens
étaient chargés d'organiser cette partie de l'ins-

(1) « La bonne leçon émane de l'œuvre, tout raisonnement qui
n'est pas justifié par l'œuvre est mauvais. Discourir et ne pas agir
est un signe de vice dans l'art ; et ces discours abstraits dés-
honorent ceux qui les font, comme ils tuent le plus souvent ceux
qui s'y fient. Les médecins qui sur ces beaux discours se per-
suadent qu'ils possèdent la science-pratique, se dévoilent dans
l'exercice de l'art, comme l'or faux se découvre par le feu.
L'avis que nous donnons ici ne sera d'aucun secours aux individus dont il s'agit, pour leur faire comprendre que la fin
seule garantit la connaissance, au lieu que ceux qui ont pris la
voie de l'expérience feront des progrès journaliers. » *De decent. hab*

truction publique , ne se rapprocheraient-ils pas
dans leurs plans des institutions Grecques? Thierry,
Clerc et beaucoup d'autres médecins philosophes ,
ont émis des vœux analogues qui finiront sans doute
par se réaliser un jour.

La médecine, du temps d'Hippocrate, passait déjà
pour ancienne ; elle avait peut-être même à se défendre, contre le prestige que l'envie a toujours
attaché à l'antiquité , et l'auteur du livre *De priscâ
medicinâ* s'efforce de la justifier, en prouvant qu'elle
se rattache aux découvertes des âges les plus reculés ;
témoignage éclatant par lequel il honore à la fois
la médecine des temps antérieurs dont il reconnaît
et proclame les grandes découvertes, et la médecine
de son siècle qu'il met à sa place , d'après les idées
les plus profondes sur le développement de l'esprit
humain dans les progrès de l'art. « La Médecine,
dit-il , qui existe depuis long-temps , a découvert
des principes fixes et une route sûre , par laquelle on
est arrrivé depuis plusieurs siècles à une infinité de
vérités précieuses. Celui qui avec du talent dirigera
ses recherches en partant de ces vérités connues , en
augmentera le nombre. Celui au contraire qui , les
rejetant , prend une toute autre voie , et prétend avoir trouve des dogmes fondamentaux, se
trompe lui-même et trompe les autres avec lui.
Il n'y a nul autre moyen de faire faire de nouveaux
pas à la science , que de reprendre les premiers
travaux au point où ils ont été laissés. » Dans tous
les ouvrages d'Hippocrate ou de son École, on suppose, ou l'on rappelle cette antiquité des dogmes

de la médecine ; ce qui justifie l'idée que nous
avons donnée de l'École de Cos, et l'importance
que nous attachons à l'unité de l'art, considérée
comme le *criterium* de la vraie doctrine.

A l'époque où Hippocrate écrivit, l'on possédait
déjà un grand nombre d'ouvrages. Euryphou, médecin plus âgé que lui, avait publié les *Gnidiennes*,
recueil qui appartenait à plusieurs auteurs, ainsi que
le dit le vieillard de Cos, et qui réunissait les
travaux d'une École entière. Malgré les reproches
adressés par le chef d'une École rivale, on n'y
reconnaît pas moins une observation attentive et
une aversion décidée pour toute hypothèse; d'ailleurs, Hippocrate convient que les médecins qui
avaient écrit après la publication de ce traité, en
avaient corrigé la plupart des défauts. Aux Gnidiennes
l'École de Cos opposait avec orgueil les *Coaques*,
dont le titre et la texture annoncent également
le résultat des observations d'une association nombreuse de médecins. Le grand-père d'Hippocrate
y avait, dit-on, beaucoup coopéré. Il y a apparence
que ce même auteur avait résumé les travaux de
son École dans la chirurgie ; les traités *De articulis*, *De fracturis* et *De vulneribus capitis*, qui
paraissent appartenir au même auteur, annoncent
une chirurgie très-perfectionnée. Dans ces ouvrages,
qui ont dû servir de modèle à Hippocrate, on retrouve les premiers germes de toutes les découvertes
qu'on lui a attribuées exclusivement. Il y est question des crises, du régime, etc.; on pénètre déjà
dans les profondeurs du pronostic. On commence à

se servir de la méthode simple et sublime que le vieillard de Cos porta si loin. Hippocrate lui-même, dans les ouvrages qui lui appartiennent incontestablement, est loin de se déclarer l'inventeur de toutes ces découvertes. Au contraire, dans le *Prædictorum lib. II*, il dit que l'on peut annoncer la mort, le délire et le retour à la santé, d'après ce qui a été écrit; qu'il n'est pas même très-difficile de faire des prédictions semblables, quand on a pris la peine de s'y exercer; mais qu'il y a des personnes qui abusent des connaissances en ce genre, parce qu'elles ne savent pas ce qui a été fait et écrit dans notre art. Quant au régime, Hippocrate se donne d'assez grands éloges sur cet objet; mais il n'en reconnaît pas moins que, très-long-temps avant lui, on avait employé la nourriture liquide, la tisane et tous les matériaux du régime; que l'on s'était déjà occupé de cette matière, mais que seulement les ouvrages qu'on avait faits n'étaient pas dignes du sujet; il dit que les médecins différaient d'avis sur les règles à suivre, et il se glorifie d'avoir trouvé ces règles. L'auteur *De priscâ medicinâ* avertit qu'il faut bien se garder de mépriser la médecine ancienne, de ce qu'elle n'avait pas tout connu.

Nous avons perdu un très-grand nombre de livres. Il paraît que chaque École possédait une bibliothèque, composée principalement des ouvrages des professeurs qui l'avaient illustrée depuis sa première fondation. Cnide avait la sienne; un certain Andréas qui, deux cent cinquante ans après

Hippocrate, avait écrit un livre sur l'*Origine de la médecine*, capable d'éclaircir tous nos doutes, accuse le vieillard de Cos d'avoir brûlé la bibliothèque de Gnide, pour dérober les traces des larcins qu'il lui reproche. Quoique cette accusation n'ait été regardée que comme une calomnie, elle n'en prouve pas moins l'existence d'un très-grand nombre de livres au siècle d'Hippocrate. L'École de Cos avait aussi une bibliothèque, Soranus l'avait dit-on parcourue (Dacier) ; nous n'avons que quelques ouvrages de cette collection précieuse. Dans ceux qui nous restent, nous trouvons l'indication de ceux que nous avons perdus. En voici la liste : l'auteur du traité *De fracturis* et *De articulis*, cite comme lui appartenant, un traité *des Frictions*, et un autre *de la Nature des glandes*, qui paraît être celui que nous avons sous ce nom. Celui-ci porte, en effet, le titre promis, et ce titre est exprimé d'une manière particulière : περι αδενων υπομελιης, *De naturâ perfectâ et absolutâ glandularum*. L'auteur *De articulis* promet de s'y occuper de la nature des glandes, de leur définition, de leurs maladies et de leur influence sympathique ; et ce sont ces mêmes objets que l'on trouve dans l'ouvrage *De glandulis*. On n'oublie pas d'y mentionner les glandes axillaires, à l'occasion desquelles l'auteur *De articulis* indique son traité *De glandulis*, auquel il renvoie. Ce même auteur rappelle un traité *des Plaies de tête* ;

Un second très-détaillé sur la nécrose en général ;

Un troisième sur les autres espèces de maladies, sans doute chirurgicales, dans lequel il devait s'occuper des symphyses de la mâchoire supérieure ;

Un autre où il devait exposer quelles sont les parties qui abondent en sérosité et qu'on peut ouvrir impunément ; et quelles sont celles qu'on n'ouvre pas, sans s'exposer à donner la mort, ou à causer de très-grands maux ;

Un traité *des Maladies des poumons* ;

Un autre sur les sympathies.

L'auteur du livre *De medico* cite, comme fait par lui, un traité sur les tumeurs et sur les moyens de procurer leur coction ; un second sur les plaies et les ulcères, et un troisième sur l'extraction des dards.

L'auteur *De septimestri partu* promet un traité sur les différentes révolutions des âges ;

Celui *De affectionibus* renvoie à un livre *des remèdes* qui appartenait sans doute à l'École elle-même.

Dans le siècle où parut Hippocrate, l'on remarque une activité singulière de l'esprit d'observation dans toutes les sciences en général, et dans la médecine en particulier. Tandis que les Périodeutes dégageaient de plus en plus celle-ci de l'empirisme rétréci des premiers âges, les philosophes devenaient observateurs ; et les titres de certains ouvrages de Démocrite prouvent qu'il n'était point entièrement étranger aux détails de l'art (1). Peu à

_____

(1) On comptait parmi ses ouvrages trois traités *des Maladies pestilentielles*, un livre *des Pronostics, de la Diète ou de la Science de la médecine, de la Fièvre, de la Toux.*

peu plusieurs Pythagoriciens , renonçant aux pratiques secrètes de leur École et à ses principes hypothétiques , devinrent des médecins très-distingués. Du temps d'Isocrate , on ne les reconnaissait déjà plus pour les descendans des anciens Pythagoriciens et ils n'y perdaient peut-être pas. La routine même des gymnases s'éleva à la noblesse de l'art raisonné de modifier la santé et les maladies par les différens exercices. Des hommes éclairés étaient à la tête des établissemens de ce genre. Hérodicus ne créa pas sans doute , comme on l'a dit, la médecine gymnastique , elle existait avant lui ; mais il est très-sûr qu'il la perfectionna et lui donna une forme systématique. Il paraît , suivant Hippocrate, que l'on possédait alors un grand nombre d'ouvrages sur la médecine gymnastique (1). Ils présentaient les travaux de l'observation la plus sévère , poussée même jusques à une sorte de superstition scrupuleuse. Dans le traité *De priscâ medicinâ* , on préconise les découvertes journalières faites sur le régime par les chefs de ces Écoles , d'après la méthode fondamentale de la vraie médecine , qui est, selon lui, l'observation de ce qui est utile ou nuisible au corps vivant.

C'est ainsi qu'on voit naître l'aurore du plus beau jour qui éclairera à jamais la médecine. En montrant comment Hippocrate a pu se former , nous sommes loin de vouloir rien diminuer de sa gloire ; il n'en est que plus grand , puisqu'il s'est élevé si haut au-dessus de si grands hommes , et qu'il a

---

(1) *Prædictorum lib. II.*

perfectionné la médecine , qui était portée à un
tel degré de splendeur. On conçoit ainsi le génie
d'Hippocrate ; j'oserai dire plus, on entrevoit l'espérance et les moyens de reproduire quelque chose
de ce personnage étonnant. Le plus souvent , on
le représente comme un prodige qui n'est fait que
pour humilier l'amour-propre et le condamner au
désespoir de ne pouvoir en approcher.

Nous commencerons par exposer la logique d'Hippocrate. On a trop insisté sur les dogmes qu'il a
établis, et pas assez sur la philosophie qui l'a dirigé.
On croit trop souvent avoir présenté sa doctrine ,
lorsque l'on a rappelé quelques-unes de ses idées
sur les altérations des quatre humeurs qu'il n'a
jamais formellement admises; sur la coction, sur
les crises et les jours critiques qu'il ne prenait pas
dans le sens rigoureux qu'on lui a attribué ; sur
le pronostic et sur le régime dont il était loin
d'être le seul inventeur. On a reproduit le matériel
de ses ouvrages , et non fait revivre cet esprit
qui les anime et leur assure l'immortalité.

Éclairé par l'inspiration de son génie, ou plutôt
par la contemplation des faits et par l'excellent esprit
de notre art , Hippocrate établit les vrais principes
sur l'origine de nos idées. « Il faut tirer toutes les
règles de la médecine-pratique, non d'une suite de
conséquences , quelque probables qu'elles puissent
être , mais de l'expérience dirigée par le raisonnement. Le jugement est une espèce de mémoire qui
rassemble et met en ordre les impressions reçues
par les sens; car , avant que la pensée se pro-

duise, les sens ont éprouvé tout ce qui doit la former, et ce sont eux qui en font parvenir les matériaux à l'entendement: Je dis donc, que le raisonnement ne doit être fondé que sur les phénomènes, et qu'il doit s'en étayer dans toute son étendue. Le jugement doit consulter la mémoire, pour qu'elle lui présente les phénomènes dans leur ordre de succession. La Nature a plusieurs causes cachées des changemens qu'elle nous offre, les phénomènes sensibles manifestent ces causes auxquelles ils sont enchaînés par les liens de la nécessité. C'est par cette voie seulement que l'esprit s'élève à la vérité (1); tandis que toutes les fois que les raisonnemens ne sont pas un enchaînement de sensations, mais seulement une suite de suppositions vraisemblables, on tombe dans des jugemens d'une fâcheuse conséquence. Ceux qui exercent la médecine sur de tels principes, en doivent être punis par de mauvais succès (2). »

Ces dogmes lumineux sur la génération de nos idées, sont tout autrement précis que la maxime tant célébrée d'Aristote: *nihil est in intellectu quod non priùs fuerit in sensu*; maxime qu'il n'a fait qu'émettre en passant, et dont il paraît qu'il a été loin de connaître la valeur et l'usage, comme cela est arrivé à plus d'un de nos métaphysiciens.

---

(1) Cette doctrine sur la manière par laquelle nous remontons des effets aux causes, et nous constatons par les phénomènes l'existence de celles-ci, quelque cachées qu'elles soient, est la même que celle qui a été si bien développée par Barthez: Voy. Nouv. Elémens etc., et la première section de cet ouvrage, p. 79.

(2) *Præceptiones.*

C'est ainsi que Platon disait que le jugement
joint à des sens aussi fins qu'exercés, et devenu
une même chose avec eux, était la source de toute
vérité (1), quoiqu'il ait oublié si souvent ce principe. Hippocrate développe, au contraire, toute
sa pensée. Il voit que l'on ne doit point procéder
d'après des raisonnemens qui ne seraient que des
hypothèses ou des énumérations incomplètes des
phénomènes. Les vrais raisonnemens ne sont, selon
lui, que le souvenir bien ordonné des circonstances
connues par les sens , de ces sensations même
généralisées, et rendues abstraites par la réflexion
qni les rassemble , et reproduites par la mémoire
qui les conserve dans leur ordre naturel de succession , dans leurs antécédens et dans leurs con-
séquens , c'est-à-dire , dans cet ordre qui manifeste
l'enchaînement intérieur qui lie les phénomènes,
et qui représente les ressorts secrets qui les unissent et les déterminent : ce qui est la seule voie par
laquelle nous pouvons connaître leur action, sans
pénétrer dans leur mécanisme. La Nature a des causes
de ses mouvemens ou de ses changemens ; les phénomènes seuls nous manifestent ces causes. Ainsi,
Hippocrate tient un juste milieu entre cette métaphysique empirique , qui s'arrête dans la sensation
même et ne peut pas se détacher d'elle par la
réflexion; pour s'élever aux dogmes de la science,
et entre cette métaphysique d'abstraction , qui
cherche les principes dans les idées innées (Dés-

---

(1) *De legibus, lib. XII.*

cartes), dans l'action de la divinité (Mallebranche),
dans les formes logiques de l'entendement (Kant),
dans des notions abstraites et vides de faits, ou
dans des distinctions puériles de mots (la scolastique). Il fait sentir la liaison qui unit les idées
les plus abstraites aux sensations les plus matérielles, les lois les plus générales aux faits les plus
particuliers. Nous osons l'assurer, nous ne connaissons aucun système d'idéologie, ancien ou moderne, qui nous paraisse aussi exact et aussi simple
que celui qui nous est présenté dans ces quelques
lignes. On n'en appréciera peut-être toute la vérité
que lorsque la logique de toutes les sciences, et
celle sur-tout de la médecine, sera fixée à jamais.
Nous ne craignons pas de le dire à un siècle qui
ne rabaisse sa gloire devant aucun autre : nous ne
devons pas encore entendre pleinement cette manière de philosopher, puisque nous ne la mettons
pas toujours en usage. Nos mains grossières ne
savent pas se servir encore d'un instrument si délicat
et si parfait.

Hippocrate ne se contente point d'établir des
dogmes généraux, il en fait l'application aux derniers détails de la science. Recueillir des faits, les
réunir par leurs plus grandes analogies, prendre
ces analogies dans les circonstances les plus importantes, tel est le moyen dont le vieillard
de Cos s'est servi pour élever le plus beau monument qui existe, nous ne dirons pas seulement
dans la science médicale, mais encore dans toutes
les autres sciences.

. Suivons les traces de cette marche admirable
dans quelques-uns de ses ouvrages. Heureusement il
nous en reste plusieurs auxquels il n'a point mis
la dernière main , et où l'on peut prendre , en
quelque sorte , le génie de l'observation sur le fait.
L'échafaudage est encore debout , nous pouvons
concevoir comment de si grandes masses ont été
portées à des hauteurs si prodigieuses ; le plan de
l'architecte et tous les instrumens dont il s'est
aidé frappent encore nos regards. Le peintre de la
nature est mort à côté de son ouvrage imparfait,
il a laissé son pinceau et ses couleurs ; nous pouvons les considérer, mais qui osera y toucher, pour
achever le magnifique tableau qu'il avait si bien commencé ? Ce sont sur-tout le premier et le troisième
livres des Épidémies , que l'on peut faire servir à
cette étude importante. A la fin de la troisième
Constitution , Hippocrate pose des dogmes qu'il a
sans doute puisés dans l'observation des faits particuliers qui viennent de passer sous ses yeux ; ou
plutôt ceux-ci n'ont fait que rappeler ceux-là , et
consacrer, par une dernière preuve , des vérités
d'expérience depuis long-temps pressenties. Dans
les deux premières Constitutions, qui étaient entièrement achevées, l'on ne cite aucune observation
individuelle , l'on ne mentionne aucun nom de
malade ; l'on ne rapporte aucune de ces circonstances singulières qui soutiennent et favorisent le
souvenir, et qu'on retrouve toujours dans les
histoires particulières, comme si l'auteur ne les
avait composées que pour lui seul , et pour fournir

des matériaux à sa pensée solitaire. L'auteur trace,
d'une main ferme, l'histoire générale de la Constitution; il résume, d'une manière assurée, tout ce
qu'il a vu dans les divers cas. Dans la troisième
Constitution, au contraire, l'on reconnaît les traits
du crayon, les lignes qui marquent le dessin, et
cette incertitude d'une main habile qui essaie un
croquis et prélude à un chef-d'œuvre. Il n'a point
donné à ce tableau les derniers coups d'un pinceau délicat, qui en arrêtent et fixent les contours;
il ne l'a pas encore embelli de ces couleurs pures
et animées qui en font une image vivante de la
nature. De temps en temps, l'histoire de l'épidémie est coupée par des aphorismes qui ne se
rattachent pas toujours à ce que l'auteur vient de
dire, mais qui devaient se lier sans doute à ce
qu'il venait d'observer, ou qui sont peut-être le
résultat de ces associations accidentelles que saisit
un grand génie sans cesse occupé de son sujet et
prêt à profiter de tout pour le féconder. Hippocrate
ne se montre pas asservi aux divisions scolastiques; la nature qui l'inspire, n'emprunte point
une forme aussi didactique. L'un parle selon les
modèles que l'autre lui présente. Il semble qu'il
rejetait à la fin de chacun de ses traités les observations que lui fournissaient ses notes, et qu'il
n'avait pas pu faire entrer dans le corps de l'ouvrage. Car il est très-sûr que des tableaux aussi
précis et aussi parfaits que ceux qu'il présente, supposent une infinité d'observations de détail, recueil-
lies jour par jour au lit des malades, et qu'elles

n'ont pas pu être faites en une seule et première
fois. Cette manière de composer un livre n'a pas
été du goût de quelques modernes. Mais aussi en
conviendrons-nous franchement , ce ne sont pas
des livres que les traités d'Hippocrate (1) ; ce ne

---

(1) Les livres de Cos appartiennent à plusieurs auteurs ; on en
convient pour le traité du Régime dans les maladies aiguës. La
quatrième partie , qui ne tient d'ailleurs au traité entier que
parce qu'il y est toujours question du même ordre de maladies ,
n'est pas d'Hippocrate. On y considère le *souffle* πνεῦμα comme
la cause générale des affections morbides , hypothèse qui est
postérieure au siècle de ce grand homme.

La seconde partie du traité de la Nature humaine doit être
rapportée à Polybe , ou plutôt le morceau d'angéiologie qui ne
fait pas même corps avec cette dernière , est seul de ce médecin ,
selon Aristote qui le lui attribue. Ainsi Galien aurait eu raison
de croire ce livre un recueil de fragmens appartenant à divers
auteurs ; selon nous , il y en aurait au moins trois différens.

Le quatrième livre des Maladies n'est pas dû à la même
plume que les trois premiers.

Il n'y a qu'un très-petit nombre de livres qui soient didactiques , et dans lesquels le même auteur ait achevé le plan
qu'il s'était proposé. Je ne connais que celui du Pronostic et
celui du Régime qui soient réellement clôturés : quant aux
autres , il est évident qu'ils ne le sont pas ; que ce sont des
fragmens que l'on ajoutait successivement, et que l'on perfec-
tionnait de plus en plus par des observations nouvelles , par une
méditation plus profonde et une rédaction plus précise. Presque
toujours, la fin parait d'autant plus imparfaite, que le commencement est plus soigné. Cette circonstance remarquable ferait
présumer que les ouvrages de l'École de Cos sont le fruit du travail
d'un grand nombre de médecins , et le résultat d'une réunion
prodigieuse d'observations particulières. On conservait celles-ci
avec le plus grand soin dans les archives de l'École , ainsi que le
prouvent les livres des Épidémies , rédigés avec plus ou moins
d'exactitude , et où l'on trouve même des répétitions multipliées. Ces ouvrages étaient toujours sur le métier : à mesure

sont point les discours de l'homme sur les maladies ; c'est la Nature qui a emprunté le secours de nos langues pour se dévoiler à nous. Nous avons sous les yeux les maladies elles-mêmes : nous les considérons sous le point de vue le plus important, ou plutôt sous tel point de vue que nous voulons. L'histoire des Constitutions est interrompue par l'histoire des maladies, qui paraissent appar-

qu'on croyait avoir assez de faits sur un point, on les rédigeait en lois, ou on les réunissait en traités particuliers. L'on rejetait à la fin les principes moins épurés, et l'on les livrait à des recherches ultérieures ; c'est ce que l'on voit évidemment dans les ouvrages aphoristiques qui se plient le mieux à cette manière de composition. Les dernières sections des Aphorismes ne sont pas d'Hippocrate ; elles sont le résumé des faits que l'on trouve dans des traités, qui ont été composés sans doute avant ces Aphorismes, et qui ne sont pas du vieillard de Cos. La plupart des écrits de ce genre finissent par des dogmes sur les maladies des femmes, et rappellent les principes du traité *ex professo* sur les affections de ce sexe : cette partie a dû être ajoutée dans tous par celui qui avait composé ce dernier ouvrage, ou du moins postérieurement à la publication de cet ouvrage. Telle était la marche que l'on suivait à Cos ; marche si bien appropriée aux besoins et au génie de la médecine, et qui explique naturellement les grands progrès que cette École lui fit faire. Jamais peut-être ne se reproduira une association si étroitement unie dans ses membres, si long-temps prolongée dans son existence, composée de si grands hommes, animée d'un aussi bon esprit, et placée dans des circonstances aussi favorables. Hippocrate doit être considéré comme un des plus marquans parmi ces médecins, et l'éclat de sa gloire aura effacé sans doute celui des autres, comme le soleil dérobe à l'œil les astres inférieurs ; ou peut-être que, comme seul il éclaire l'univers, Hippocrate a enveloppé toute la doctrine médicale dans des torrens de lumière, tandis que ses collègues n'ont versé que de faibles rayons sur certains points.

tenir à la Constitution correspondante. Desmars
a cru que cette confusion provenait de l'ignorance,
ou de la cupidité des copistes, quoique l'on ne
voie pas comment l'une a pu se méprendre à ce
point, et ce que l'autre aurait eu à gagner à cette
association bizarre. Cet auteur veut que le vieillard
de Cos ait eu la prétention de présenter, dans
ses quatre histoires d'épidémies, le tableau complet
des quatre Constitutions cardinales. C'est ainsi
qu'Aubry a dit encore que les quarante-deux histoires avaient servi à composer les Coaques, les
Prénotions et les Pronostics. C'est bien mal apprécier la valeur de ces immortels aphorismes, que
de penser que, sur quarante-deux histoires, l'on ait
pu établir des lois qui supposent un nombre infini
d'observations prises sans doute pendant plusieurs
siècles, et encore même telles qu'elles pouvaient
l'être, par les membres de l'illustre famille des
Asclépiades.

L'on trouve de nouvelles preuves de cette marche
d'Hippocrate dans les autres livres des Épidémies ;
ceux-ci sont encore moins achevés, ou appartiennent
même à ses enfans et à son gendre qu'il avait imbus
de ses principes et de sa méthode. Les observations
y sont plus multipliées et plus détaillées; par inter-
valles, l'on y rencontre des histoires de Constitutions
qui retracent la beauté des premiers tableaux. Puis
paraissent tout-à-coup des aphorismes nouveaux,
ou même quelquefois des aphorismes anciens, que
les faits ont rappelés à l'auteur, et qu'il semble
n'indiquer que pour son usage.

Le premier livre des Prédictions est frappé des mêmes imperfections, ou plutôt, il étincelle des mêmes beautés. Des histoires sont citées à l'appui des dogmes. Hippocrate s'est, dit-on, trop hâté de généraliser des faits individuels ; mais gardons-nous de le calomnier, et de tourner contre lui les révélations de son génie investigateur. Il n'est permis qu'à des Scoliastes de lui faire un crime de ces prétendues erreurs. Celui qui ne sait point que, pour faire un aphorisme vrai, il faut en essayer cent de faux, n'a jamais été initié à sa méthode sublime. Le vieillard de Cos présente souvent des aphorismes en forme de doute ; il en appelle à de nouvelles observations ; au travail qui est achevé, il ajoute comme des pierres d'attente, et il montre ainsi comment on aurait pu, jusqu'à la fin des siècles, continuer l'édifice qu'il avait commencé. Hippocrate vit donc que la véritable théorie consiste dans la collection des faits analogues que l'on systématise ainsi, et que l'on élève à la hauteur des dogmes. C'est à l'aide de cette logique, aussi simple que féconde, qu'il fit toutes ses découvertes ; qu'il connut que les maladies avaient un cours régulier ; qu'il dévoila les époques de leurs révolutions ; qu'il établit la doctrine des crises, de leurs signes et de leur valeur ; qu'il fixa les principes de l'art de distribuer les alimens, relativement aux forces des malades et aux changemens des maladies elles-mêmes ; c'est par elle que, résumant les travaux de ses devanciers, et les augmentant par de nouvelles acquisitions, il fonda les lois du pro-

nostic; c'est, en un mot, par cette méthode qu'il
dévoila la connaissance entière des maladies, leurs
causes sensibles, leur marche, leurs révolutions
futures, et qu'il embrassa le passé, le présent et
l'avenir. Dans ce système, rien d'hypothétique et
rien d'inutile ; tout est vrai, tout est applicable aux
cas les plus journaliers, considérés sous leur point
de vue le plus important.

L'on peut s'assurer de la simplicité et de la pureté
de cette doctrine, par la nature des questions
qu'Hippocrate propose à l'attention de ses élèves
appelés auprès des malades. L'on verra quelle est
l'idée qu'il se faisait de la science et ce qu'il entendait
par ce dogmatisme qu'on a confondu si souvent avec
un assemblage d'explications physiologiques et de
théories arbitraires sur le mécanisme des maladies.
L'on se convaincra que la médecine d'Hippocrate est
la plus sûre, la plus étendue, celle qui suppose
le plus de véritables connaissances ; et l'on pré-
sumera qu'aujourd'hui même, nos médecins le
sont à meilleur compte que les élèves d'Hippocrate.
Ces questions montreront, combien serait fausse
l'idée que l'on se ferait de sa doctrine, si l'on s'imaginait qu'elle consiste dans quelques notions hypothétiques sur l'altération des quatre humeurs,
c'est-à-dire, si on le jugeait d'après la *caricature*
qu'en ont présentée Galien et les scolastiques. « On
parvient, dit le Père de la médecine, à connaître
les maladies, en étudiant la nature humaine en général, et le tempérament de chaque individu en
particulier. La maladie, le malade, les choses qu'on

lui présente doivent être pareillement appréciés ;
car de ces circonstances dérivent les changemens
des maladies en pire ou en mieux. Nous devons
encore observer l'état général et particulier de
l'atmosphère, du pays, les habitudes, le régime,
le genre de vie, l'âge, les discours, le silence,
les mœurs, le sommeil, l'insomnie, les rêves,
les caprices du malade, quelquefois les picotemens,
le prurit, les larmes, les paroxysmes, les déjec-
tions, les urines, les crachats, les vomissemens.
On doit encore faire attention aux transmutations
qui se font d'une maladie en une autre, et les
abcès salutaires ou funestes ; la sueur, le refroidissement, la toux, l'éternuement, le hoquet, la
respiration, les vents par le haut et par le bas,
les hémorrhagies, les hémorrhoïdes, etc. Tous ces
signes et ce qui arrive en conséquence de chacun
d'eux, doit être examiné attentivement (1). »

« On ne doit rien négliger concernant les variations dans la couleur de la peau, l'enrouement
de la voix, les douleurs de la rate, l'extrême pâleur,
l'altération, les flatuosités, les gonflemens des vaisseaux, la tension aux hypocondres, les points de
côté, les douleurs au dos, les crampes, les éblouis-
semens, les bourdonnemens d'oreille, les incon-
tinences d'urine, la jaunisse, les selles de matières
non digérées (2). »

---

(1) *Epid.*, lib. I, sect. 171.

(2) *De ratione victûs in morbis acutis.* Voyez aussi le traité *De
humoribus*, qui est le programme de toutes les questions cliniques
de l'école de Cos.

« Il faut s'appliquer à décider si la maladie sera
longue ou mortelle, ou seulement longue et terminée par la guérison, si au contraire la maladie
sera de peu de durée et suivie du rétablissement
de la santé. Il faut encore saisir l'ordre des jours
critiques. Les observations de ce genre sont la
source du pronostic, et nous apprennent quels
sont les malades dont nous pouvons entreprendre
le traitement, quand et comment nous devons
le faire (1). »

« On doit avoir toujours présens à l'esprit les
remèdes simples, leurs vertus, leurs diverses préparations. C'est en ceci que consiste principalement
toute la médecine; le commencement, le milieu
et la fin (2). »

« Il faut savoir quels sont les effets des remèdes;
cette connaissance est de la plus haute importance.
Elle ne s'acquiert point par la force du génie; c'est
le fruit de l'expérience : les gens de l'art ne sont
pas les seuls qui soient propres à y faire des découvertes. Tout ce qui dans la médecine est l'objet de
l'observation, qu'il s'agisse des remèdes, des alimens
ou des boissons, l'on peut l'apprendre de tout le
monde, parce que tout le monde peut en juger (3). »

« On doit savoir ce qui humecte et ce qui dessèche, ce qui rafraîchit et ce qui échauffe (4). »

« Nous connaissons quelques-unes des propriétés

---

(1) *Épid.*, *lib. III*, *sect. III.*
(2) *De dec. hab.*
(3) *De affectionibus.* Voy. aussi le traité intitulé *Præceptiones.*
(4) *Épid. lib. II*, *sect. II.*

des remèdes , de quelles substances ils sont composés , à quelle dose on les prescrit ; mais nos
règles ne sont pas sans exception. Les malades
se trouvent autrement disposés les uns que les
autres. Les effets des médicamens varient encore ,
suivant qu'ils sont pris plutôt ou plus tard , qu'ils
sont secs , en poudre ou en décoction. Je ne
parle point d'une foule d'autres circonstances qui
tiennent aux drogues elles-mêmes, à la maladie , à
ses périodes, à l'âge du sujet, à sa constitution ,
à son régime , à la saison de l'année , aux maladies
régnantes, et aux autres choses de ce genre (1). »

« Quant à ce qui ne tombe pas sous les sens, comme
par exemple, lorsqu'il s'agit de constater les causes
sensibles des maladies et leur siége , de deviner les
erreurs de régime, l'on procède par les sens de
la vue, de l'ouïe, du tact, du goût et de l'odorat,
ainsi que par le raisonnement, l'entendement (γνώμη)
par l'expérience acquise antérieurement sur la liaison
des phénomènes (*probatis* δοκιμιοισι) , par l'observation antérieure, personnelle ou étrangère, tra-
ditionnelle ou écrite , qui prouve que tel phénomène sensible est accompagné de tel autre intérieur
ou caché (2) » ; voilà ce qu'on entend par raisonner

(1) *Epid. lib. II, sect. III.* Voy. le traité *De locis* ; l'auteur
expose admirablement la variabilité des principes de médecine.
Voy. encore le traité *De morbis , lib. I,* et le traité *De his quæ
uterum non gerunt.*

(2) *Prædictorum , lib. II.* On peut voir les précautions que
prend Hippocrate pour favoriser l'observation : il veut qu'on
examine les individus le matin , parce qu'alors les sens sont plus
fins et l'esprit plus libre.

dans l'École d'Hippocrate. C'est ce que l'on n'a pas assez généralement reconnu , quand on a parlé des raisonnemens de cette École. On les a souvent confondus avec des notions vagues , souvent fausses et toujours prises de plus haut que ne le voulait le Père de la Médecine. »

« On doit commencer toute espèce d'étude par s'assurer si les choses sont du même ordre ; quelles sont les plus importantes à connaître ; quelles sont les plus faciles à saisir ; par quelle voie l'on peut acquérir des idées exactes sur chacune d'elles ; si c'est par les sens ou par le raisonnement : *ex quibus omnis cognitio nostra constat* (1). »

« Il faut examiner les humeurs qui sont évacuées, et constater d'où elles viennent par les sens et par le raisonnement. L'on doit faire servir à l'observation la vue , l'ouïe , le tact , l'odorat et le goût , ainsi que le raisonnement εις σκεψιν pour la vue , pour la contemplation des choses. »

« Les maladies sont externes ou internes ; les premières sont aisées à connaître. On peut, par la vue et par le tact , décider si les parties malades sont humides ou sèches , froides ou chaudes , distinguer leurs qualités positives ou négatives. Le traitement des maladies de ce genre peut être parfait , non pas qu'il soit facile de l'établir , mais par la raison seule que l'on a une méthode sûre pour parvenir à ce résultat. Il ne suffit pas , sans doute , de le vou-

_____

(1) *De offic. med.*

17.

loir, il faut être capable d'atteindre le but proposé:
il faut des dispositions naturelles et de l'étude. »

« L'art n'est pas entièrement sans ressource pour
les maladies internes. Les parties qu'elles affectent
sont dérobées, il est vrai, à la vue ; mais, pour
connaître l'état où elles sont, l'art a divers moyens.
D'abord, la solution des questions analogues dépend
de la manière plus ou moins exacte dont les malades
font leur rapport, et de l'habileté plus ou moins
grande du médecin qui les interroge. Celui - ci
peut, dans certains cas, voir en quelque sorte
les organes intérieurs ; mais, pour ces affections, il
faut beaucoup plus de travail et de temps que
pour les maladies externes. Le médecin qui ne peut
pas s'assurer par ses yeux quelle est la partie qui
souffre, ni l'apprendre directement du malade ,
est obligé d'avoir recours au raisonnement, c'est-
à-dire, de tirer des conclusions directes des données
que lui fournissent l'examen et les réponses du
malade, dirigées toujours vers la détermination de
l'organe malade et de l'état où il se trouve , et
non vers la découverte du mécanisme secret de
la maladie. L'on doit avouer que ce que les malades
disent de leurs affections, est plutôt tiré de leur
imagination que de la réalité des choses. S'ils avaient
la connaissance de celles-ci, ils n'auraient pas besoin
de médecin; car la même science qui fait découvrir
les maladies, en apprend aussi les remèdes. Quand
on a déterminé avec exactitude l'état morbide ,
que l'on sait si la partie est relâchée ou irritée,
froide ou sèche, engorgée ou vide, comme pour

les lésions externes, il est aisé de décider ce qu'il
convient de faire. Si le médecin ne peut pas trouver
des données suffisantes dans le rapport du malade,
il doit avoir recours à d'autres moyens que l'art
a inventés. Il considérera, par exemple, si la voix
est claire ou rauque ; il examinera toutes les humeurs qui sortent du corps par diverses voies, et
tirera des conséquences de leur odeur, de leur
couleur, de leur consistance ; il jugera par là de
l'organe malade et de l'état de cet organe. Il par-
viendra même à l'aide de ces signes, non-seulement à découvrir ce que le malade a souffert, mais
encore ce qu'il doit souffrir. Il a divers procédés
par lesquels il peut forcer la nature à s'expliquer :
il provoquera des excrétions et les observera avec
soin ; par des courses pénibles dans des lieux
escarpés, il obligera la poitrine à révéler ses infir-
mités les plus cachées (1). »

S'il fallait en juger par les opinions qu'on met
sur son compte, le divin vieillard aurait été bien
plus avant dans les théories ; il serait remonté
aux premiers principes des choses, et se serait
perdu dans la vaine recherche de la formation
première des corps : mais la plupart des idées de
ce genre ne sont consignées que dans les ouvrages
apocryphes, et l'on ne peut établir la véritable
doctrine d'Hippocrate, que d'après les écrits qui
lui appartiennent incontestablement (2). Alors l'on

---

(1) *De arte.*

(2) Il est fort difficile de reconnaître parmi les ouvrages d'Hip-

porte sur ce grand homme un jugement bien différent
de celui que semblent avoir autorisé les historiens

pocrate, ceux qui sont authentiques de ceux qui sont apocryphes ; il paraît qu'ils ont été publiés dans la plus grande
confusion , et que dès les premiers temps on ne s'y entendait
guère plus qu'aujourd'hui ; la tradition était nulle , variable
ou infidèle , et l'on n'avait aucune donnée positive pour diriger un choix si important. Erotien et Galien diffèrent entr'eux
et ne s'accordent pas avec eux-mêmes dans leur jugement. Presque tous les traités étaient attribués à d'autres auteurs qu'à
Hippocrate , sans qu'on pût fixer d'une manière précise celui
auquel ils appartenaient. Quelques-uns des ouvrages de l'Ecole
entière auront été publiés pêle-mêle ; car je considère ce que nous
avons , comme ce qui nous reste de la collection complète des
livres de Cos , c'est ce qu'on aura pu sauver des archives. On
aura réuni les ouvrages du père et des enfans , du maître et
des disciples. On prétend même qu'il s'y est glissé des traités
qui sont de Gnide et de divers philosophes. Avant l'imprimerie , les noms d'auteurs pouvaient se perdre aisément ;
chaque lecteur profitait de son exemplaire pour ajouter ce
qui lui plaisait : Suidas compte sept Hippocrate. D'ailleurs ,
comme nous l'avons conjecturé , la plupart des livres de Cos
n'appartenaient pas à un seul auteur , mais à l'Ecole entière ; tels étaient entr'autres presque tous les livres aphoristiques , et notamment les Coaques. L'on peut même présumer
aujourd'hui qu'il y a plus de dix ou douze auteurs qui ont tra-
vaillé à cette collection , par les répétitions multipliées de matière et de choses que l'on y trouve , par les opinions opposées
sur les points les plus importans , comme sur la théorie générale des maladies , les causes auxquelles on les attribue , leur
nombre , etc. , par des descriptions anatomiques différentes , et
enfin , par des idées physiologiques et anatomiques qui appartiennent à des siècles plus ou moins reculés ; car il nous paraît que ,
dans l'état de confusion où en sont les choses , l'on ne peut porter
une décision sur ces livres qu'en les jugeant par eux-mêmes , la tradition n'en disant rien. Les caractères pris du style , du dialecte ,
de la méthode , ne donnent pas une garantie suffisante , quand
on les prend isolément ; il faut comparer les ouvrages par tous

même de la science. Selon Le Clerc , il aurait été
le disciple de tous les philosophes de son siècle ,

---

les points, et constater ainsi leur identité ou leur différence. Nous
ne pensons pas qu'il soit impossible de distinguer ainsi les différens auteurs. L'on devrait faire usage sur-tout des renvois fré-
quens par lesquels un traité en indique d'autres que nous
avons encore ou qui sont perdus. C'est ainsi que, pour distinguer les ouvrages authentiques , l'on peut prendre ceux qui
le sont incontestablement , et par eux établir l'authenticité
des autres. Le premier et le troisième livre des Epidémies
sont d'Hippocrate, sans contradiction ; il n'y a jamais eu aucun
doute élevé à cet égard. L'auteur des Constitutions est le même
que celui des Histoires particulières des maladies ; les unes
correspondent aux autres , et l'on cite dans les Constitutions
ces mêmes histoires. L'auteur du premier livre, après avoir
parlé des révolutions des maladies, dit qu'il faut y avoir une
très-grande attention pour y adapter le régime. C'est l'idée
fondamentale et caractéristique du traité de la Diète dans
les maladies aiguës. « On peut , ajoute-t-il, en tirer d'autres signes importans , dont j'ai déjà parlé ailleurs , et dont
je parlerai encore ; signes qu'il faut méditer, soit pour le pronostic , soit pour la prescription des remèdes , pour décider
s'il faut agir ou ne point agir, et comment il faut le faire. »
Il est évident que l'auteur renvoie ici à son livre du Pronostic , qui par cela seul serait démontré être de lui , lors
même que la tradition ne serait pas unanime sur ce point. Il
en promet encore un autre qui me paraît être le livre second
des Prédictions. L'auteur de ce dernier traité, à l'occasion des
phthisiques, renvoie, pour ce qui concerne leur toux et leurs
crachats, à ce qu'il a déjà écrit sur l'empyème. Tout ce qu'il
ajoute prouve qu'il indique le traité du Pronostic, où il parle
précisément des signes de l'empyème. Ailleurs il dit : « quand
il y a des douleurs, il est bon que les bords de la plaie s'en-
flamment , qu'après l'hémorrhagie le pus se montre à la surface
des veines. Il faut aussi qu'on observe les bons signes que j'ai
décrits tant au sujet des fièvres que des maladies aiguës, dont
les mauvais signes sont ici également dangereux. La fièvre se
juge ordinairement au onzième , si elle est survenue le qua-

quoiqu'il n'y paraisse pas d'après ses écrits. Leurs
noms les plus fameux ne s'y trouvent pas plus que
leurs opinions les plus remarquables. L'on veut
qu'il ait étudié sous Démocrite, qui n'était pas plus
âgé que lui. L'on se retranche sur l'entretien que le
médecin dut avoir avec le philosophe, lorsque les
Abdéritains appelèrent Hippocrate auprès de lui
pour le guérir d'une prétendue folie; mais, en admettant tous ces faits, d'ailleurs très-peu probables, il

---

trième, et au quatorzième ou au dix-septième, si elle est survenue le septième; enfin, si la fièvre a commencé le onzième
jour, elle se juge au vingtième, conformément à ce qui a été
écrit pour les fièvres qui viennent sans cause manifeste. »
Ce passage est extrait mot pour mot des Pronostics, §. 108,
109 et 122. Ce dernier traité est consacré spécialement aux
fièvres et aux maladies aiguës. Ailleurs, il dit que les crises
ont lieu ainsi qu'il l'a décrit à l'article des fièvres. (De Mercy.)
(§. 103. conf. Progn. §. 122. Voy. aussi §. 86. conf. Progn.
§. 123. - §. 108. conf. Progn. §. 100, 122, 123, 129.) « J'ai traité
ailleurs des dépôts qui se forment, et comment on doit considérer chacun d'eux. (§. 3. conf. Progn. sect. 3. §. 30-35.) Le
traité du Pronostic remplit le plan proposé dans l'avant-pro-
pos, et il est manifestement clôturé; le second livre des Prédictions ne l'est pas. D'après cette règle, je crois pouvoir
attribuer à Hippocrate, le premier et le troisième livre des
Epidémies, les Pronostics, le livre II des Prédictions, les
Aphorismes, du moins les cinq premieres sections, le traité des
Airs, des Eaux et des Lieux, qui lui a toujours été attribué;
celui de la Diète dans les maladies aiguës, indiqué dans le
premier livre des Epidémies, rappelé dans la section II des
Aphorismes; peut-être celui de l'Usage des liquides qui me parait
indiqué à son tour dans le traité de la Diète et résumé dans
les Aphorismes. Quant à tous les autres on n'a aucune garantie
qu'ils soient du vieillard de Cos; la plupart même présentent des
preuves décisives qu'ils ne lui appartiennent point.

est sûr qu'il jouissait déjà de la haute réputation qu'il méritait à tant de titres. Il n'avait pas attendu ce moment pour se faire des principes de médecine. Cette éducation d'Hippocrate, et les relations étroites que l'on établit entre lui et les savans de son siècle, ne paraissent être que de pures suppositions imaginées dans les temps postérieurs, où l'on avait tellement identifié la médecine avec la philosophie régnante, qu'on ne pouvait croire que l'une se passât du secours de l'autre. L'on répète tous les jours que le père de l'art a dit lui-même, qu'il fallait faire entrer la philosophie dans la médecine et celle-ci dans la première, et qu'un médecin philosophe était égal à un Dieu : mais ce passage est tiré du livre *De decenti habitu*, que rien ne prouve appartenir à Hippocrate. Il ne peut pas d'ailleurs recevoir le sens qu'on lui attribue, et l'on voit par ce qui précède et par ce qui suit, qu'il n'est question que de la philosophie morale à laquelle Socrate et Platon avaient donné tant d'autorité. Tout paraît donc établir que le fond du système d'Hippocrate était l'empirisme primitif développé, c'est-à-dire, l'ensemble des notions expérimentales sur la marche des maladies, et sur l'action de tous les agens de la nature capables de les modifier.

L'hypothèse de l'humide, du sec, du froid et du chaud, celle des quatre humeurs, etc., ne se trouvent point formellement dans les ouvrages légitimes d'Hippocrate; elles n'y sont jamais présentées comme une théorie complète et absolue. L'on ne voit point qu'il en ait fait le fondement de sa

doctrine, le point de départ de ses raisonnemens ;
le but de ses recherches, ainsi qu'on peut le
reprocher à plusieurs de ses disciples. On trouve,
il est vrai, dans ces écrits, quelques aperçus de
ce genre; mais il faut remarquer que, lorsqu'il parle
des chairs froides ou chaudes, ou qu'il dit que
tel agent dessèche ou humecte, ce n'est point à
la manière de Galien et de son École, mais en
observateur qui signale ce qui tombe sous les sens.

Ces mots n'expriment que les sensations les plus
immédiates, sous les couleurs les plus vives, sinon
les plus pures. Il eût été impossible aux premiers
médecins d'en employer d'autres. Le peuple et
les malades, étrangers à toute prétention scientifique, se servent sans cesse de ce langage, en quelque sorte naturel ; il exprime des choses réellement existantes et non de vaines abstractions. Il
est très-sûr que nos chairs sont froides ou chaudes,
sèches ou humides ; que ces circonstances se re-
produisent sans cesse à nos yeux dans l'état physiologique ou pathologique ; que tous les agens
qui modifient le corps vivant le font à travers ces
qualités sensibles, qui sont comme l'écorce matérielle des propriétés plus intimes qu'elles décèlent ;
que celles-ci devaient par conséquent frapper les
regards attentifs des médecins du premier âge,
et prendre dans leur esprit le même empire qu'elles
ont dans la nature. Ces dénominations sont si exactes
qu'elles enveloppent les vérités que des recherches
ultérieures doivent découvrir. Les qualités extérieures sont les signes des plus cachées ; les plus

grossières des plus subtiles ; encore aujourd'hui ,
avec toutes nos propriétés vitales , nous n'avons
pas imaginé , au fond , d'autre système que celui
que nous blâmons si souvent chez les anciens.
Notre augmentation des forces vitales , notre excitation, est représentée par leur intempérie chaude
ou sèche ; notre diminution de ces forces , notre
relâchement, par leur intempérie froide ou humide.
L'on n'a pas de la peine à retrouver nos classifications
thérapeutiques dans les idées analogues de Galien.

En réunissant les vues d'Hippocrate, et les développemens naturels que leur ont donnés les plus
fidèles de ses disciples, l'on peut attribuer à l'École
légitime de Cos la théorie suivante. Le principe
général de toutes les opérations de l'économie vivante est la Nature ; la Nature agit par plusieurs
facultés qui sont ses facteurs ; c'est une faculté qui
attire ce qui convient à chaque organe, le retient ,
le prépare , tandis qu'elle corrige ou rejette ce
qui est superflu ou nuisible. Hippocrate est loin de
croire que les changemens que les humeurs subissent ,
doivent être expliqués d'une manière chimique ,
ou plutôt il n'élève pas même de pareilles questions.
La notion qu'il se fait de l'altération des humeurs ,
de leurs changemens et de leur action, n'est qu'une
conception métaphorique. La nature vivante, qu'il
représente heureusement sous le nom de chaleur
vitale , imprime aux humeurs ces qualités douces
et cette consistance moyenne que la chaleur physique communique par la coction aux substances
qui nous servent d'alimens. Je défie même qu'on

puisse se passer de cette expression. Si on croit
devoir la remplacer par une autre , celle - ci ne
vaudra pas mieux, ou même peut-être moins encore.
Si l'on rejette la chose, sous prétexte que le mot
n'est pas exact, comme l'ont fait tant de sectes
anciennes et modernes , ou écarte une des plus
grandes et des plus importantes vérités de la médecine-pratique. Le père de l'art aurait pu se servir
d'un langage abstrait, plus parfait peut-être , mais
plus difficile à manier et plus dangereux , sur-tout
dans les premiers temps, puisqu'il pouvait détourner
l'attention des phénomènes eux-mêmes, pour la
porter sur des idées métaphysiques dans lesquelles
l'esprit ne se plaît que trop, et qui souvent détruisent à la fin toute science. La langue théorique
d'Hippocrate est plus favorable à l'observation ; elle
offre le tableau animé de la nature ; ce sont des
raisonnemens qu'on sent , des abstractions qu'on
touche; ce sont les sens qui raisonnent , si je puis
m'exprimer ainsi. Cette manière qui tient à des
notions si vraies et si profondes sur l'entendement
humain, n'est propre qu'à Hippocrate et à son École:
j'ose dire que l'on ne la retrouve dans aucun auteur
moderne. Je n'en vois que quelques traces impar-
faites dans Sydenham , et c'est par cette raison qu'il
a obtenu le nom glorieux d'Hippocrate Anglais.
Les autres médecins semblent raisonner lors même
qu'ils observent; leurs expressions sont vagues et
indéterminées , souvent même prises de pures hypothèses. Le vieillard de Cos , au contraire , paraît
observer lors même qu'il raisonne ; il combine

plus des sensations que des idées ; il peint tout en
raisonnant ; ses expressions font image , et elles
donnent toujours à penser , parce qu'elles reprodui-
sent les choses ; c'est l'original même : les écrits des
autres médecins ne sont que des copies , souvent
inexactes et toujours sans couleur et sans vie. Au
reste , presque tous les auteurs anciens doivent
partager cet éloge : ils étaient plus près des objets
que nous ; nous ne les voyons que dans le lointain
et à travers les nuages des abstractions.

Il faut convenir cependant qu'Hippocrate ne s'est
pas assez défié du danger de ses expressions ; il
n'a pas averti ses disciples sur ce point avec assez
d'attention. Il n'avait pas même donné à sa méthode
tous les développemens qu'exigeaient les besoins
de l'art , et sur-tout les dangers auxquels il allait
être exposé par les incursions de la philosophie
régnante. Il est vrai que les écarts du raisonnement
n'avaient pas encore fait sentir tout le prix de sa
sagesse. Cette méthode admirable , que l'on ne retrouve jamais à aucune autre époque de la science ,
ne tenait pas seulement au grand génie d'Hippocrate , mais encore au temps où il brilla. La
science commence à se perfectionner par l'observation : quand elle a acquis la majorité des faits
qui la constituent , quand elle a réuni ces faits
en lois , elle est arrivée à son plus haut point
de gloire. Elle présente le plus grand nombre de
vérités dans la plus grande pureté possible , et
de la manière la plus favorable aux applications
journalières. Les formules générales ont souvent ,

il est vrai, quelque chose d'hypothétique, ne fût-
ce que par un vice d'expression ; mais comme elles
sont pleines de faits, si j'ose me servir de ce mot,
il est facile de se mettre à couvert des insinua-
tions séduisantes de l'esprit d'explication. Dans la
suite, l'on veut aller plus avant ; on ne cherche
plus de nouveaux faits, on croit que les anciens
suffisent, on s'imagine même qu'il n'y en a pas
d'autres dans cette série ; d'ailleurs, ceux qui restent
à découvrir sont plus cachés et frappent moins les
regards ; dès-lors, on doit s'enfoncer de plus en
plus dans les raisonnemens et les hypothèses. Ces
formules, tenues en présence des faits, les réflé-
chissaient avec plus ou moins de fidélité ; portées
plus loin, elles deviennent obscures et sans valeur :
on le sait ; elles ne sont rien par elles-mêmes, elles
n'ont qu'une lumière empruntée. L'on est parti des
faits ; mais l'on s'est un peu dévié dès le premier
pas de la bonne route : plus l'on s'avance, plus l'on
s'écarte de celle-ci. La science se perd d'autant plus
aisément, que ces formules représentent quelque
chose des faits, et qu'elles deviennent d'autant
plus nécessaires que l'on s'en sert depuis plus de
temps, c'est-à-dire, quand elles sont de plus en
plus infidèles. Les notions du sec, de l'humide,
du chaud, du froid, étaient très - exactes, tant
qu'elles étaient isolées ou heureusement mêlées aux
faits. Dès le moment que l'on les prit pour les signes
abrégés des faits eux - mêmes, que l'on les réunit
en corps de doctrine, et que l'on se contenta
de les combiner entre elles, on n'observa plus ;

et l'on donna successivement dans les hypothèses,
les erreurs et les subtilités des derniers élèves de
Cos , de Galien , des Arabes et des médecins scolastiques. Les faits soutiennent les abstractions ,
celles-ci ressemblent au souffle de la vie, quand il est
séparé des organes qui le fixaient , il se dissipe et
n'est peut-être plus rien. Il en est donc des sciences
d'observation , comme des beaux-arts et de toutes
les choses humaines. Le moment où l'on parvient au
plus haut point de gloire , marque celui de la déca-
dence ; les travaux du génie préparent les efforts de
l'esprit, le luxe touche à la richesse , l'abus à l'usage,
le pouvoir au despotisme , la liberté à la licence.
Cette dégénération , quoique prouvée par tant de
faits , ne paraît pas cependant dépendre d'une loi
irrévocable de la nature. Le seul moyen de sauver
les sciences , les arts et les gouvernemens , c'est de
rendre les lois et les méthodes qui ont porté les
uns et les autres à ce degré de splendeur , plus
fixes , plus fermes et plus sévères , de s'y tenir
plus fortement attachés , non plus par l'instinct de
la nature ou par des habitudes heureuses, comme
dans le passé, mais par la réflexion la plus profonde,
par la conviction intime de leur sagesse et du danger
de les abandonner , par une sorte d'opiniâtreté
de caractère capable de résister aux promesses les
plus séduisantes , et qui tienne même, si l'on veut ,
du préjugé. Il est permis de recevoir avec quelque
vénération la sainte autorité de tant de siècles et
de tant de grands hommes. Il faut même revenir
de temps en temps, ne fût-ce que par la pensée ,

aux premières institutions , aux premières idées ;
comme pour se rajeunir et acquérir dans leur sein
une nouvelle force. Il faut être très-lent dans les
réformes ; pour être admises, celles-ci doivent être
le développement graduel des premières améliorations, et exprimer cette marche paisible des progrès
de l'homme, vers un perfectionnement indéfini. Les
premiers pas dans les sciences sont les plus aisés à
faire ; à mesure qu'on avance dans la généralisation
des faits, le passage va en s'étrécissant, il devient
à la fin très-difficile de s'y maintenir dans la vérité.
On peut comparer l'esprit humain, lorsqu'il s'élève
aux dernières hauteurs de la science, au voyageur
qui gravit certaines montagnes ; d'abord celui-ci peut
aller très-vite, tout est chemin pour lui ; à mesure
qu'il monte, la marche devient de plus en plus ra-
lentie, pénible et dangereuse; il n'a plus qu'un seul
sentier à prendre, s'il le manque, il est perdu ; s'il
regarde derrière lui et qu'il s'énorgueillisse d'être
arrivé si haut , la tête lui tourne , et son orgueil
est puni par sa chute ; les nuages qui l'enveloppent
l'empêchent de reconnaître où il est, et il n'a que les
éclairs et la foudre pour guider ses pas tremblans ;
l'air qu'il respire est trop pur et trop subtil , il ne
peut pas suffire à l'entretien de la vie. Ainsi le flambeau de la vérité vacille et s'éteint dans l'atmosphère
la plus supérieure des abstractions.

Maintenant que nous avons étudié l'esprit de
la philosophie de Cos, nous pourrons établir jusqu'à quel point la philosophie de l'École de Montpellier se rapproche ou s'éloigne de celle de la

Métropole de la médecine antique. Toutes les
Écoles, il est vrai, toutes les sectes, celles - là
même qui avaient embrassé les principes les plus
étrangers à la doctrine de Cos et à l'art, se sont
efforcées de se rattacher à elle et à prouver les
droits de leur filiation. Les médecins mécaniciens,
attractionnaires, chimistes, alchimistes, etc., et
les sylphes du spiritualisme, enfans nombreux et
variés d'un même père, les humoristes et les solidistes, ont proclamé Hippocrate pour leur chef,
et l'ont appelé pour garant. Ils pouvaient justifier
d'autant plus aisément leurs prétentions, que ce
grand homme ayant embrasssé tous les faits, découvert ou entrevu toutes les vérités, pressenti
toutes les hypothèses, il ne leur a pas été impossible de rapporter leurs dogmes à quelques passages
tronqués de ses écrits légitimes ou apocryphes.
Ainsi, ces mêmes systématiques ont pu trouver dans
la nature quelques faits isolés pour autoriser leurs
opinions les plus fausses. Il faut donc saisir l'ensemble d'une doctrine, sa manière de philosopher,
ses principes fondamentaux, son génie, sa tendance,
etc., et se convaincre par une comparaison attentive et détaillée, si elle tient à celle d'Hippocrate
par le corps des idées, ou seulement par quelque
point toujours prêt à se rompre. Il convient de
s'assurer par cette voie, si les médecins de l'École
de Montpellier sont les descendans vrais ou supposés de la famille sacrée des Asclépiades de Cos;
venus en ligne directe, ou par une de ses branches
collatérales plus ou moins éloignée, ou altérée

par des mélanges impurs et par d'impies adultères.
Il faut pouvoir dresser une généalogie exacte et sans
interruptiou.

Rappelons les causes qui ont établi et fixé la médecine à Cos , et voyons si des circonstances plus
ou moins analogues n'ont pas dû avoir les mêmes
résultats à Montpellier. La philosophie, a lieu de
s'étonner que le plus grand et le plus difficile de
tous les arts ait pris naissance dans une île si peu
considérable , et qui ne joue aucun rôle dans l'histoire de la Grèce. Cos ne prit aucune part aux
grands évènemens qui ont à jamais illustré cet
immortel pays. L'on sait comme par hasard que
Xerxès l'entraîna à sa suite dans cette guerre mé-
morable , où le despotisme lui-même parut suc-
comber sous le génie de la liberté. Mais cette île
était un lieu de passage ; elle recevait dans ses
ports les vaisseaux qui venaient de l'Ionie , ou
pour mieux dire , de l'Asie , de l'Afrique et
de l'Europe. Son temple d'Esculape dut recevoir des malades de toutes les régions et effacer
l'éclat de tous les autres. La médecine fut bientôt
créée et enrichie au milieu des malades; elle se
trouvait comme dans son sol naturel. L'on peut
bien présumer que les prêtres d'Esculape , une
fois établis , entretinrent quelque communication
avec les prêtres Égyptiens, et que l'on dut recevoir quelques-uns de leurs dogmes par les mêmes
vaisseaux qui transportaient les marchandises de
l'Égypte dans la Grèce : mais la médecine n'en fut
pas moins indigène dans l'île de Cos; aussi voyons-

nous que sa doctrine n'a rien d'emprunté ; tout
annonce que ses fondateurs l'ont reçue immédiatement des malades et de la Nature. Elle n'a
point pour fondement quelques-unes de ces idées
systématiques que l'on fait passer si aisément d'un
pays dans un autre. Les observations délicates et
multipliées qu'elle suppose, ne peuvent pas plus
venir du dehors, qu'elles n'ont pu être transportées
que lorsqu'elles ont été réunies et concentrées dans
des maximes aphoristiques, comme dans une sorte
d'extrait conservateur.

Montpellier présente les mêmes circonstances.
Son peu d'étendue et sa position géographique
semblent placer cette ville hors de toute révolution
politique : l'histoire s'occupe peu d'elle dans ses
pages sanglantes ; elle dit seulement que Jacques
Cœur, un des plus riches négocians de la France,
sous Charles VII, y avait établi le centre de ses
opérations, et que cette cité fut long-temps le
point de communication du commerce du Midi et
du Nord (1). Il y avait donc à Montpellier des ma-

_____

(1) « Montpellier avait des foires et des marchés fameux ;
elle faisait par le port de Lattes un grand commerce avec
toutes les côtes de la Méditerranée. Benjamin de Tudèle
rapporte que les marchands Iduméens et Ismaëlites (Chrétiens
et Sarrasins) y venaient de toutes parts pour le négoce et qu'on
y accourait d'Algarbe, de Lombardie, du royaume de Rome
la grande, de toute la terre d'Egypte, du pays d'Israël, de
la Grèce, de France, d'Angleterre, et de toutes les langues
et nations qui se trouvent aux environs de Gènes et de Pise.
Le commerce maritime, que Montpellier partageait alors avec
Arles et Marseille, était donc considérable. Guillaume, à son

lades , de l'argent et des médecins. La médecine
dut y acquérir de très-bonne heure une réputation
qui n'était point circonscrite, mais générale.

La médecine fut donc en quelque sorte indigène
à Montpellier comme à Cos. Elle profita sans doute
du commerce des Arabes et des Juifs ; elle dut recueillir avec avidité les dogmes d'Hippocrate et des
anciens en si grand rapport avec ses goûts, mais nos
premiers maîtres furent les malades, et nos ancêtres
furent de véritables empiriques qui profitèrent de
leurs leçons : je suis loin d'en rougir pour eux et
pour nous. C'est en vain qu'on le répète, la médecine ne dut point son origine aux sciences accessoires; elles n'existaient point encore, ou n'étaient
point assez puissantes pour l'influencer. Hippocrate
pouvait-il recevoir la loi imposée par les chimistes ,
les physiciens et les philosophes de son temps ? Ses
ayeux avaient illustré notre art avant que Thalès
créât le premier système; et quand la théorie nais-

***

retour de la Terre-Sainte, avait établi , pour en avoir la direction , des magistrats particuliers, connus sous le nom de Con-
suls de mer. Dans le XII.ᵉ siècle, les négocians de Montpellier
se trouvaient si nombreux dans le Levant , qu'ils furent en état
de résister à ceux de Marseille, qui voulaient assujétir toutes
les villes de France à leur consulat. (Ruffi , Hist. de Marseille ,
1696 , 153). Vers le même temps , les richesses de la première
de ces villes étaient passées en proverbe. Sordello de Mantoue ,
ce troubadour qui , dans le VI.ᵉ chant du *Purgatorio*, apos-
trophe l'Italie avec tant de véhémence , dit en parlant de
Pierre Vidal: « si j'attrape ce mauvais discoureur , tout l'or de
Montpellier ne le garantira pas de mes coups, en eût-il autant
de marcs qu'il y a de cailloux à la Crau. » (Millot, Hist. littér.
des Troubadours, 1774. II. 90). M. Prunelle , Disc. cit., p. 53.

sante parut, elle ne pouvait guère se mesurer avec la doctrine de Cos : celle-ci était déjà adulte. D'ailleurs, nous ne voyons pas qu'aucun philosophe se soit établi dans cette île. Cet heureux pays n'avait que des médecins et des peintres ; et la patrie d'Hippocrate était celle d'Apelle. Mais lorsque les Asclépiades exercèrent la médecine à la cour des Rois de Macé-doine, qu'ils se furent établis à Athènes, et qu'ils eurent des communications plus ou moins étroites avec Aristote et Platon, les choses changèrent de face, les médecins ne tinrent plus le premier rang ; la réputation immense de ces philosophes entraîna bientôt la médecine. Illustres descendans du divin vieillard, abandonnez ces grandes villes trop souvent le séjour de la corruption de l'esprit, comme de celle du cœur ! Retournez dans votre humble patrie ; ayez le courage de n'être que médecins, et ne pouvant occuper qu'une place inférieure dans l'ordre des sciences, contentez-vous de remplir la première dans l'ordre des arts ! Que la Grèce jouisse de vos bienfaits, et qu'elle ignore la bonté de vos méthodes ; elle ne saurait encore leur rendre la justice qu'elles obtiendront nécessairement un jour !

Tels furent les principes d'isolement et d'indé-pendance, qui caractérisèrent la première École de Cos. Ces mêmes principes entretinrent le feu sacré de la médecine dans nos foyers ; et encore aujourd'hui, au milieu de l'Europe savante, la voix de l'École de Montpellier, étouffée par mille cris, fait toujours entendre les saintes maximes d'où dépend le salut de notre art. L'introduction sacrilége du platonisme, de l'aristotélisme, etc., n'est connue que par l'histoire de la science. Il en a été de même, pour les temps modernes, du chimisme, du mécanicisme, de l'animisme, etc. L'organicisme et les applications exagérées de l'anatomie physiologique et pathologique, disparaîtront comme tous les autres systèmes : les efforts turbulens de l'esprit de secte annoncent même une défaite prochaine. Il ne restera donc à la fin que les vérités d'observation, et les noms heureux qui se seront attachés à l'impérissable Nature.

La superstition Grecque avait placé à Cos un des temples de la santé. La piété de nos pères établit à Montpellier une église dédiée à Notre-Dame, qui était en très-grande vénération. Dans le principe, à Montpellier comme à Cos, les médecins laissaient agir les prêtres ; ceux-ci appelaient toujours les malades ; dans la suite, il les leur disputèrent et finirent par obtenir toute confiance.

Le climat de Cos et la beauté des sites influaient beaucoup sur le concours des malades qui y arrivaient de toutes parts ; le Ciel nous accorda le même avantage. Or Apollon, disaient les anciens, mérite sur-tout d'être honoré dans les pays où il répand le plus ses bienfaits, et où il fait le plus sentir sa puissance ; et Apollon, racontaient ces mêmes fables pleines de la plus haute philosophie, est le Dieu de la Médecine.

L'Ionie, riche par ses productions abondantes et variées, par un commerce étendu et actif, dut être

.un des pays de la Grèce où la civilisation s'établit
avec le plus de facilité et s'éleva rapidement au plus
haut degré. Cette heureuse contrée donna naissance
aux premiers poètes, aux premiers philosophes, aux
premiers historiens. Athènes était encore barbare,
que l'Ionie avait été enchantée par les divines
poésies d'Homère. Le midi de la France se glorifie
des mêmes prérogatives; ce fut de son sein que
s'échappèrent les premières étincelles de la civilisation, ce fut encore des poètes qui rallumèrent
son flambeau ; et quoi qu'en aient dit certains
savans pour exalter l'objet de leurs études, ce
fut moins les écrits des anciens, perdus dans la
poussière des monastères, couverts de la rouille de
la scolastique, ou transportés par des Grecs dégénérés, qui donnèrent naissance aux arts de l'Europe,
que les chants gracieux de nos aimables troubadours.
Ceux-ci furent bientôt suivis des grands poètes de
l'Italie, qui purent enfin balancer la gloire des plus
beaux génies de la Grèce : et il fut prouvé encore
une fois que les beaux-arts sont la source des
sciences et de tous les perfectionnemens de l'esprit
humain (1).

L'École de Cos n'était point la première en date;
Rhodes l'avait précédée. On ignore l'époque de son
établissement, et quelles furent les causes qui
détruisirent le premier essai des institutions de
ce genre. Peut-être que l'éclat de celle de Cos
fit évanouir les faibles lueurs d'une École naissante,

(1) Voy. M. Prunelle, disc. cit.

Montpellier ne reconnaît au-dessus d'elle en antiquité que l'École de Salerne, dont l'existence fut aussi éphémère que celle de la première École de la Grèce.

Cos avait une rivale ; elle jouissait d'une trop haute réputation pour ne pas mériter ce glorieux avantage. Cette rivale avait été formée après elle ; elle était peut-être sortie de son sein, et, fille ingrate, on la vit plus d'une fois insulter à ses maîtres. Cnide, prenant d'autres voies, suivait les traces de l'empirisme ; elle insistait avec une exactitude superstitieuse sur l'histoire détaillée des affections morbides. Là on comptait les soupirs des malades ; on prenait note de tous les symptômes, même des plus indifférens. Donnait-on une description générale, on accumulait tous les phénomènes qui s'étaient manifestés, même accidentellement, dans différens cas, et l'on traçait ainsi le tableau complet de la maladie. Condamnée à l'empirisme par son esprit et par ses principes, cette École ne pouvait essayer d'en sortir que par la classification des maladies, mais l'on fit reposer cette classification sur des bases infidèles, ou multiplia singulièrement les espèces ; les distinctions n'avaient aucun rapport avec l'indication même. On doit prévoir dès-lors ce que pouvait être la médecine de Cnide ; elle était très-circonscrite, ainsi que le remarque Hippocrate : elle n'avait point de philosophie thérapeutique, point de science d'indications ; on se piquait seulement de simplifier la matière médicale, et cette réforme n'eût été heureuse, que si elle eût été surveillée par une expérience habilement interprétée. Du petit-lait qu'on administrait dans presque tous les cas, des purgatifs dont on se dissimulait le danger, des recettes empiriques que la suite des temps dut beaucoup augmenter, telles étaient les ressources de Gnide, du moins s'il faut en croire Hippocrate. Ce grand homme a pu exagérer les torts d'une École rivale, mais le fond de ces reproches doit être vrai. Aucun ouvrage ne nous a conservé les objections que Gnide opposait à son tour à Cos ; nous pouvons seulement les prévoir par la différence tranchée dans les opinions. Elle ne manquait pas sans doute de dire, qu'à Cos l'on n'aimait pas du tout l'observation, parce qu'on n'observait pas pour observer, mais pour établir des dogmes, et des dogmes importans par leurs applications. Elle devait répéter que Cos s'égarait dans des abstractions métaphysiques, se perdait dans une analyse subtile des maladies, qu'on y supposait une sorte de principe intérieur qui réglait tous les actes de l'économie, etc.; tout cela n'était point du goût des Gnidiens. On ne peut pas savoir à quel point l'esprit de secte pouvait les conduire. C'est peut-être de cette source suspecte que sont venues, de loin en loin, ces calomnies sourdes dirigées contre l'École d'Hippocrate, et que les systématiques de tous les pays et de tous les temps recueillirent avec soin et propagèrent avec ardeur.

Il ne suffit pas d'établir que les deux Écoles se ressemblent par les circonstances qui ont décidé leur établissement, leur esprit et leur tendance ;

il faut encore les comparer par la philosophie et par les principes fondamentaux qui les caractérisent et les distinguent.

La méthode de Cos, le secret de toutes ses découvertes, consistait à recueillir les faits propres à l'homme vivant dans l'état de santé et de maladie, et à rapprocher ces faits selon leurs grandes analogies pratiques. Or, nous avons montré, dans notre première section, que tel était le fond de la philosophie de l'École de Montpellier. Nous avons vu, qu'étrangère à toute espèce d'idée préconçue, elle établissait pour base essentielle que la science n'était que la collection systématique des faits médicinaux : nous nous sommes convaincus que c'était à ce point que venaient se réunir les opinions divergentes des nombreux Professeurs qui ont coopéré à sa doctrine, comme des rayons qui aboutissent à un centre commun. L'École de Montpellier n'a fait que préciser et appliquer la philosophie de Cos, raffermir et multiplier ses principes, les suivre dans leurs développemens naturels, et leur prêter l'extension qu'ils devaient avoir pour embrasser l'ensemble de tous les dogmes de la science et de toutes les pratiques de l'art. Hippocrate avait semé le germe heureux de cette philosophie de l'expérience, et lui avait donné, pour sol fécondateur, l'analyse profonde des facultés intellectuelles, et la connaissance raisonnée des instrumens dont l'esprit se sert dans l'étude des choses. Il avait posé les dogmes essentiels de la médecine clinique, considéré les maladies sous le point de vue le plus vaste ; mais il

n'était pas assez descendu dans les détails particuliers des maladies, il n'avait saisi que les masses;
telle est la marche naturelle de cette méthode
analytique que l'on a plus souvent jugée dans des
idées abstraites, que suivie dans ses applications. Il
avait entrevu les vrais principes de la physiologie
médicale, et les avait liés lâchement avec une extrême sagesse aux combinaisons plus sûres de la
médecine - pratique. La méthode de Montpellier
est tellement la même que celle de Cos; les dogmes
fondamentaux de l'une et de l'autre sont tellement
identiques, que je ne crains pas de le dire : si
l'École de Cos avait toujours marché dans les voies
que lui avaient ouvertes ses immortels fondateurs ;
si les leçons du génie avaient été assez développées
pour être saisies et appliquées par la médiocrité du
commun des disciples, sa doctrine serait arrivée
à celle-là même que présente aujourd'hui l'École
de Montpellier.

A Cos on était éminemment dogmatique, on
aimait sans doute l'observation, on avait établi
qu'elle était la source de toutes les vérités ; mais
on aimait l'observation savante, raisonnée, dirigée
vers la connaissance des lois plus ou moins générales, réunie dans des conclusions plus ou moins
étendues et toujours utiles. Là on regardait pour
connaître, on recherchait des sensations pour recueillir des idées ; on considérait les maladies sous
leurs points de vue les plus généraux et les plus
particuliers, on associait ainsi tous les avantages
du dogmatisme et de l'empirisme. A Montpellier,

même désir de concilier l'un et l'autre , même méthode pour y parvenir, mêmes résultats obtenus.

A Cos , l'on prenait chaque cas de maladie
comme un problème toujours nouveau ; on avait
senti que les élémens de ce problème n'étaient
jamais fixes et immuables , et qu'on ne pouvait pas
réduire l'exercice du plus difficile et du plus compliqué de tous les arts , à la simplicité du mécanisme d'un cadre nosographique. On était loin de
croire que les maladies fussent entièrement analogues à des objets d'histoire naturelle , qui présentent toujours des caractères déterminés. Cette
erreur , tel était le langage de Cos , était celle
de Gnide ; on savait que les mêmes états morbides
peuvent se cacher sous des symptômes différens , et
les mêmes symptômes masquer des états opposés ;
que l'intensité et le nombre de ces symptômes
n'étaient pas toujours en rapport avec le degré de
la maladie elle-même. D'ailleurs , on ne tenait pas
seulement compte des symptômes , on repoussait
toutes ces opinions exclusives qui signalent l'esprit
de secte ; on se servait du calcul tiré des causes
externes , de ces causes que les Empiriques reje-
tèrent avec dedain , pour se perdre bientôt dans la
recherche des causes prochaines les plus hypothétiques ; on n'oubliait pas le tempérament du malade ,
ses habitudes , ses mœurs , etc. , rien , en un mot ,
de ce qui pouvait jeter quelque jour sur le problème
à résoudre.

A l'aide de tous ces moyens , cette École fonda
la science des indications, qui reposaient pour elle

sur toutes les données possibles, tandis que les autres Écoles ne les ont établies que sur un empirisme rétréci, ou sur des causes imaginaires ou trop bornées. C'est cette science des indications qui me paraît distinguer essentiellement l'École de Cos, et c'est cette même science que Montpellier a toujours cultivée avec un soin particulier, parce qu'elle était le but de ses travaux, l'objet direct de ses vœux, la conséquence naturelle de ses principes.

Barthez a donné la législation la plus étendue des méthodes thérapeutiques; il a agrandi les travaux d'Hippocrate, toujours en les prenant au point même où les avait laissés le divin vieillard, et en les étendant par la même logique à laquelle étaient dues les premières découvertes en ce genre (1). Il faut en convenir, Hippocrate n'avait guère approfondi que les méthodes naturelles; il les avait portées à une perfection ignorée avant lui, et trop souvent méconnue dans les siècles qui l'ont suivi. Barthez à son tour créa, à proprement parler, les méthodes analytiques, celles qui attaquent directement l'état morbide intérieur qui produit tous les symptômes, et dont la maladie ou l'ensemble de ces symptômes n'est qu'une forme souvent trompeuse; il démêla avec habileté les combinaisons de ces différens états, leurs degrés,

---

(1) Voy. son disc. sur l'*inauguration du buste d'Hippocrate*, an IX. L'amour-propre de l'illustre Chancelier a peut-être à son insu préparé les matériaux de ce parallèle si glorieux pour lui.

leurs nuances, et établit ainsi sur ses véritables
bases le traitement direct des maladies. Nous trouvons cependant le germe de ces grandes idées dans
Hippocrate lui-même, et il est facile d'ailleurs de
voir qu'elles n'étaient qu'une conséquence rigoureuse de sa manière de considérer chaque maladie
comme un problème particulier, et non dans des
notions générales souvent fausses ou incomplètes,
ainsi que les systématiques, ou dans des divisions
arbitraires et rétrécies, ainsi que les nosographes.
Toutes les fois que l'on ne croira point que les
maladies sont des espèces fixes, que l'on sera con-
vaincu qu'elles diffèrent par leur degré, qu'elles
changent dans leurs cours, se compliquent dans la
succession et le mélange de leurs élémens, il faudra
bientôt que l'on reconnaisse qu'il y a en elles des
états communs; que ces états, par leur intensité
respective, par leur association variée, ou par leur
marche différente, constituent ces maladies, et
qu'ils ont leur traitement particulier : eh bien !
dès - lors la médecine analytique est forcément
trouvée et établie, car elle n'est que cela.

Développons, avec quelques détails, le système
thérapeutique du vieillard de Cos, ce système
admirable qui n'a pas toujours été saisi par des
commentateurs souvent plus érudits que praticiens.
Hippocrate parle-t-il de l'emploi de la saignée, des
émétiques, des purgatifs, des délayans, des ana-
leptiques, etc.; il ne dit pas que ces remèdes conviennent dans telle espèce de maladie, mais bien
qu'il faut saigner quand l'individu est robuste, dans

la vigueur de l'âge , que la maladie est très-aiguë ;
que la fièvre est forte, l'inflammation intense, etc. ;
émétiser lorsque la bouche est amère , qu'il y a
des nausées , des douleurs d'estomac, de la céphalalgie , etc. Quel que soit le nom que l'on donne
à l'affection , l'on doit remplir ces indications, lorsque ces symptômes se présentent , qu'un examen
attentif prouve qu'ils sont seuls , ou du moins
essentiels , et qu'il n'y a d'ailleurs aucune contre-indication réelle : voilà la vraie médecine , celle
des bons médecins de tous les temps , celle qui
est dans les faits , et que l'on découvrira plus ou
moins dès qu'on observera les malades pour les
traiter, et selon que l'on aura plus ou moins de génie.
Toute autre méthode est celle des philosophes, des
naturalistes , des théoriciens , des *amateurs*. Ou
la médecine n'est qu'une chimère, ou elle est toute
entière dans la source d'indications que nous venons
de signaler ; toute autre source est nulle ou empoisonnée.

Il est donc évident qu'Hippocrate avait pressenti
l'analyse thérapeutique , par cet instinct admirable
qui lui révéla une foule de vérités, celles-là même
qu'il n'avait pas connues à proprement parler, ou
plutôt qu'il n'avait pas développées. Je ne crains
pas de le dire, on ne fera aucune découverte majeure dans la science , qu'on ne retrouve sans effort
et sans subtilité dans les ouvrages du divin vieillard.
On peut comparer l'esprit de ce grand homme à une
sorte de glace qui a réfléchi le système complet de
la nature vivante ; il a tout représenté, tout re-

produit, mais il n'a pas toujours eu une conscience raisonnée de ce qu'il a si bien senti.

L'École de Montpellier n'a donc fait que développer ces notions confuses ; elle n'a fait qu'appliquer la réflexion à l'instinct, fixer et généraliser une idée vague et isolée, populariser une doctrine qui n'était réservée jusqu'alors qu'aux plus grands maîtres de l'art. Que l'on ne se laisse pas tromper par un langage particulier sur lequel l'on peut quelquefois trop insister pour faire valoir le droit de propriété. Ces mots d'*élémens*, d'*analyse*, de *complication*, expriment des choses que les médecins ont toujours connues, et dont ils ont fait les plus heureuses applications, même sans le savoir. L'École de Montpellier n'a fait que systématiser les *vues* des praticiens de tous les temps, arrêter dans des formes absolues une doctrine universellement admise, réduire en lois des principes que tout le monde suivait, mais auxquels il était permis à chacun de déroger, parce qu'ils étaient encore subordonnés aux écarts du caprice, à la prérogative du génie, ou aux avantages d'une éducation appropriée.

Hippocrate n'avait appliqué cette analyse thérapeutique qu'aux cas les plus saillans ; il ne l'avait point suivie dans les immenses détails qu'elle suppose. Il ne faudrait pas concevoir le vaste plan de ce système, pour croire qu'un seul homme eût pu l'exécuter. D'ailleurs, il n'avait point insisté sur toutes les contre-indications de l'emploi de chaque méthode ; disons - le franchement, il n'avait pas connu la combinaison des maladies, d'où résulte presque toute la science des contre-indications, science qui complète celle des indications même.

Hippocrate fait reposer ses indications sur deux bases qu'il faut bien distinguer : l'une est purement empirique, et l'autre théorique. Il s'appuie sur les symptômes et sur les calculs tirés des causes, du tempérament, etc., c'est-à-dire, sur toutes les données fournies par l'observation. On peut même affirmer, d'après ses écrits légitimes, que tel était le train ordinaire de sa pratique. Cette médecine réservée, modeste, et provisoire même par rapport à une médecine transcendante, sera toujours la plus sage. Quant aux bases théoriques, elles ne sont pas très-solides ; c'est la partie faible de la médecine de Cos, et celle qui a été la cause de la dégénération de son système pendant plusieurs siècles. Hippocrate lui-même se livrait à des hypothèses ; il semblait écouter quelquefois leur inspiration secrète au lit du malade. Ces hypothèses seulement il les avait puisées dans les faits et dans ceux de l'ordre le plus important ; elles ont si bien servi les intérêts de l'observation, que je n'ose prononcer leur proscription absolue, sur-tout pour le temps où elles ont paru. C'est ainsi que la théorie des quatre humeurs, de leurs altérations, de leurs effets vrais ou supposés sur l'économie, de leur coction, ou de leur évacuation par diverses voies, a été très-utile à la médecine-pratique et a été la source de ses plus beaux dogmes. Les hypothèses sont des instrumens d'investigation pour le philosophe ; elles donnent de la force et de l'étendue

à l'esprit, quand elles sont prises dans cette série
de faits qui sont à la tête de tous les autres. Nous
sommes convenus qu'à Montpellier, l'on ne repoussait pas avec une rigueur intraitable les hypothèses de tous les genres. On n'en faisait pas, il est
vrai, le fondement de la médecine ; mais on en usait
plus ou moins selon l'état de la science.

. L'humorisme est tellement dans les faits, que c'est
le système des premiers médecins, des malades, des
peuples les plus ignorans, comme les plus éclairés. Il
faut cependant reconnaître que Cos ne professait pas
un humorisme exclusif. On y tenait compte des solides ; on n'employait pas seulement les évacuans,
mais on traitait encore les affections des facultés ou
des propriétés vitales de ces solides, qu'on exprimait
à la manière du temps. On parlait du resserrement
et du relâchement des parties, de leur échauffement
et de leur refroidissement, de leur sécheresse et
de leur humidité. On associait donc heureusement
le solidisme avec l'humorisme. L'École de Montpellier marchant sur ces traces, s'est appliquée à
réunir les deux opinions plus étroitement que les
autres Écoles d'Europe, et à les faire même reposer
sur des bases plus solides que celles de la théorie
de Cos. Elle admet les altérations des humeurs,
mais elle les admet comme des effets de l'action
de la force vitale. Ces altérations constituent une
classe particulière de faits ; elle cherche à déterminer les liens qui les rattachent à la lésion des
solides ; elle n'a point voulu se hasarder sur ce point
dans les décisions absolues auxquelles se sont livrées

la plupart des autres Écoles, et qui ne leur ont
pas assez réussi pour la corriger de sa timidité.
Nous ne craignons pas de le dire, toutes les Écoles
anciennes et modernes se sont prononcées sur cette
question d'une manière exclusive. Presque toutes
celles de l'antiquité furent franchement humoristes
ou solidistes ; car le méthodisme n'était qu'un solidisme pur, puisé dans les idées matérielles et physiques du siècle. Les Écoles modernes ont suivi
les mêmes erremens : l'on y trouve les médecins
chimistes et humoristes d'une part ; et de l'autre, les
mécaniciens, les partisans de la doctrine du solide
vivant, de l'action nerveuse, de l'incitation, les
organiciens, etc.

Si l'on considère maintenant que ces deux théories exclusives sont également fausses; que, prises
isolément, elles n'ont pas plus de vérité que le
corps n'aurait de vie, si l'on séparait les humeurs
des solides ; l'on en conclura nécessairement que
toutes les opinions qu'on a fait reposer sur ces
bases fondamentales sont chancelantes et ruineuses.
Tous ces systèmes absolus sont donc frappés d'un
principe de mort ; il circule dans le sein de tous
leurs raisonnemens, un poison d'erreur qui les
infecte et qui les détruit tôt ou tard.

Il convient de revenir aux idées plus saines et plus
complètes qu'avait entrevues Hippocrate, puisque
ces idées sont la conséquence de tous les faits. Dans
la suite des temps, il devra résulter de leur ensemble une connaissance entière de la liaison des
affections des solides et des altérations des humeurs.

L'on se convaincra que les unes comme les autres sont des phénomènes distinctifs des êtres vivans ; qu'elles doivent être étudiées dans les faits qui leur sont propres, dans les lois qui leur sont particu-lières ; qu'il y a une chimie médicinale bien diffé-rente de la chimie ordinaire ; que ces phénomènes représentent des forces spéciales ; que les forces, qui vivifient les fluides, sont du même ordre que celles qui animent les solides ; qu'elles se corres-pondent entr'elles et se confondent dans l'unité du système vivant, de telle sorte que la question tant agitée de savoir si une maladie a commencé par une altération dans les humeurs, ou par une lésion dans les solides, est insoluble par elle-même ou plutôt aussi inutile à éclaircir que ridicule à poser. Toutes ces affections sont simultanées, ou elles se succèdent si rapidement dans le temps qu'elles sont telles par rapport à nous, et sur-tout par rap-port à la lenteur de l'application de nos moyens d'action. Dans notre École se forme donc une doctrine mixte qui embrassera tous les faits, et qui seule fera cesser les interminables querelles qui ont déchiré et détruit, j'ose le dire, la mé-decine. L'on a déjà entrevu les principes de haute physiologie qui doivent justifier cette doctrine, mon-trer la source des discussions et les tarir à jamais.

Nous avons prouvé la grande analogie qu'il y avait entre la philosophie et les dogmes de la mé-decine clinique de l'École de Cos et de celle de Montpellier. Nous retrouvons les mêmes rapports dans les principes les plus relevés de la science

médicale , c'est-à-dire, dans les dogmes de la physiologie et dans leur application à la médecine-pratique. Ce n'était point des expériences ni même des
observations physiologiques seules, qu'Hippocrate
déduisait les lois de l'économie vivante, mais bien
des faits que lui présentait à chaque instant l'exercice de l'art ; et remarquons que, de ce point de
vue, il devait envisager la physiologie d'une manière toute particulière. En effet, quand on considère constamment les phénomènes vitaux , et
qu'on le fait avec ce génie logique et d'union
systématique , que possédait Hippocrate à un si
haut degré, on doit naturellement, et presque sans
le chercher, trouver le vrai système de l'homme
vivant. Je le demande, les hypothèses mécaniques,
chimiques, physiques et métaphysiques , peuvent-
elles prendre quelque consistance, ou venir même
dans l'esprit d'un médecin praticien qui a sans cesse
l'homme sous ses yeux? De pareilles opinions n'ont
pu être embrassées que par des personnes étrangères à notre art, et plus familiarisées avec les
autres sciences qu'avec la science médicale elle-
même. Voici comment s'exprime, à cette occasion,
l'auteur hippocratique de l'excellent traité *De
priscâ medicinâ*. Écoutons sa profession de foi
physiologique. «Je veux dire quelque chose de certains sophistes, au nombre desquels on compte
des médecins qui prétendent que, pour bien connaître la médecine, il faudrait savoir ce qu'est la
nature de l'homme , et comment il a été créé.»
C'est ainsi qu'il arrache la médecine aux vaines

hypothèses auxquelles on l'avait déjà associée. Il ne
pense pas que la médecine ait besoin de remonter
si haut ; que pour parvenir à des résultats certains
en pratique , elle doive commencer par examiner
des questions si relevées et qui sont même insolubles. « Pour moi , ajoute-t-il , je pense que tout
ce que ces sophistes et ces médecins ont écrit sur la
nature humaine, est moins utile au médecin qu'au
peintre , et que ce qu'on peut apprendre de certain sur ce sujet doit être puisé dans l'observation
médicinale ; qu'il est même impossible d'éclaircir
les questions de ce genre, si l'on n'est instruit à
fond de notre art , et si on ne l'a embrassé dans
toute son étendue. J'ai vu beaucoup de personnes
qui savaient très-inutilement tout ce dont trai-
tent ces auteurs , qui discouraient sur l'essence de
l'homme et sur les causes qui l'ont formé : ce qu'il
est indispensable de connaître touchant la nature
de l'homme, pour tout médecin qui veut réussir
dans l'exercice de notre art , se réduit à savoir
ce qu'est l'homme par rapport aux alimens et
aux boissons dont il use , et les changemens que
chaque chose peut faire en lui , selon son tempérament individuel ; il faut apprécier, en un mot, par
l'expérience , les modifications particulières que
tous les agens apportent dans l'économie, et c'est
en cela seul que consiste la connaissance positive,
réelle et utile de la nature humaine. » Ainsi l'École
de Cos a prononcé ; elle proscrit de son sein les
savans étrangers à la médecine, et n'avoue pour les
siens que ceux qui s'en sont spécialement occupés,

Cet arrêt sévère pèse sur des individus très-respectables en eux - mêmes, sur des naturalistes très-instruits, des chimistes très-habiles, des expérimentateurs fort adroits. Que tous ceux - ci fassent l'admiration de leurs disciples, qu'ils agrandissent le domaine des sciences, que l'humanité leur paie le tribut d'éloges qu'elle leur doit, l'École de Cos ne s'y oppose point ; mais elle leur défend l'entrée de son temple. Elle ne reçoit leurs travaux qu'autant que des médecins à titre les ont vérifiés et y ont mis leur sceau particulier. Hippocrate aurait donc traité volontiers ces savans, comme Platon voulait que l'on traitât les poètes dans sa république. Il les aurait couronnés de lauriers, et au milieu des applaudissemens de tous ceux qu'ils instruisent ou qu'ils amusent, et de l'humanité entière dont ils relèvent la dignité, il les aurait accompagnés par honneur hors de l'enceinte sacrée, jusques à l'entrée de l'Académie ou du Portique.

A Montpellier, l'on professe les mêmes principes ; on prétend que la physiologie est une science isolée de toutes les autres ; et s'il faut le dire franchement, c'est ce qui nous a un peu brouillé avec les physiciens, les chimistes, les naturalistes, les anatomistes même qui abusent de leurs connaissances ; et c'est ce qui explique peut-être un certain déchaînement contre l'École de Montpellier. Pense-t-on que Platon lui-même, que l'arrêté que nous venons de lire condamne expressément, eût été assez philosophe pour le pardonner à l'École de Cos ? Le moment approche cependant où toutes ces petites tracasseries vont finir,

où tous ces amours-propres blessés vont se taire.
Quand on fait attention à la marche des sciences
médicales, depuis un demi - siècle, on s'aperçoit
bientot, qu'elles tendent à se séparer de plus en
plus de toutes les autres, et à se donner elles-mêmes
des lois. L'anarchie des sectes d'une part, l'habitude d'exercer un pouvoir despotique de l'autre,
font regarder encore aujourd'hui la médecine comme
dans un état de rebellion. Une fois victorieuse,
son indépendance sera à la fin reconnue, et elle
aussi sera une puissance. Toutes les autres Écoles,
celles-là même qui ont fait le plus d'efforts pour
s'arracher au joug des sciences accessoires, portent
les stigmates de la servitude. Si elles renoncent à
leurs principes, elles en reçoivent l'esprit et la philosophie ; et cet esprit de rigueur et de sévérité,
qui est l'âme des sciences physiques et mathématiques, est un poison pour les sciences médicales.
Toute secte qui fait tout dépendre de l'organisation, et qui, en un mot, est matérialiste, aura
beau faire, elle subira la loi des sciences physiques ;
elle se débattra dans ses fers, mais elle ne pourra
pas les rompre ; ses efforts ne pourront jamais la
débarrasser du filet qui l'enveloppe et l'enlace.

Hippocrate embrassant tous les faits de médecine-
pratique, arrive à cette grande conclusion : qu'il
y a, dans le corps vivant, des lois particulières,
que ces lois sont très-compliquées, qu'elles ont
pour but la conservation, la réparation et la
propagation de l'animal. Cette cause inconnue, il
la nommé *Nature*. « La Nature, dit-il, suffit seule

aux animaux pour toutes choses ; elle sait elle-même
ce qui leur est nécessaire, sans avoir besoin qu'on
le lui enseigne et sans l'avoir appris de personne....
Elle est le premier médecin des maladies ; et ce
n'est qu'en favorisant ses efforts, que nous ob-
tenons quelque succès (1). » Tel est le secret de
la physiologie et de la médecine entière d'Hippocrate. Il a sur-tout très-bien vu, dans les faits pratiques, l'unité des forces de la vie ; il revient plusieurs fois sur cette importante vérité. On la retrouve
en tête de tous les livres de son École légitime,
et c'est en quelque sorte ce qui les distingue et
peut servir à les faire reconnaître. « Le principe
de tout est le même. Il n'y a aussi qu'une fin,
et la fin et le principe sont uns.... Dans l'intérieur
est un agent inconnu qui travaille pour le tout
et pour les parties, quelquefois pour certaines et
non pour d'autres.... La Nature est à la fois une et
infiniment variée.... Il n'y a qu'un but, qu'un effort.
Tout le corps participe aux mêmes affections ; c'est
une sympathie universelle. Tout est subordonné
à tout le corps, tout l'est aussi à chaque partie.
Chaque partie concourt à l'action de chacune d'elles.
Le sang va tour-à-tour du cœur aux extrémités,
et de celles-ci à la grande et à la première origine
des vaisseaux. » Tel est le dogme important qu'Hippocrate établit sur l'unité du corps vivant, et qu'il
n'a pu puiser que dans l'observation pathologique.
Il est diamétralement opposé à tout système méca-

---

(1) De alimento.

nique et physique: aussi a-t-il toujours été entièrement méconnu ou vivement repoussé par les
médecins matérialistes. Ce sont ces idées défigurées
qui ont donné naissance à l'hypothèse de Van-
Helmont et de Sthal, et qui, présentées avec
plus de pureté et développées avec plus d'étendue,
constituent le fond et l'essence de la doctrine de
Barthez. Qu'elles font paraître puériles et vaines,
la plupart des petites questions qu'agitent tous les
jours les médecins organiciens, soit sur les fonctions de l'état de santé, soit sur le siège des maladies! Les fonctions, ils les attribuent à des élémens
d'organes auxquels ils les rattachent fixément; les
maladies, ils ne les considèrent que dans les petits
vaisseaux blancs ou rouges; on examine le mécanisme des fonctions et des maladies, comme si le
corps vivant était une espèce de machine, dont les
rouages s'enchaînent les uns aux autres et se déran-
gent successivement. En un mot, on n'étudie les
êtres vivans qu'en les mutilant sous un scalpel destructeur, ou par une analyse imaginaire. L'École
d'Hippocrate ne se perd point ainsi dans les infini-
mens petits; elle prend les masses; elle s'attache aux
effets majeurs et aux grandes vues d'observation;
elle ne remonte point aux premiers principes de l'organisation, comme quelques anciens et la plupart
des modernes; elle sait très-bien que, de la connaissance de ces principes matériels de leur composition et de leur combinaison, cette connaissance
fût-elle aussi certaine qu'elle est obscure, l'on ne
peut déduire aucune conséquence légitime par rap-

port aux fonctions, parce que l'on ne peut établir aucune liaison entre celles-ci et les circonstances sensibles et appréciables de l'organisation. Elle entrevoit que ces circonstances sont de simples conditions de fonctions, et non les premiers ressorts des phénomènes vitaux, des instrumens favorables et non des causes réelles. Eh bien! ces dogmes sont précisément les mêmes que ceux que proclame l'École de Montpellier. Ce principe vital qui est devenu un sujet de scandale pour toutes les sectes matérialistes, elle l'a emprunté d'Hippocrate, ou, pour mieux dire, des faits qui inspirent cette hypothèse. Nous conviendrons même que notre École a eu quelquefois le tort de réaliser ce principe ; mais qu'on nous accorde aussi que ce tort lui est commun avec celle de Cos, et que sa doctrine générale ressemble tellement à la sienne, qu'elle retrace jusques à ses défauts. En effet, l'École Grecque avait cherché à déterminer la nature de ce principe, elle s'était perdue à cette occasion dans un mélange d'idées matérielles et métaphysiques. Elle avait confondu la cause inconnue de la vie avec ce qu'elle appelait l'humidité radicale, la chaleur innée, la matière éthérée, et elle accordait à ce feu-principe l'intelligence, la sagesse, la justice même. « Ce que nous appelons la chaleur ou le chaud, me parait être quelque chose d'immortel, qui entend tout, qui voit et qui connaît autant ce qui est présent que ce qui est à venir (1). »

_____

(1) *De carnibus.*

L'École de Cos voulut fixer la nature de la cause de la vie, et elle se jeta dans des erreurs analogues à celles qui ont échappé à quelques médecins de Montpellier (Bordeu, Grimaud, Roussel), du moins dans leur première origine qui est identique, sinon dans le moyen particulier d'explication qui est quelquefois opposé: ce qui prouve bien que ceux-ci s'étaient placés dans le même point de vue que l'École de Cos. Cependant, les progrès de la philosophie médicale ont réformé ces idées ; et enfin l'École de Montpellier a proclamé la première, et peut-être la seule de toutes les Écoles anciennes et modernes, que le principe de la vie n'était qu'une cause abstraite, qu'un fait généralisé, que la somme de toutes les forces confondues dans une sorte d'unité. Peu à peu elle est rentrée dans les faits pour ne plus en sortir. Peut-être que quelques-uns des défenseurs de ses derniers principes chancèlent encore; à un point aussi élevé, la tête tourne aisément, mais avec un peu d'habitude on s'y fera, et la science médicale sera à jamais arrachée aux idées métaphysiques ou matérielles qui l'ont infectée jusqu'ici. Son langage s'épurera, il deviendra aussi clair qu'il est exact, aussi répandu qu'il est vrai, et quand il sera aussi populaire qu'il mérite de l'être, on s'étonnera qu'on ait attaqué une pareille doctrine.

L'École de Cos ne se contente pas de considérer les phénomènes vitaux dans l'unité qui les embrasse, elle les analyse, les décompose, et arrive ainsi à l'idée des facultés vitales, non pas de ces

propriétés isolées qui n'expliquent que les moti-
tations incertaines d'une fibre prête à mourir, qui
ne rendent raison que d'une vie en quelque sorte
cadavérique, désordonnée et sans accord, mais de
ces facultés vitales qui se réunissent dans une seule,
et qui renouvellent leurs forces dans une même
source. « Il y a, dit l'auteur hippocratique du traité
De alimento, une seule faculté, et il y en a plus
d'une. C'est par les facultés que tout est administré
dans le corps des animaux ; ce sont elles qui font
passer le sang, le souffle et la chaleur dans toutes
les parties, qui reçoivent ainsi la vie et le sentiment. » Il dit ailleurs que c'est la faculté qui nourrit
et fait croître tous les organes, et il pénètre
profondément dans le mécanisme de l'assimilation;
*Carnes enim attrahunt.... corpus à cujusvis generis
ingestis, sibi quod confert, assumit unaquæque cor-
poris pars de singulis cibis.* Nous voyons les mêmes
principes dans la doctrine de notre École. Elle
admet les même facultés, elle insiste spécialement
sur les forces digestives et assimilatrices qui animent les fluides, forces que la plupart des autres
Écoles ont complètement méconnues, ou dont
elles ne parlent qu'en passant, et qu'on ne retrouve plus dans leurs systèmes pathologiques.

Ce que l'École de Cos n'avait fait le plus souvent que pressentir, a été étendu et développé par
celle de Montpellier. Tous les germes, jetés dans
un sol analogue à celui qui leur avait donné naissance, ont déjà fourni des fruits abondans; nous
n'avons qu'à continuer la même culture, et le

terrein n'en deviendra que plus fertile. L'École de Montpellier n'est pas encore arrivée, bien s'en faut, au terme de la science, mais tout annonce qu'elle marche dans la route qui y conduit.

Veut-on s'assurer que les idées physiologiques de Montpellier ne sont que la suite des premières notions entrevues par l'École de Cos ; l'on n'a qu'à ouvrir les ouvrages des fondateurs de sa doctrine ; Bordeu, Desèze, Grimaud, etc., s'y montrent toujours occupés du soin de lier leurs principes à ceux d'Hippocrate. A chaque instant, ils rappellent des passages tirés des traités de l'École Grecque, et ceux-ci se mêlent si bien à ce qui leur est propre, qu'on ne peut pas aisément distinguer lorsque ces auteurs parlent par eux-mêmes.

Nous avons comparé la philosophie et les dogmes fondamentaux des deux Écoles, rapprochons maintenant leurs mœurs et leurs habitudes.

Cos s'attachait beaucoup à la métaphysique de la science, et à la méthode qui lui était propre ; c'était par-là qu'elle se piquait de se distinguer des autres Écoles, des empiriques et des philosophes de son temps. Nous avons vu même qu'elle ne craignait pas de remonter aux principes de nos idées, dans les leçons qu'elle donnait à ses élèves. Lisez surtout les traités didactiques, *De arte*, *De medico*, *De medicinâ priscâ*, *Præceptiones* ; dans tous les autres traités on y revient à chaque instant. Nous avons établi quel était le goût de l'École de Montpellier sur ce point.

A Cos, on recherchait les résultats dogmatiques, on n'aimait point à se traîner sur les détails, à revenir sur les élémens de la science. Le langage était précis et serré, on se piquait de dire les choses en moins de mots que possible. C'était la méthode des anciens philosophes, plus jaloux d'indiquer des idées neuves, que de s'appesantir sur des idées connues. Mais cette manière d'exposition suppose une instruction avancée, ou la volonté de suppléer ce que l'auteur a cru inutile de dire ; elle doit donc être nécessairement obscure, et sur-tout paraître telle aux esprits paresseux, ou initiés depuis peu de temps à l'étude de la médecine. On adresse le même reproche à l'École de Montpellier, et il s'explique en grande partie par les mêmes raisons. Barthez a introduit parmi nous ce goût des résultats synthétiques. Jamais auteur ne se montra plus fécond en principes et plus stérile en paroles. Il réfléchissait tant, qu'il parlait très-peu, et il croyait souvent avoir dit tout ce qu'il avait pensé. Dans la petite île de Cos, l'on ne devait mesurer le mérite d'un ouvrage que par son utilité réelle ; il n'y avait pas de philosophes à titre, et des faiseurs de livres comme à Athènes. A Montpellier, on n'en vaut guère plus pour avoir fait un ouvrage ; trop heureux même celui pour lequel cette circonstance n'arrête pas la confiance des malades, que l'on y obtient par toute autre voie !

Les premiers médecins de Cos composaient peu de livres, et encore ceux-ci étaient-ils moins des traités *ex professo*, sur un sujet déterminé et suivi dans toutes ses divisions , qu'un recueil de notes, de maximes, de grandes et importantes vérités sur la science entière. Les traités de la Diète, des Maladies en général et des Maladies des femmes en particulier, sont des ouvrages proprement dits, et cela seul annonce qu'ils appartiennent à des temps postérieurs à Hippocrate (1).

La vraie médecine n'est pas bavarde, elle n'affirme que ce qu'elle sait positivement ; presque toujours elle se borne à raconter ce qu'elle a vu par elle-même, ou ce qu'elle tient des bons observateurs ; elle ne se livre pas à ces discussions théoriques, source d'un babil intarissable. Le vrai médecin est silencieux; tout entier à l'observation du dehors ou à la réflexion du dedans , il n'a pas grand'chose à dire. Les disciples légitimes d'Hippocrate n'ont pas été de grands faiseurs de livres ; c'est le reproche ou l'éloge qu'on leur doit. Un

---

(1) Cette précision remarquable et ce mode de composition , dont nous avons fait sentir le prix dans la médecine, peut tenir en partie à la rareté du papier au siècle d'Hippocrate. L'usage du papyrus fut très-peu répandu dans la Grèce jusqu'au temps d'Alexandre. Hippocrate écrivit ses observations en style très-concis, sur des tablettes enduites de cire, ou sur des peaux d'animaux. Plusieurs de ces recueils n'étaient pas destinés au public ; ainsi , une circonstance qui semblait arrêter les progrès de l'art tourna à son avantage. Si l'introduction du papyrus, et la multiplicité des livres qui en a été la conséquence, ont eu une influence fâcheuse sur la médecine d'observation, que doit-on penser de l'imprimerie sous ce rapport, quoiqu'on ne puisse pas nier , cependant, d'un autre côté, les grands avantages de celle-ci.

professeur qui retrace, dans la moderne Cos , les
traits , la philosophie et la manière du divin vieillard , n'a pas écrit une ligne.

Il devait régner à Cos un certain orgueil auquel n'échappent pas aisément ceux qui cultivent
une science avec ardeur , et qui croient avoir
trouvé la vérité. Il paraît que l'on n'y citait que
les ouvrages de l'École même , et que l'on ne
parlait guère de ceux qui lui étaient étrangers, que
pour en relever les erreurs. C'est ainsi qu'Hippocrate
s'est conduit à l'égard des médecins Gnidiens et
Gymnosophistes. L'on ne voit pas même que l'École
de Cos se soit beaucoup occupée du soin de dis-
cuter ses principes et de les défendre contre des
sectes rivales ; et c'était un véritable sacrifice chez
une nation où tout était mis en dispute, et où
les succès en ce genre avaient un si haut prix.
L'École de Cos se montrait assurée d'avoir établi
le vrai système de la médecine. Elle le répète
ou le fait entendre à chaque instant ; elle aspirait
donc à une sorte de suprématie. Elle ne le disait
pas cependant aux autres Ecoles ; il fallait taire
un secret qui aurait alarmé tant d'amours-propres,
et endoctriner des Écoles qui ne s'en doutaient
pas; il fallait les enchaîner par la force de la doctrine et non point par tout autre moyen. Il faut
le dire, l'École de Cos voulait bien être école
normale , mais elle ne voulait point l'être par un
arrêté des Amphyctions.

On le voit, l'École de Montpellier est cal-
quée sur celle de Cos ; elle ne donne pas à ses

élèves d'autres leçons ; et lorsqu'enfin, après le
cours des études médicales, le moment arrive où
elle investit le disciple du pouvoir d'exercer l'art
divin, c'est au nom d'Hippocrate qu'elle lui confère
le grade suprême. Si j'assiste à une de nos réceptions, je vois qu'on présente au néophyte les
ouvrages du vieillard de Cos. On l'exhorte à se pénétrer de ses maximes, et on lui répète que tous
les principes qu'il a reçus, il les retrouvera dans ce
livre sacré. Il reçoit l'anneau mystérieux, analogue
sans doute au signe qui, dans l'École Grecque,
devait marquer la filiation secrète, et il répète
le même serment qu'on prononçait à Cos aux
pieds de l'autel d'Esculape, dans les mains d'Hippocrate, ou sans doute à côté de son effigie après
sa mort. Suis-je en France ou dans la Grèce, à
Montpellier ou à Cos ?

Nous croyons avoir montré, avec toute l'impartialité dont nous sommes capables, les analogies
étroites qui existent entre l'École de Cos et celle
de Montpellier. Examinons maintenant si une autre
École moderne a autant de titres de filiation. Sera-
ce l'École empirique? Elle compte, il est vrai,
de très-grands hommes et des travaux du plus
haut intérêt, sur-tout en Angleterre et en Alle-
magne ; mais Hippocrate s'est prononcé expressément contre l'empirisme. La science était, selon
lui, un ensemble de dogmes puisés dans l'observation. Il a établi une foule de dogmes, et la
plupart sont rejetés par ces illustres médecins.
D'ailleurs, l'empirisme moderne est bien loin

d'avoir toute la pureté qu'il s'attribue, il n'a jamais pu se débarrasser des idées régnantes les plus hypothétiques, et il n'a trouvé d'autre moyen de théoriser les faits que de les rapporter à des principes arbitraires, tels qu'à l'altération des humeurs, à quelque lésion mécanique des solides; etc. N'ayant pas voulu étudier profondément la philosophie des systèmes, l'empirisme a pris sur parole, et souvent même sans s'en douter, les notions les plus arbitraires, comme l'on peut s'en assurer en lisant les ouvrages de Sydenham, de Stoll, etc. Sera-ce le solidisme de Cullen, de Brown et de tant d'autres ? Mais Hippocrate a-t-il jamais osé établir qu'on devait rattacher la médecine à un seul principe ? Que dirait-il d'un système dans lequel on ne fait attention qu'à l'exaltation ou à la diminution des forces, lui qui rappelait toujours la science aux détails particuliers, et qui avait établi ces dogmes généraux qui, par leurs combinaisons et leur souplesse, pouvaient se plier à toutes les nuances des faits ? Qu'aurait-il pensé de ces principes absolus et destructeurs, lui qui a combattu vivement Mélissus, et avec lui tous ceux qui ne voulaient admettre qu'un seul élément dans le corps vivant, qu'une seule source des maladies; lui qui s'efforce de prouver à chaque instant que le vrai système doit embrasser tous les cas, toutes les circonstances, toutes les données; qui a pressenti que cet ensemble et cette liaison des faits constituaient la vraie théorie médicale ? Les humoristes ou les solidistes exclusifs ne sauraient être les disciples de l'École de Cos, qui réunissait les deux systèmes, ou plutôt qui n'avait ni l'un ni l'autre, mais qui faisait reposer la médecine sur les résultats généraux de l'observation, et qui, par cela seul, repousse à jamais de son sein tous ceux pour lesquels la science ne consiste que dans un assemblage plus ou moins bien combiné de notions théoriques et de conséquences déduites d'un principe absolu.

Sera-ce le système des classifications modernes que nous rapprocherons de la doctrine de Cos? Nous en conviendrons, c'est celui qui lui ressemble le plus, au premier coup-d'œil; et lorsque son illustre défenseur prit le burin de l'histoire des maladies, l'on crut reconnaître un moment la touche d'Hippocrate, et revoir reproduire ses immortels tableaux. La langue française prit la rapidité et la souplesse de la langue grecque : mais disons-le avec la même franchise, Hippocrate s'est décidé affirmativement contre ces classifications, il n'a point jugé qu'elles fussent la source de la vraie médecine-pratique; son système est diamétralement opposé à de pareilles vues. Une médecine aussi mécanique dans ses méthodes, aussi stérile dans ses résultats, aussi bornée dans ses moyens, n'était point celle qu'avait conçue le génie du divin vieillard. Sera-ce enfin, ceux qui appliquent l'anatomie à la médecine? Mais ceux-ci n'ont élevé aucune prétention en ce genre; ils reconnaissent qu'Hippocrate, étranger à l'anatomie, n'a eu aucune notion de ces principes par lesquels ils veulent régénérer une science qui était déjà établie , du moins dans ses bases fondamentales , long-temps avant qu'on eût jamais disséqué un cadavre.

Nous avons présenté l'exposition de la médecine d'Hippocrate, avant l'histoire des écoles théoriques, soit pour suivre l'ordre des temps et la succession des idées , soit pour faire ressortir une vérité que nous avons déjà établie , savoir : que la médecine-pratique est indépendante de toutes les autres sciences ; que l'observation de l'homme sain et malade lui a donné naissance ; et qu'elle seule peut étendre et assurer ses progrès. Nous croyons devoir d'autant plus insister sur cette opinion , qu'elle nous paraît plus décisive pour les destinées de la science, et que les historiens de la médecine en ont embrassé une opposée. Celse a dit: *Primòque medendi scientia sapientiæ pars habebatur , ut et morborum curatio et rerum naturæ contemplatio sub iisdem auctoribus nata sit.* Mais Celse vivait dans un siècle où les sciences les plus étrangères à la médecine la gouvernaient despotiquement. Il se montre le disciple docile des théories régnantes ; et enfin, on a mis en question s'il était médecin-praticien , ou bien un simple *amateur.* Le Clerc , Sprengel tracent en tête de leurs histoires , les premiers progrès de la philosophie , et ils ne craignent pas d'établir que ces progrès ont décidé ceux de la médecine elle-même ; mais ces illustres auteurs possèdent tant de connaissances variées , que la médecine proprement

dite n'a jamais en assez de place pour elle dans
leurs excellens ouvrages. Bien loin que les théories
des philosophes aient servi les intérêts de notre
art, nous verrons, dans ce tableau, qu'elles seules
ont été l'origine des hypothèses qui, de bonne
heure, se sont mêlées au système de Cos; qu'elles
ont altéré de plus en plus sa pureté, et l'ont fait
tomber enfin en pourriture. Nous présenterons la
médecine-pratique toujours en lutte avec les doctrines philosophiques ; brillante de gloire et de
vérité, quand elle l'emporte sur elles, humiliée et
nulle, lorsque celles - ci sont victorieuses. Nous
reprendrons la médecine théorique dans les essais
de son premier âge, afin que l'on puisse saisir la
génération successive des systèmes, et s'assurer
qu'ils ne diffèrent pas les uns des autres autant
qu'on le croirait d'abord, que tous sont partis des
mêmes principes ; qu'ils ont marché vers le même
but ; et enfin, ce qui nous intéresse de plus près,
que ces principes et ce but se retrouvent dans
la plupart des systèmes modernes, ce qu'il est
d'autant plus important de leur rappeler, qu'ils
l'oublient plus aisément, et qu'ils louent souvent
en eux ce qu'ils blâment dans les autres.

Les premiers philosophes reçurent la science des
mains des prêtres et des poètes : quand l'histoire
ne le dirait pas, l'analogie des opinions le prouverait assez : les uns et les autres, en effet, ne s'oc-
cupaient que de la formation de l'Univers, de la génération des Dieux et des hommes. Les théogonies
des prêtres et des poètes n'étaient que des cosmogo-

nies ou des systèmes de physique, et les systèmes
de physique ne furent pendant long-temps que
de véritables théogonies. Les forces de la nature
personnifiées sous des formes sensibles dans les
temps anciens, réalisées sous des formes abstraites
dans les temps les plus modernes : tel a été le fond
de tous les systèmes. Les philosophes n'emprun-
tèrent pas seulement le langage des poètes (l'on
sait que leurs premiers ouvrages étaient écrits en
vers), ils prirent encore leurs dogmes et leur
méthode, si l'on peut désigner sous des noms
aussi graves, les aimables jeux d'une imagination
toujours prête à adopter les rêves qui charment
son délire. Ne pourrait-on pas même assurer, sans
crainte de calomnie, que la philosophie s'est toujours ressentie un peu de sa première origine, et
qu'elle ne s'est jamais, peut-être, bien corrigée de
l'habitude de s'égarer dans la région des chimères.
Dès que l'on cherche une chose qui est hors de
l'observation, tel que le mode intérieur d'action
des causes premières, c'est à l'imagination seule
qu'on s'adresse : car c'est en vain qu'on a multiplié
les facultés de l'esprit, ses opérations diverses et
ses méthodes, d'après les analyses d'une abstraction
subtile ; elles se réduisent à voir ou à deviner ;
à observer ou à expliquer ; à constater les effets
et leur succession constante, ou à se perdre dans
la détermination positive des ressorts secrets de
leur mécanisme et de leur enchaînement ; à voir
ce qui tombe sous les sens, et ce qui est une
déduction immédiate des sensations (Dieu, l'âme,

la matière et ses qualités abstraites et indéterminées, la vie et ses forces), ce que l'on saisit dans
les sensations mêmes, ou à s'élancer hors de tout
ce qui existe par les combinaisons de la pensée,
réduite à elle-même, soutenue dans ses calculs
par des faits trop peu nombreux, et le plus souvent même étrangers à l'objet de ses méditations,
ou séduite par des analogies mensongères enfantées
par ses caprices. Les véritables causes expérimentales sont presque encore des phénomènes,
puisque ceux-ci supposent celles-là incontestablement au-dessous; la véritable théorie ne se compose presque que de faits ; ceux-ci n'ayant rien
perdu, ni presque rien gagné de l'observation même
par leur généralisation seule. Voir d'une manière
générale, ce n'est pas cesser de voir, c'est se
placer plus haut pour embrasser un plus vaste
horizon, et pour découvrir un plus grand nombre
d'objets. Mais se porter hors de l'observation,
ou sortir de ses limites expérimentales ou rationnelles, de sensation ou de déduction, c'est ne saisir
que sa propre pensée, n'embrasser qu'un vain
nuage, et s'égarer dans les rêves de l'imagination.

Thalès fut, à proprement parler, le fondateur
des sciences naturelles, en ce sens qu'il ne chercha
point le secret du monde, hors du monde lui-
même, comme dans l'action pure et simple de
Dieu seul, ainsi que ceux qui l'avaient précédé.
Il eut la gloire d'être le premier à entreprendre
d'interpréter la nature par elle-même. Mais il se
jeta dans une erreur diamétralement opposée à

celle des doctrines théologiques, et qu'il importe
d'autant plus de signaler, que nous en retrouvons
encore des traces dans les systèmes modernes.
Les prêtres avaient expliqué les choses par des
êtres substantiels auxquels ils rapportaient tout.
Thalès pensa au contraire, du moins dans certains
momens, que la matière pouvait seule rendre
raison des phénomènes qu'elle présente, ou par sa
simple existence, ou par quelques propriétés grossières qui frappent les premiers regards de l'observateur encore ignorant, et qui reviennent sans cesse
à ceux de l'observateur le plus instruit. Il crut
qu'il suffisait de déterminer la constitution chimique
des corps pour donner la théorie de toutes leurs
propriétés, et qu'il fallait rattacher leur composition au plus petit nombre de possible principes.
Il ne vit point qu'il fallait distinguer les corps par
les effets généraux et particuliers des uns sur les
autres, et en admettre autant de différens qu'il
y en avait qui présentaient des effets séparés et
des propriétés tranchées. C'est cette idée simple
et féconde qui, dans ces derniers temps, a décidé
les progrès de la chimie ; elle a donné pour résultat
de la science, des divisions tout autrement multipliées que celles des anciens, et qui s'augmentent
d'autant plus que la science se perfectionne davantage. Telle était la marche à suivre : encore même,
avec toutes ces précautions, fallait-il se garder de
croire avoir trouvé la théorie du monde. La chimie
est l'anatomie des corps physiques, et l'anatomie
ne peut nullement expliquer les propriétés des

organes vivans ; celles-là sont comme sur-ajoutées
à ceux-ci ; elles ont ou paraissent avoir si peu
d'analogie avec eux , qu'on ne peut saisir les liens
qui unissent ces propriétés à une matière que nous
ne connaissons point par elle-même, mais seulement
à travers nos sensations. L'impulsion , l'attraction ,
l'affinité , etc. , ne peuvent pas s'expliquer davantage
par la figure et par la seule existence de la matière ,
qui est , au fond , la seule notion que nous ayons de
celle-ci. Thalès , au contraire , ne veut qu'un seul
principe , c'était la mode du temps , l'esprit de la
logique rationnelle et de déduction , qui tend toujours vers l'unité, et voit dans cette unité même
la perfection de la théorie , parce que , dans les
hypothèses , comme dans les chefs-d'œuvres des
arts, l'imagination a besoin de l'unité pour soutenir
l'action de son jeu et favoriser ses goûts de combinaison. L'eau fut la source de tout ; elle avait donné
naissance à tous les corps, elle était douée de toutes
les propriétés possibles , c'était l'âme du monde ,
c'était Dieu lui-même. Quelques faits isolés justi-
fiaient cette opinion singulière , on en rejetait un
plus grand nombre qui lui étaient opposés. Cependant Thalès qui avait résolu de tout expliquer , et qui pensait que c'était en cela même que
consistait la théorie , ne pouvait pas se contenter
des causes mécaniques et purement matérielles ;
elles ne rendent pas aussi bien raison des effets spontanés et dirigés vers un but déterminé que le fait
un être substantiel, un génie, une âme, qui remue
la matière vivante ou morte , d'après ses affections

et ses volontés. Il n'hésita donc pas à attribuer une âme aux corps dont le mouvement n'est pas la suite d'un choc visible et extérieur, mais semble dépendre d'une cause interne. Ainsi, par le même esprit d'hypothèse qui lui avait fait rapporter les phénomènes physiques à l'eau pour principe matériel, il attribua à des génies les phénomènes de mouvement et d'action; et Thalès, athée, ne fit pas difficulté d'admettre une sorte de divinité dans tous les corps. Épicure en fit autant dans la suite (la matière éthérée). C'est encore ainsi, mais dans un sens inverse, que le panthéisme, ou la religion de tous les peuples anciens, n'était que le matérialisme divinisé. On a voulu que Thalès n'eût imaginé cette partie de son système, que pour masquer des opinions qui pouvaient le compromettre auprès des prêtres et des magistrats; mais j'aime mieux croire qu'il a obéi aux conséquences nécessaires de la recherche inaccessible des causes premières et au besoin insatiable de l'esprit d'explication. Nous retrouvons ce même mélange hétéroclite dans tous les systèmes anciens, et dans la plupart des systèmes modernes. Il semble que les deux gouffres du matérialisme et du spiritualisme, qui ont si souvent englouti les sciences, communiquent entre eux dans leurs dernières profondeurs. Ces deux opinions affichent la même prétention de tout expliquer : or, expliquer une chose, n'est le plus souvent que confondre un phénomène dont on ignore trop la cause pour s'imaginer la connaître, avec un autre qui nous

est si familier qu'on se tient assuré de temps
immémorial d'avoir pénétré son mécanisme intérieur : les deux seules choses qui frappent sans
cesse nos regards, et que nous n'hésitons jamais
à croire connaître, c'est la forme de la matière
et l'impulsion d'une part, et de l'autre, l'action
d'un être agissant et voulant comme nous, en d'autres termes, la matière et nous - mêmes ; nous
oublions que nous n'avons d'autre idée de ces deux
choses, que celle que nous en donne immédiatement la conscience.

C'est de Thalès que la médecine reçut la doctrine
de l'humide radical, considéré comme le principe
même de la vie ; idée qui a signalé la première
origine de l'art, qui s'est soutenue pendant trois
ou quatre mille ans, et qui a été la source d'une
foule de raisonnemens hypothétiques qui ont altéré
la pureté des principes de Cos.

Les disciples de Thalès suivirent la même philosophie ; ils ne firent que changer l'élément matériel des choses, le fond du système resta le
même. Ce ne fut plus l'eau qui fut le principe
de tout, ce fut l'air, selon Anaximène : « l'air
est Dieu ou plutôt plusieurs Dieux; lorsqu'il est
plus rare, il s'élève à la plus haute région et
produit le feu ; moins rare, il se tient plus bas et
forme les nuages ; moins rare encore, c'est l'eau
et enfin la terre. » Anaximandre rapporta tous les
phénomènes à l'infini qu'il réalisa, et transforma
en cause active, par une abstraction vraiment
matérielle et dans le goût de la philosophie systé-

matique. L'infini admis par Anaximandre était quelque chose qui remplissait l'espace, qui tenait le milieu entre l'eau, l'air et le feu, et n'était rien de tout cela, ou qui, pour mieux dire, n'était qu'un produit de l'imagination; c'est ainsi qu'un observateur, prévenu dessine des fantômes en regardant des nuages.

Anaxagore reconnut que, par la combinaison des élémens admis jusques à lui, l'on ne pouvait pas rendre raison de la formation des corps et des propriétés dont ils jouissent. Il chercha une autre théorie, mais il la puisa toujours dans les mêmes idées fondamentales. Il établit qu'il y avait autant d'élémens que de substances qui paraissaient différentes, au premier coup-d'œil, par leurs qualités physiques les plus accidentelles, et que l'agrégation simple de ces élémens constituait les corps. Selon lui, la matière avait été divisée par Dieu en une infinité de parties qui devaient être les élémens des corps, et qui étaient semblables, dans leurs moindres qualités, à ces corps mêmes. Toutes ces parties, dispersées par sa sagesse, ont une tendance naturelle à se réunir et se rejoignent effectivement quand les besoins de la Nature le demandent. Ainsi, le pain qu'on mange, les alimens qu'on prend, renferment des particules de sang, de lymphe, de nerfs, de cheveux, d'ongles, particules qui vont se rendre, par leur mouvement propre, et par je ne sais quel instinct, aux endroits qui leur sont destinés. Ainsi, le bois qu'on allume contient des particules de

feu, d'eau, de cendres , de sels, qui se détachent
les unes des autres, et qui , après avoir long-temps
nagé dans l'air, vont composer le nouveau bois.
Ne pouvant concevoir la formation d'aucun corps,
par les principes reçus, il les admet tous comme
simples, conséquence absurde , mais rigoureuse,
du système d'explication. Il fait une véritable
pétition de principe , pour parler le langage
de la logique, c'est - à - dire, qu'il suppose ce
qui est précisément en question. Cette théorie se
retrouve à chaque instant dans la médecine , et
presque toujours l'on a eu recours à elle, quand on
a voulu rendre raison de la génération des animaux
et des plantes, de la nutrition des différentes parties, des sécrétions et des excrétions. C'est ainsi
qu'on a dit que les alimens renfermaient la matière
vivante toute faite, et que la digestion ne consistait qu'à l'extraire ; que le sang contenait en nature
toutes les humeurs, la substance de tous les organes, et que la nutrition, les sécrétions et les
excrétions, n'étaient que de simples séparations de
principes, idée hypothétique qui a toujours régné
en physiologie, et qui règne encore combinée avec
d'autres élémens d'explication non moins arbitraires.
De cette notion fondamentale découlent la théorie
de la génération reçue par les Écoles anciennes ,
d'après laquelle la semence est un extrait matériel
de toutes les parties, celle des molécules organiques de Buffon et de la matière vivante de tant d'autres auteurs. Toutes ces idées viennent du besoin
irréfléchi de rendre raison de tout ; on ne voit pas

que l'on ne fait, au fond, que reculer la difficulté; qu'elle reste la même dans le point plus éloigné où on la transporte, et qu'on la double même à proprement parler. Mais l'esprit d'explication ne se montre pas difficile, un rien le satisfait, et on le traite en conséquence. Il est sûr que le sang renferme les matériaux de tous les organes, rien ne prouve cependant que la bile, la semence, etc., soient contenues en nature dans ce fluide, comme on l'a supposé, et comme on est obligé de le faire dès qu'on se propose d'expliquer la formation de ces diverses humeurs. La bonne manière de philosopher veut que l'on observe les phénomènes de composition dans les corps vivans, qu'on les compare avec ceux de la chimie morte, qu'on s'assure s'ils s'en rapprochent ou s'ils en diffèrent; ou plutôt l'on peut même, sans entrer dans toutes ces discussions, se contenter d'établir, d'après tous les faits, les lois générales ou particulières, les conditions essentielles ou accessoires, les caractères et les effets variés de ces phénomènes, et rapporter, si l'on veut, ces phénomènes ou cet ensemble de notions, à des forces propres, comme à la force plastique, génératrice, etc., pourvu qu'on n'oublie jamais que les dénominations de ces forces ne sont rien par elles-mêmes, et que l'ensemble des notions et des phénomènes qu'elles représentent est tout pour la vraie science, qu'elles ne désignent que des causes indéterminées, inconnues, dont on ne pénétrera jamais l'essence.

Anaxagore comprenant toujours que les causes

matérielles connues étaient insuffisantes pour la
solution du problème qu'il cherchait, admit une
intelligence qui avait réglé l'Univers, et à laquelle
il rapportait très-commodément les phénomènes qu'il ne pouvait pas expliquer par les circonstances physiques. Ce philosophe n'est pas, comme
on le répète, l'inventeur du système métaphysique.
Il est absurde de croire qu'il fut le premier à
reconnaître un Dieu spirituel. Les abstractions de
ce genre avaient été connues dès les premiers temps,
seulement il épura cette conception ; encore même
ne faudrait-il pas affirmer qu'elle n'eût rien de matériel pour lui, et qu'il se fût entièrement dégagé
de l'esprit de son siècle, et plus généralement de
celui des systématiques. Son intelligence divine
était mêlée au monde lui-même qui en était
comme le corps. Il faut le dire, l'idée abstraite de
Dieu n'est arrivée à toute sa pureté, que lorsqu'elle s'est élevée dans les régions aériennes de
la scholastique. Anaxagore, ainsi que tous ceux de
sa secte, commença par le spiritualisme et finit par
le matérialisme. Les matérialistes ont suivi une
marche inverse ; voilà toute la différence qui
existe entre les uns et les autres. On pourrait
peut-être expliquer ainsi, comment le plus religieux des philosophes fut accusé d'impiété. Les
persécutions de ce genre sont absurdes par elles-
mêmes, les opinions étant hors de toute bonne
législation, lorsque celle-ci ne se propose pas
d'enchaîner les hommes, et ne commence pas par
vouloir les aveugler pour mieux assurer ce dessein ;

mais il est très-sûr que les systématiques renversaient la religion, comme toutes les autres sciences, par leurs dogmes fondamentaux ou par les conséquences immédiates qu'on pouvait en tirer. Confusion et destruction de toutes les sciences, supposition et contradiction, tels sont les caractères de tous les systèmes. Cette circonstance explique les opinions opposées que l'on a eues sur la religion des philosophes et de la plupart des peuples; les uns ont pu regarder comme athées ceux-là mêmes que les autres prenaient pour des modèles de piété, ou pour des exemples d'une superstition fanatique. C'est ce qui a eu lieu surtout pour les Chinois. Leur religion, comme celle de toutes les autres nations, est un mélange bizarre de sensations spiritualisées et d'abstractions matérialisées. Ils adorent le Ciel, et on n'a pas pu déterminer encore ce qu'ils entendent par cette dénomination, si c'est le ciel matériel ou une intelligence qui l'animerait: la vérité est qu'il y a un peu de tout cela dans leurs idées sur ce point.

Selon Anaxagore, de même que l'âme de l'homme, celle des animaux et des végétaux n'est qu'une émanation de l'âme générale de l'Univers. Anaxagore consacra donc le théisme philosophique, doctrine qui eut dans la suite une si grande influence dans la médecine.

Une opinion de ce grand homme, très-importante pour nous, est celle par laquelle il établissait que la bile, en pénétrant dans les poumons, dans les vaisseaux et dans la plèvre, devenait la cause des

maladies aiguës. Aristote a combattu cette hypothèse
par d'excellentes raisons qui n'ont pas empêché
qu'elle n'ait traversé des siècles, et ne soit arrivée
jusqu'à nous, soutenue par le matérialisme médical.

Peu à peu les idées des anciens s'étendent et
se complètent, mais elles n'en sont pas plus exactes, elles restent frappées du même vice ; elles sont
toujours rétrécies considérées en elles-mêmes, et
toujours hypothétiques, lorsqu'on s'en sert comme
moyens d'explication. C'est ainsi qu'Empédocle
n'améliora pas le système, quand il réunit les prétendues découvertes de ses prédécesseurs, admit
les quatre élémens, et embrassa les qualités communes du froid et du chaud, du sec et de l'humide.
Si les anciens n'avaient indiqué ces élémens et ces
qualités que comme les résultats actuels de leurs
analyses, ils auraient signalé des faits exacts, et ne
se seraient pas opposés aux progrès ultérieurs de
la science ; mais, en transformant ces phénomènes
en moyens d'explication, en causes actives, et en
principes définitifs des choses, ils ne donnèrent
que des erreurs qui, pendant des siècles, empê-
chèrent la découverte de toute vérité. Cet exemple
era sentir la différence des deux méthodes. La
première est purement expérimentale, elle ne sort
pas des faits et de leurs déductions immédiates : elle
peut être bornée, mais elle ne conduit qu'à la
vérité. La seconde est théorique ; elle voit dans
les faits, moins les faits eux-mêmes, que l'activité
supposée d'une cause imaginaire ; elle très-vaste,
sans doute, puisqu'elle embrasse l'univers entier,

mais elle ne mène jamais qu'à l'erreur, lors même
qu'elle prend pour point de départ la vérité la plus
incontestable. Nous reviendrons si souvent sur
cette distinction, nous la confirmerons par un si
grand nombre d'exemples, qu'il sera impossible
de la méconnaître. Quand nous ne serions parvenus
qu'à établir ce point de doctrine et à le populariser,
nous croirions être récompensés dignement de nos
efforts ; de plus habiles en montreront les applications fécondes.

Selon Empédocle, les élémens sont éternels et
immuables ; ne subissant ni transmutation, ni décomposition lorsqu'ils viennent à se réunir, ils
ne font que se combiner en divers sens les uns
avec les autres, et n'éprouvent qu'un mélange
mécanique : celui-ci n'explique aucune des qualités
qu'ils acquièrent par la mixtion ; il rend encore
moins raison de celles qui lui sont complètement
étrangères, et qui échapperont toujours à toutes les
explications de ce genre. Cependant ce philosophe,
comme tous les matérialistes venus avant et après
lui, ne douta pas qu'il eût résolu un problème qu'il
n'osait pas trop envisager, et qu'on n'avait jamais
même posé d'une manière déterminée.

Les mouvemens des quatre élémens livrés au hasard
avaient donné naissance au monde et aux animaux.
Empédocle racontait que leur attraction et leur
répulsion avaient formé, dès le principe, des
têtes sans cou, des jambes sans corps, des animaux
moitié bœufs et moitié hommes, et une foule de
monstres analogues. Parmi tous ces êtres, les uns

étaient construits comme sur un plan, ceux-là
conservèrent la vie et propagèrent leur espèce ;
les autres retombèrent dans le chaos d'où ils
étaient sortis. Il était assuré que les vertèbres
résultaient de la distorsion ou de la fracture d'un
os unique qui régnait d'abord le long de la colonne
vertébrale. Il attribuait la cavité abdominale et
celle des intestins au passage subit et rapide de
l'air à travers le corps, au moment de sa composition, et les ouvertures extérieures du nez, à
un courant d'air qui s'était établi de l'intérieur à
l'extérieur. On avait déjà expliqué hypothétiquement
les propriétés des corps par la seule combinaison de
leurs principes ; il n'y avait qu'un pas à faire pour
croire pouvoir se rendre raison de la formation
première de ces corps par ce même moyen. On
avait abandonné la comparaison expérimentale des
phénomènes, et les déductions logiques qui résultent de celle-ci et qui en font même partie ; on avait
méconnu le point de séparation et de rupture qui
existait entre les faits et les explications données ;
on avait ouvert ainsi un abîme où l'on pouvait
cacher telle conclusion qu'on voulait. On n'avait
plus de point d'appui, on errait dans les espaces
imaginaires.

Empédocle s'occupa beaucoup de la génération ;
l'on devait s'y attendre ; c'était la question favorite
des philosophes, c'était le triomphe ou l'écueil de
tous leurs systèmes. En fait d'explications, il faut
aller jusqu'à la formation première des choses ou
ne pas s'en mêler. Tel était alors l'orgueil de la

science ; nous nous croyons aujourd'hui plus mo-
destes , nous ne touchons pas le plus souvent à ces
questions, mais , ce qui est plus fâcheux encore,
nous les croyons résolues , ou nous en donnons
une solution indéterminée et d'autant plus séduisante qu'elle est par cela même inattaquable. Les
hypothèses des anciens avaient l'avantage qu'elles
pouvaient se détruire plus aisément ; elles étaient
plus franches et plus décidées. C'est ainsi que nous
affirmons, ou plutôt que nous émettons comme en
passant, et sans nous arrêter jamais à le prouver, que
tout dépend de l'affinité, du mélange et de l'organisation des parties ; il est défendu même de remuer les
fondemens d'une pareille croyance, c'est se perdre,
dit-on, dans la métaphysique ; et quand ce terrible
arrêt est prononcé, c'en est fait, il n'y a pas d'appel.
Il nous paraît que les savans se sont un peu conduits
à l'égard des causes premières , comme les Juifs à
l'égard du Messie ; ils ont été attrapés si souvent
en ce genre, qu'ils ont prohibé toute recherche
et permis toute espérance, entretenant ainsi une
superstition d'autant plus redoutable qu'elle échappe
à tout examen.

L'embryon n'est pas le produit d'une seule semence. Il résulte du mélange des deux liqueurs
prolifiques, et reçoit la forme du père ou de
la mère, suivant que la semence de l'un ou de
l'autre prédomine, ou suivant que l'imagination de
la mère est plus ou moins mise en jeu. Les semences
des deux sexes sont composées de parties différentes,
dont l'attraction mutuelle explique les désirs qui

entraînent l'homme et la femme l'un vers l'autre; Galien observe avec raison , selon M. Sprengel, qu'Empédocle , dans cette explication , n'a pas eu assez d'égard aux parties simples qui donnent nais-sance à tous les organes. Il nous semble qu'il y avait bien d'autres objections à faire contre l'hypothèse d'Empédocle que celles que lui adresse Galien , et qui d'ailleurs ne sont pas trop aisées à comprendre.

Le sexe de l'enfant dépend uniquement du degré de chaleur de la matrice qui le renferme. L'enfant est mâle si la semence pénètre dans une matrice chaude , et il est du sexe féminin si cet organe est froid. Empédocle attribue la formation des monstres à la surabondance ou au défaut de la semence , à sa dispersion , ou à la fausse route qu'elle prend ; et celle des jumeaux à sa trop grande quantité ou à sa séparation. Quelque bizarres que nous paraissent ces idées , nous les admettrons forcément , ou nous en recevrons d'autres non moins ridicules , si nous adoptons les mêmes prin-cipes ; elles sont les conséquences rigoureuses de tout système d'explication , qui prend pour base des données purement matérielles et physiques. Il faut renoncer à rendre raison de la formation pre-mière des êtres vivans, et s'en tenir aux lois ex-périmentales de cette génération ; ou bien il faut admettre que l'animal est le résultat des affinités livrées au hasard, ou des combinaisons de la matière dirigées par une intelligence.

Empédocle donne hardiment l'analyse chimique des différentes parties du corps ; les muscles résul-

tent d'un mélange des quatre élémens à proportions
égales, les tendons d'une surabondance de feu et
de terre, etc., et il ne doutait pas qu'il n'expliquât
ainsi les propriétés de chaque organe. Les chimistes
modernes pourraient avoir des idées plus saines,
s'ils se mêlaient de déterminer la composition des
organes, mais leurs prétentions n'en seraient pas
moins absurdes, s'ils voulaient par ces idées rendre raison de leurs fonctions. La plupart d'entre
eux n'osent pas avouer ce vœu secret, mais tous
conservent des espérances en ce genre. L'on doit
ménager ces espérances, lorsqu'elles invitent la
science à des recherches pénibles et multipliées,
qu'elle ne ferait pas peut-être sans elles. C'est
ainsi que le désir de trouver la pierre philosophale
a été très-utile aux progrès de la chimie ; mais elles
doivent être dissipées, dès l'instant qu'on va s'imaginer qu'elles sont remplies et qu'elles ont conduit au
secret du monde. Toutes les prétentions analogues
des sciences accessoires à la médecine doivent être
traitées de la même manière par les médecins philosophes. Périsse celui qui voudrait détruire tous
les préjugés !

La théorie des sensations, toujours prise dans les
mêmes principes, mérite de nous arrêter. Elles
résultent de l'attraction qu'exercent réciproquement l'un envers l'autre les élémens similaires des
corps et des organes. L'œil a une nature resplen-
dissante, l'oreille aérienne, le nez vaporeuse, la
langue humide, l'organe du tact terrestre. « Nous
voyons, dit Empédocle la terre avec la terre, l'eau

avec l'eau , l'éther divin avec l'éther , le feu lumineux avec le feu. » Il s'appuyait sur ce dogme consacré dans toutes les Écoles de l'antiquité , que
le semblable ne peut affecter que le semblable ;
dogme qui paraît incontestable , comme vérité
logique et de pur raisonnement , et qui cependant
est arbitraire dans son origine , contraire à un très-
grand nombre de faits , et absurde enfin dans l'ordre
métaphysique , puisque nous n'avons aucune notion
du mécanisme intérieur de l'action des choses les
unes sur les autres. Sur ce même dogme les sectes
raisonneuses avaient établi leur doctrine , savoir ;
que nos idées générales et abstraites devaient venir
du principe même de l'intelligence et non des sensations individuelles , le général ne pouvant être le
produit du particulier. Les matérialistes modernes
ne conservent-ils pas quelque chose de cette idée ,
lorsqu'ils pensent que tout doit être matière ,
par cela seul qu'ils ne peuvent pas concevoir comment celle - ci agirait sur un esprit ? D'un autre
côté , les Kantistes n'ont - ils pas fait reposer sur
la même base leur système de spiritualisme , par
lequel ils n'admettent que l'esprit et nient l'existence de toute matière ? « Si le sujet et l'objet sont
différens , disent-ils, il n'y a point de connaissance
possible ; car il y aurait toujours un abîme entre
eux , le sujet et l'objet sont donc identiques , ce
sont deux manières de considérer l'existence : si le
fini et l'infini étaient réellement opposés, le fini ne
pourrait jamais comprendre l'infini, et ne se com-
prendrait pas lui - même. Il faut donc croire que

l'infini existe seul, et que le fini n'est que le fini lui-même, manifesté et révélé d'une certaine manière. » Il est singulier de voir les mêmes principes conduire à des conséquences diamétralement opposées ; ce qui suffirait pour montrer combien ces principes eux-mêmes sont gratuits : ce sont des idées abstraites, des x, des y algébriques, si on les livre à des combinaisons purement logiques, on n'aura jamais que les lettres elles-mêmes ; si ces lettres ne sont pas remplies par des valeurs réelles, on n'aura pas d'idées ou on aura toutes les idées que l'on voudra, même celles qui sont contradictoires entre elles. Les systématiques s'imaginent donc à la fin concevoir l'action des divers êtres les uns sur les autres, et donnent leurs conceptions pour la réalité des choses : tel est leur secret.

Pour achever ce tableau, nous observerons que Empédocle lui-même se jette dans toutes les erreurs du spiritualisme. Il pense que tout est animé dans la nature, que celle-ci est remplie de divinités ; que les végétaux ont une âme douée des mêmes forces que celles qu'il accordait à l'âme des animaux ; qu'ils ont la faculté de vouloir, de percevoir le sentiment de la joie et de la tristesse, et qu'enfin la matière s'attire ou se repousse par amitié ou par haine.

Nous n'avons pas besoin d'indiquer les tristes effets de cette doctrine sur la médecine de Cos. Dès cet instant, on croira avoir trouvé les principes des choses, on n'observera plus les effets qu'en passant, la médecine deviendra presque station-

naire, elle se perdra dans les ténèbres, et ce ne
sera qu'en tâtonnant qu'elle retrouvera quelques
faits au milieu de ses écarts. Ainsi, parce que des
philosophes, complètement étrangers à notre art,
ont imaginé un système qui n'est pas vrai pour la
physique, pour laquelle ils l'ont fait, il faudra que,
pendant un grand nombre de générations, les
médecins se laissent conduire par des guides aveugles, qui ne connaissent pas plus le pays d'où ils
viennent, que celui dans lequel ils s'engagent;
parce qu'un philosophe de la Grèce a fait un rêve,
il faudra que les médecins de tous les siècles et
de tous les pays s'amusent à expliquer ce rêve,
ou à prouver sa réalité.

Leucippe et Démocrite, reconnaissant le vide
des explications tirées d'élémens fixes, considérèrent les choses sous un point de vue plus vague,
et donnèrent une forme plus indéterminée au matérialisme : le système en devint plus difficile à
combattre, sans en être plus solide dans ses bases
fondamentales. Ils admirent donc des atômes ou
de simples molécules, et crurent pouvoir expliquer
les phénomènes de l'Univers, par leur figure et
par un double mouvement rectiligne et de rota-
tion abandonné au hasard. Je ne dis rien de toutes
ces suppositions, je me plairai seulement à observer que ces philosophes n'en eurent pas moins
recours à une âme comme cause de tous les mouvemens (1). Démocrite n'hésita pas à accorder à

_____

(1) « Tantôt, dit Cicéron, Démocrite suppose que des images

cette âme une forme sphérique , une nature ignée , aérienne et l'indivisibilité (1). « Des atômes ronds , des atômes de feu, selon Leucippe, rendaient raison du mouvement spontané des corps animés (2). » On peut prévoir aisément quelle devait être la physiologie de ces philosophes qui , moins gênés d'ailleurs sous tous les rapports que les matérialistes modernes , n'avaient pas autant de cette réserve et de cette pudeur, si j'ose le dire, qui retient de nos jours les systématiques les plus décidés; nous avons tant de faits sous les yeux, qu'il est beaucoup plus difficile de nous faire recevoir des suppositions. Peut-on raconter des merveilles d'un pays que tout le monde connaît, avec la même assurance que lorsqu'on parle à des auditeurs qui ne sont pas sortis d'un cercle très-rétréci ? Aujourd'hui il faut toujours vanter l'expérience et s'en servir quelquefois; il faut cacher les hypothèses dans les faits adroitement accumulés , ou s'envelopper dans un langage obscur. Les filous n'exercent leur adresse qu'au milieu d'une foule et à la faveur des ténèbres.

« Le principe pensant n'est, continue Leucippe,

_____

douées de la divinité président à toutes choses; tantôt il admet certains élémens d'intelligence, qui sont disséminés dans l'Univers lui-même ; tantôt certaines *images aimantes*, qui exercent sur nous une influence favorable ou funeste; tantôt certaines *images immenses* et tellement étendues, qu'elles renferment l'Univers entier et se répandent par-delà ses limites. » (*De naturâ Deor.* 1, c. 43.)

(1) Aristote, *De animâ*, lib. I, c. 2.

(2) Diogène Laërce, IX, 31. -- Aristote, *De animâ*, I, 2.

qu'une combinaison d'atômes , et par conséquent ,
le produit de divers mouvemens. L'homme aspire
sans cesse ces atômes, et c'est ainsi qu'il communique avec la Nature universelle » ; et si l'on est
sûr que l'âme soit une combinaison matérielle ,
pourquoi ne dirait-on pas qu'elle est soumise aux
affinités chimiques ? Pourquoi ne s'alimenterait-elle
pas par des substances venues du dehors ? Celui
qui admet le principe , est obligé de recevoir expli-
citement ou implicitement les conséquences ; en fait
d'hypothèses, il n'y a que le premier pas qui coûte,
tous les autres ne sont qu'une suite nécessaire du
premier. D'un autre côté, en remontant des conséquences aux principes, l'absurdité des unes dé-
montre la fausseté des autres.

Démocrite affirme que l'âme est entièrement
passive dans ses fonctions , parce qu'elle doit l'être
d'après la doctrine qu'il a adoptée. Comment concevoir un atôme qui agit par lui-même avec choix et
liberté ? Tous les métaphysiciens qui ont été gênés
par une vérité qui détruit tous les dogmes physiques, s'en sont débarrassés aussi aisément. Selon
lui, il émane des corps une foule de particules qui
s'approchent de celui de l'homme. Ces particules
sont les images voltigeantes des corps *Eidola ;* ces
images se rendent d'elles-mêmes, en vertu de la force
d'assimilation , vers les organes dont les élémens
correspondent aux leurs ; car , répétait-il toujours ,
le semblable seul peut agir sur le semblable. Et
remarquons cependant que, malgré ces hypothèses,
Démocrite exaltait l'observation , qu'il faisait beau-

coup d'expériences, avait disséqué un grand nombre
d'animaux ; qu'il avait posé cet excellent principe:
qu'on ne peut pas demander la raison pour laquelle
les choses sont, puisqu'elles ont toujours été, en
quoi il se hasardait peut-être, mais qu'on ne peut
demander que la raison qui nous autorise à juger
de leur existence (1). On croit entendre ici nos plus
grands métaphysiciens. En serait-il donc des préceptes de la logique, comme de ceux de la morale?
On les reconnaît en théorie, on les oublie en pratique ; ou plutôt, toutes les vérités étant dans les
faits n'ont - elles pas dû être saisies par tous les
hommes dans tous les temps ? Les découvertes les
plus brillantes des siècles les plus éclairés ne sont
le plus souvent que le développement de ces vérités
confuses, dont on ignorait l'usage et sur-tout la
fécondité. Nous répétons peut-être tous les jours,
sans y faire attention, des idées qui feront la
gloire de nos derniers neveux. A-t-il découvert
la mine, celui qui aperçoit quelques paillettes
d'or perdues dans une grande quantité de sable?
N'est-ce pas plutôt celui qui en trouve les filons et
qui les exploite ? Cette idée peut servir à terminer
beaucoup de discussions de ce genre. Si l'on voulait
apporter dans ces questions une sévérité trop mi-
nutieuse, personne n'obtiendrait le droit d'invention à proprement parler, et l'intérêt des sciences
comme celui des arts, demande que l'on puisse
jouir de cette prérogative.

---

(1) Aristote, *De generat. animal.* 11. 6.

Héraclite crut que le feu était le principe universel; il en fit l'âme du monde. Selon lui, nous prenons toujours part à cette âme raisonnable, en l'attirant dans notre corps par la respiration. Les organes des sens sont inactifs pendant le sommeil, et leur communication avec l'âme du monde semble alors être rompue; mais, à l'instant du réveil, l'âme pénètre de nouveau ces organes et recouvre ses facultés par son contact avec celle de l'Univers, dont le siége est dans l'air qui nous entoure. Les sens ne peuvent nous donner aucune connaissance certaine des objets, puisque leurs instructions n'ont ni uniformité ni constance ; l'entendement seul présente dans ses instructions ce caractère absolu, lui seul peut donc connaître la vérité. Ce n'est cependant pas à l'entendement privé de chacun que ce droit est réservé, mais seulement à l'entendement universel, ce qu'on peut entendre ou par le sens commun ou par les facultés des notions générales. « Cette lumière commune, dit-il, n'est autre chose que la raison divine, qui se répand dans tous les êtres pensans par une effusion immédiate. Mais c'est par les sens, ajoutait-il, comme par autant de canaux ouverts, que cette divine raison est en quelque sorte aspirée par nous. Enfin, l'entendement n'est que la représentation de la marche de l'Univers, en tant qu'elle nous est conservée par la mémoire. Nous saisissons donc la vérité chaque fois que la mémoire peut participer à cette représentation; nous nous égarons lorsque nous prenons nos propres impressions pour guide. » Comment concilier ces dogmes importans avec les absurdités qui les enveloppent ? Par la Nature qui nous présente toutes les vérités , et par l'esprit humain qui crée si aisément toutes les erreurs, lorsqu'il s'abandonne à ses propres idées et à une mauvaise logique (1).

Il faut l'avouer cependant , il n'est pas facile de voir comment l'entendement peut raisonner sans sortir des sensations , et former des théories générales sans perdre de vue les faits particuliers. Ce mécanisme admirable, par lequel une abstraction est encore une sensation considérée sous un certain point de vue, et un système, une simple collection de faits, n'a pas été peut-être encore saisi dans tous ses ressorts. Il est possible même que plusieurs métaphysiciens nient le principe que nous émettons ici; il faudra du temps pour le faire admettre , si toutefois il est aussi vrai qu'il nous le paraît. Ne nous étonnons donc plus des contradictions des anciens sur ce point. Les deux systèmes d'idées, les sensations et les abstractions, l'empirisme et le dogmatisme, les notions des effets et celles des causes, etc., s'accorderont-ils un jour

---

(1) « Héraclite commença , dit Diogéne Laërce , par établir qu'il ne savait rien , et finit par assurer qu'il savait tout. C'est précisément le contraire de ce qui était arrivé à Xénophane et à bien d'autres. » Ce double inconvénient est le résultat inévitable d'une mauvaise théorie sur la génération de nos idées et sur le but définitif de la science. La même chose a eu lieu pour Descartes; il n'eut, pour refaire ses idées, que la notion abstraite de l'existence , et quelques souvenirs des notions empiriques qu'il avait conservées malgré lui.

dans une opinion mixte, plus habilement combinée
que celle que nous avons aujourd'hui ? Parvien-
dra-t-on à démontrer, par une analyse délicate et
toujours expérimentale, que les sensations, modi-
fiées par la force active de l'intelligence qui peut
les voir sous des faces particulières et les réunir
d'après ces vues analogiques, considérées dans leur
succession, et prises enfin dans la déduction immédiate des causes qu'elles représentent ou supposent incontestablement, que ces sensations, dis-je,
constituent le système entier de nos idées? Nous
n'osons pas émettre nos espérances sur ce sujet :
ne parlons donc que de nos vœux, et disons que
la science de l'entendement dépend d'une bonne
théorie de l'abstraction : théorie que nous n'avons
pas encore, puisque la querelle de la raison pure
et de l'empirisme n'est pas terminée.

Pythagore était un grand géomètre, il raisonnait
donc beaucoup ; il devait croire que toutes les
vérités particulières émanaient de certaines vérités
générales ; car telle est la logique propre aux sciences
mathématiques. Il avait en outre consulté les Prêtres
Égyptiens ; son système devait donc être une théo-
gonie arithmétique, quoique ces deux choses ne
marchent guère ensemble; mais l'esprit d'explication ou de supposition accorde aisément les contradictoires mêmes. Tout émanait de Dieu, tout
était Dieu : il ne fallait qu'un seul principe, les
systématiques l'avaient ainsi décidé. Ce principe
transformé donnait donc naissance à tout le reste.
Pythagore avait découvert les lois de l'harmonie

par l'application du calcul. Il entrevit que, dans
l'Univers et dans le corps humain, tout se faisait
avec ordre. S'il avait soutenu cette idée générale
par des détails d'observation, il aurait été fort loin
dans la vérité ; mais telle n'était pas la méthode des
anciens, et telle n'est pas celle des *théoriciens* ;
ils tirent tout d'eux-mêmes : d'ailleurs il ne s'agissait pas d'étendre la masse des faits, mais de trouver
dans un seul fait, ou dans une supposition, l'explication de tous les phénomènes. Le problême de la
science était ainsi posé : devait-on considérer les
choses sous un autre point de vue ? Dès-lors
cette harmonie et ces nombres durent être regardés
par Pythagore, comme les principes de l'Univers.
Il avait même entendu, disait-on, le concert des
Astres ; nous voulons bien croire, avec Aristote,
que Pythagore n'eut pas toutes les idées absurdes
que l'on mit dans la suite sur son compte ; mais il
paraît qu'on ne peut guère contester qu'il n'ait exalté
au-delà de leur légitime usage les connaissances
prises des nombres, et perdu ces connaissances
dans un langage abstrait, métaphysique et indéterminé (1). Il est certain qu'il donnait les nombres comme moyens d'explication, et dès-lors

---

(1) « Les Pythagoriciens trouvèrent entre les principes des
mathématiques et les lois de l'Univers une étroite analogie ;
ils trouvèrent en elles les rapports et le principe de l'identité ;
ils observèrent que toutes choses se mesurent par les nombres ;
ils considérèrent donc les nombres, soit comme le *principe*,
soit comme la *matière*, soit comme l'*état*, soit comme les propriétés des objets. » Arist. *Métaphys.* c. 5.

pouvait-il s'en servir bien différemment de ce qu'on
prétend qu'il l'a fait? Il est probable qu'il n'aura
pas développé toute sa pensée; et que , comme il
est arrivé à tous les grands génies , le bon sens
et le spectacle de la Nature l'auront retenu dans
la vérité. Mais son langage était ambigu , ses principes exagérés et sa méthode vicieuse, faut-il s'étonner que ses disciples, en suivant le fil de ses idées,
soient arrivés à toutes les absurdités qu'on leur
reproche ? Et ne faut-il pas considérer le maître
comme le premier coupable ? Nous l'avons déjà
établi, les chefs de sectes sont comptables des fautes
de leurs disciples; et l'on peut recevoir avec quelque
raison , dans les sciences , le principe par lequel les
Chinois punissent les pères pour les fautes de leurs
enfans, les maîtres pour celles de leurs élèves, et les
gouvernans pour celles de leurs sujets. Ce principe
logique paraîtra injuste et trop sévère à ces chefs
qu'il accuse, et même aux disciples dont il pallie
les torts : ceux-ci ont mis leur amour-propre en
ceux-là. Ce sont des prolétaires qui ne travaillent
pas pour leur compte. Ils s'attachent aux intérêts des
propriétaires qu'ils enrichissent par leur industrie.
Arrêtons-nous un instant à faire ressortir une vérité
si importante pour les destinées de la science, et qui
garantit son existence et son éclat au milieu des
révolutions les plus subversives. Veut-on s'assurer si
un système est vrai ou faux; veut-on, comme par une
sorte de pierre de touche, reconnaître s'il contient
quelque alliage impur , que l'on prenne le dogme
que l'on suspecte d'erreur , que l'on lui donne tout

le développement dont il est susceptible , par le
résultat naturel d'une logique franche et loyale,
mais sévère et profonde ; et dès-lors ce dogme
révolte par sa fausseté. Que l'on y fasse cependant
attention ; ce principe, on ne l'a point changé , on
n'a fait que l'étendre ; s'il était exact, il ne serait
jamais devenu absurde, la vérité est toujours telle.
L'on n'a qu'augmenté ses dimensions, à l'aide d'une
sorte de microscope ; l'objet aurait dû rester toujours le même. Eh bien ! cette opération de l'esprit
est imitée par les progrès naturels d'une secte.
Ainsi l'erreur n'a pas besoin d'être attaquée pour
être détruite. Si les savans entendaient un peu
mieux les légitimes intérêts de la science , ils ne
prendraient pas l'allarme à chaque menace d'une
nouvelle révolution, qu'ils réalisent souvent par leurs
craintes chimériques, et par les moyens intempestifs
qu'ils lui opposent. Ils laisseraient les charlatans
vendre leurs panacées : l'on ne trompe pas long-
temps le public, du moins de la même manière. Les
sages devraient donc se garder de courir sur la place
où ils appellent la foule, fût-ce même pour les combattre ; ce serait augmenter celle-ci, et c'est peut-
être tout ce qu'ils demandent. Mais pour que l'on
puisse se conduire avec cette sagesse , il faut que
la science existe par elle-même et par la réunion
des faits qui lui sont propres, et indépendamment
de toute explication conjecturale. Tout annonce
déjà que cet heureux moment s'approche pour la
médecine. Dès-lors les moins instruits des Élèves
de nos Écoles ne seront pas les dupes des systéma-

tiques, et ceux-ci serviront pour leur instruction,
leur amusement ou leur exemple. Les Spartiates
faisaient énivrer leurs esclaves pour inspirer la
sobriété à leurs enfans. D'ailleurs, les systématiques pourraient former le parti de l'opposition dans
la science ; et dans un gouvernement bien cons-
titué, l'opposition n'est-elle pas nécessaire pour
assurer une indépendance légitime ? La vérité,
comme la liberté, ne s'éteindrait-elle pas autrement
dans l'indifférence absolue ? Le point important, c'est
que l'opposition n'arrive à la puissance que quand
elle s'est mise plus en harmonie avec le principe
de l'institution même, et qu'elle consent à réformer
sans détruire.

L'on sait qu'on appliqua la théorie des nombres
aux révolutions du corps vivant, dans l'état de
santé et de maladie. Nous sommes loin de penser
que ce soit dans cette source impure qu'Hippocrate ait puisé sa doctrine des jours critiques. Il
ne faut pas avoir lu ses ouvrages authentiques,
pour avoir une pareille idée. Mais il faut reconnaître cependant que ses disciples adoptèrent d'assez
bonne heure les opinions de ce genre : on les trouve
dans le traité de la Nature de l'enfant, dans le quatrième livre des Maladies, etc.

Observons que les erreurs de Pythagore sont toujours venues de ce que l'on s'était promis d'expliquer
les phénomènes bon gré malgré : voulant à toutes
forces trouver des causes, on a été jusques à donner
une valeur réelle et positive à un nombre, à une
pure abstraction de l'esprit. On a considéré ce nom-

bre comme susceptible d'affections morales, de haine
ou d'amour, de caprice ou de sagesse ; en un mot
comme une identité réelle, et comme un principe
d'action. On ne peut rien voir de plus absurde et
à la fois de plus naturel : il faut bien que la chose
soit telle puisqu'elle s'est reproduite si souvent.
Il est en effet si commode de faire la science de
l'Univers entier, sans sortir de sa propre pensée ! Ce
que l'esprit a le plus à sa portée, c'est lui-même ;
c'est ce qu'il connaît le mieux, ou ce qu'il croit
le mieux connaître. Aussi, que n'a - t - on pas
tiré de ce fonds ! Religion, physique, physiologie ;
tout est souvent sorti de cette source inépuisable.
La plupart des systématiques reviennent toujours
à eux-mêmes, à la force active, aux formes de
l'entendement et à ses conceptions ; presque toutes
les hypothèses aboutissent au spiritualisme, ou à
l'idéalisme, lorsqu'on les suit dans leurs derniers
développemens, ou que par une logique sévère l'on
rattache leurs dernières conséquences à leurs premiers principes. L'esprit humain s'est réfléchi dans
les objets, et il a pris sa propre image pour la
représentation fidèle de ceux-ci ; comme un enfant
qui se regarde dans un miroir, il ne s'est pas
reconnu ; il a vu en lui Dieu et la Nature entière,
et a transporté au-dehors les rêves d'une imagination en délire, et les idées fantastiques d'un songe
creux, d'une idée vide et sans matériaux intérieurs.
Veut-on une preuve de cette vérité importante,
on la trouve dans l'histoire de l'École Éléatique.
Celle-ci, plus conséquente que toutes les autres, ne

s'appuya que sur le raisonnement pur; elle poussa
les questions d'explication jusques à l'extrémité de
la chaîne. Les philosophes qui l'avaient précédée,
avaient osé demander comment s'étaient formées les
choses; les Éléatiques se demandèrent comment les
choses elles-mêmes existaient, et quelle était la
première origine de leur existence. Quand on est
dans la voie des explications, on ne doit jamais
s'arrêter; l'esprit ne peut se reposer que dans la
vérité seule, il s'enfonce donc de plus en plus dans
l'erreur. Xénophane veut trouver la raison pour
laquelle ce qui n'est pas commencerait à être, et ce
qui est d'une certaine manière viendrait à changer:
rien ne se fait de rien, tel est le principe d'où
il part, et le seul qui puisse s'offrir à lui dans
l'ordre d'abstraction qu'il a adopté; donc rien ne
commence à être, ne cesse d'être, ne change de
mode d'être. Ce qui est, est éternel, unique, immuable; il n'y a qu'une seule substance qui remplit
l'espace; s'il y en avait deux, je ne pourrais pas en
admettre une infinie. Les objets changent, il est vrai,
à nos yeux, mais ces changemens ne peuvent pas
exister puisque je ne les conçois pas (Mélissus),
ce sont de pures illusions de nos sens; ces songes
légers et fugitifs, qui amusent notre esprit, ne
résident que dans notre esprit même, et ne représentent aucun objet réellement existant au-dehors.
La raison s'appuye sur des déductions, les sens
sur des impressions: la raison engendre la science;
une simple opinion est le résultat auquel les sens
peuvent conduire (Parménide). Je ne comprends

pas ni mouvement ni l'espace ; je me suis engagé à tout concevoir, à tout expliquer, il ne me reste donc d'autre parti à prendre qu'à les rejeter (Zénon). Tout ce que l'entendement conçoit est quelque chose ; ce qui est quelque chose est réel, ce qui n'est rien ne peut être conçu. (Parménide). Ce qui est, est : il faut tout déduire de la simple notion que nous avons de l'existence, puisqu'il nous est défendu d'acquérir par nos sens aucune connaissance sur les divers modes d'existence : raisonner sur un point ne doit être pour nous que reconnaître l'identité de ce point avec cette notion simple et fondamentale. L'on réduit ainsi l'esprit humain et toutes les sciences à la seule idée abstraite de l'existence, considérée de la manière la plus vague et la plus indéterminée. Ce système singulier de l'identité absolue, tout absurde qu'il peut paraître, est une conséquence nécessaire et inévitable de la manie du raisonnement pur et des explications ; aussi a-t-il été embrassé par tous les philosophes *raisonneurs*, et en dernière analyse par tous ceux qui ne se sont pas attachés à l'expérience seule. Aristote, Jordan-Bruno, Spinosa, Descartes, Leibnitz, Condillac (1), Kant, etc.

En effet, l'entendement abandonné à lui-même et guidé par l'esprit de déduction, ne doit s'arrêter qu'au sentiment de sa propre existence, ou mieux encore à l'idée de l'être en général, en se niant lui-même. Ainsi tous les systèmes *raisonneurs* se

---

(1) Dans sa logique il rapporte tout aux vérités identiques.

résolvent dans l'idéalisme, comme tous les systèmes empiriques dans le matérialisme, et les uns et les autres enfin , dans un pirrhonisme absolu. C'est ainsi que Fitche a ramené le Kantisme à la simple idée du *moi* ; qu'il a tiré de cette notion seule l'existence même du monde, qui n'est pour lui qu'une abstraction de l'esprit, que le *non-moi*, l'antithèse , l'opposé du *moi* , ou la conception de la privation du *moi* et de la conscience. Cette notion primitive du *moi* intelligent et du *moi* existant , double produit de l'action créatrice de l'entendement, Fitche l'a exprimée par cette formule *moi = moi*, qu'il a cru devoir expliquer ou justifier par cette autre formule A = A, et qui devient ainsi selon lui le principe sur lequel repose la science. Détournez, le regard de l'esprit de ce *moi* qui vient d'être créé , vous aurez le *non-moi* : c'est le second acte créateur de l'existence et de la science ; vous aurez un second principe à l'aide de l'axiôme A n'est pas = à A, vous aurez établi l'*antithèse* , vous aurez la double réalité. Avec cette opposition, vous aurez l'esprit et l'univers, la nécessité et la liberté, l'être absolu et l'être limité , etc. Vous aurez toutes les oppositions possibles, la nature entière et l'intelligence ; et tous les êtres seront devenus les produits de l'activité de l'esprit.

Schelling, marchant sur la même ligne, va plus loin encore ; il nie l'existence même de l'être pensant et s'élève à l'idée de l'être absolu , à son activité intérieure, et à ce qu'il appelle son *autonomie*. Dès-lors, toutes les notions de l'existence des choses ne sont que de pures abstractions de la force active de l'esprit ; la plus haute idée de la philosophie est l'identité absolue de la pensée et de l'étendue, de l'idéal et du réel ; l'idéalisme et le matérialisme se pénètrent réciproquement de la même manière ; le subjectif et l'objectif n'ont plus qu'une différence relative entr'eux ; la matière n'est à ses yeux qu'une intelligence qui s'obscurcit, l'intelligence qu'une matière qui s'éclaire ; la nature n'est que la conscience de ce qui est privé de conscience ; l'intelligence, la conscience de ce qui est accompagné de conscience.

Par suite de toutes ces idées, il en vient à la conclusion la plus absurde, mais la plus rigoureuse, et qui a été au fond celle de tous les systèmes *raisonneurs* : philosopher sur la Nature est la même chose que créer la Nature. L'entendement impose ses lois à la Nature ; et celles qui semblent lui appartenir le plus, appartiennent à nous-mêmes. L'entendement ou plutôt l'idée de l'existence et les déductions logiques qu'on en tire, voilà l'homme, Dieu, la Nature, voilà l'Univers entier.

On doit toujours avoir sous les yeux ces écarts des méthodes de raisonnement pur, lorsque l'on veut sentir les avantages de la philosophie de l'expérience. Les Éléatiques et les Kantistes sont les *fous* de ces méthodes ; eux seuls en disent le secret et en montrent les inconvéniens.

Ce qu'il y a encore de très-singulier, c'est que cette théorie métaphysique finit par se matéria-

liser : telle est la destinée définitive de tous les
systèmes d'explication , ils se détruisent d'eux-
mêmes par les contradictions. Les philosophes Éléatiques étaient athées et matérialistes , ou admettaient les conceptions les plus matérielles de Dieu
et de l'âme. Tels étaient Protagoras , Leucippe,
Démocrite , etc., tels furent Jordan-Bruno, Spinosa,
etc. ; et chose étonnante ! ils appuyèrent leur matérialisme sur les principes les plus abstraits.

La doctrine Éléatique ne fut guère directement
appliquée à la médecine. On en voit cependant
des traces manifestes dans les écrits de Cos ; le
traité de la Nature humaine est consacré à réfuter
l'idée absolue que les disciples de Mélissus voulaient
donner de l'homme, en le rapportant à un seul élément. On trouve encore plusieurs maximes de cette
École philosophique dans le traité *De alimento.*
Mais ce fut sur-tout l'esprit de ce système, ou
plus généralement des méthodes de raisonnement,
qui eut une profonde influence sur la médecine ,
comme sur toutes les autres sciences. L'activité de
cette logique de déduction n'est pas même encore
usée , et elle paraît tenir à la nature de l'esprit.

Platon rechercha toujours la cause première des
choses ; et quel secret pouvait-il lui être réservé,
lorsqu'il était forcé d'admettre , d'après les principes
de sa métaphysique , que l'intelligence humaine
communique directement avec l'intelligence divine!
Platon a voulu expliquer l'origine de nos facultés
et la génération de nos idées ; mais n'ayant pas
eu assez de patience ou de sagacité pour suivre

la formation des principes abstraits dans les résultats de l'expérience elle-même, il les a fait venir
de Dieu (1). Il n'a pas connu comment la force

---

(1) « Il y a en nous des images, des notions et des idées :
les premières appartiennent aux sens, les secondes à l'entendement, les troisièmes à la raison. Tout commence aux images
sensibles. L'entendement est étroitement lié à la sensation,
car chaque sensation est un jugement encore confus que l'entendement développe. L'entendement compare les images, il
en tire par abstraction les notions, c'est-à-dire, les perceptions
de rapport et les considérations générales. Ces notions sont en
partie le produit de la faculté de penser et dérivent de sa
nature même. Les sens nous présentent toujours ce qu'il y
a de particulier et d'individuel ; l'entendement, ce qu'il y a de
commun et de général : les sens nous offrent des perceptions
confuses et dans l'état concret, l'entendement des perceptions
claires et dans l'état abstrait Les combinaisons que l'entendement
forme en appliquant l'activité de l'âme aux images sensibles,
ne sont point encore le dernier degré de la pensée : l'entendement ne s'élève ainsi que jusqu'aux notions mathématiques ; ces
notions ne sont que comme les formes et les contours des
choses ; mais les *idées* sont ces choses elles-mêmes : c'est la raison
qui se trouve seule douée de cette lumière supérieure et pure.
En effet, le but que se prescrit la raison est d'imprimer aux
connaissances un caractère absolu et le sceau de l'unité ; elle
en trouve le moyen dans ces idées qu'elle tire de son propre
fonds. Il n'y a qu'une seule et unique idée pour chaque genre ;
elle en constitue l'essence ; elle représente toutes les espèces
et tous les individus ; elle lui sert de lien commun ; sans les
idées, il n'y aurait donc pour l'esprit que des élémens épars et
confus ; les idées générales renfermant les caractères et les conditions de tout ce qui est contenu dans le genre, peuvent
seules offrir une règle certaine et invariable pour juger ce qui
convient aux individus. L'idée est la forme, le modèle et le
prototype des choses ; elle est simple, matérielle, affranchie
de toutes les conditions de l'étendue, de l'espace et de toute
autre forme sensible. De quelle source émaneront ces idées ?
Il est évident que les images sensibles et les idées n'ont point

active de l'entendement appliquée aux sensations, donne naissance à toutes les abstractions, à celles-mêmes qui sont les plus métaphysiques et qui paraissent ne rien tenir des sensations, leur source première. Cette vérité est, selon nous, la clef de toute la philosophie ; elle renferme toutes les autres, et décide du sort, j'ose le dire, de toutes les sciences. Les anciens n'ont imaginé leurs hypothèses, que parce qu'ils ne pouvaient pas concevoir cette formation des idées abstraites ; ils les rapportaient à des principes de pur raisonnement, et croyaient ceux-ci l'origine de toutes les connaissances. Dèslors, les anciens avaient dû se brouiller avec les sens, et par conséquent avec l'expérience ; et quelle science peut exister sans elle ! « Tout ce qui change et qui est perçu par les sens, n'engendre qu'une opinion ; il n'y a que ce qui est fixe et immuable, qui est l'objet de la vérité. » Platon, remontant aux idées générales, les trouve dans le sein de Dieu ; ces idées, il les fait descendre dans les corps, et

---

la même origine. La justice, la sagesse sont-elles des choses sensibles ? Toutes les notions individuelles dérivant des notions générales et y étant contenues, les unes ne peuvent pas donner naissance aux autres ; elles ont été donc placées dans l'esprit par Dieu. » Telle est l'exposition de la théorie des *idées* de Platon, donnée par M. Dégérando, dans son Histoire comparée des systèmes de philosophie (vol. I, p. 129), un des ouvrages les plus sagement pensés qui aient été faits dans ce siècle. On voit que Platon a pris les choses en sens inverse ; qu'il a confondu l'ordre de la génération des idées avec l'ordre de leur démonstration, et qu'il a donné une activité absolue et supérieure à l'entendement pur.

elles en déterminent tous les phénomènes et tous les actes. Ainsi, en réalisant ces idées, il les donne comme moyens d'explication.

Platon entreprit de rendre raison de la formation de l'homme. Nous ne nous appesantirons point sur les rêves de ce genre (1) ; nous observerons seulement que c'est dans cette source, ou peut-être dans une source commune, que l'auteur du traité *De locis*, qu'on a faussement attribué à Hippocrate, a puisé ses idées sur la génération des animaux.

Platon faisait consister la philosophie dans la recherche des causes finales. On trouve quelques idées analogues dans plusieurs traités de l'École de Cos, et notamment dans celui du Cœur.

Selon lui, le corps humain ne contient pas en lui-même la cause ou la raison des phénomènes qui se succèdent pendant la vie, il est un sujet passif sur lequel l'âme forme et réalise la suite de ses affections, semblable à la toile soumise au travail du peintre, qui reçoit et rend, par des traits sensibles, toutes les conceptions de son esprit. Le froid, le chaud, le rare et le dense, et les autres qualités sensibles des corps ne sont point

---

(1) Platon, comme la plupart des systématiques, ne fut qu'un poète philosophe. Dans sa jeunesse, il avait étudié avec ardeur tous les beaux-arts; il s'était livré sur-tout à la poésie, et Socrate lui trouvait une imagination trop vive et trop impétueuse pour la poésie elle-même. Cicéron, d'après Panœtius, nomme Platon, pour le louer, l'Homère des philosophes; c'est exprimer la beauté et les défauts des ouvrages de ce grand homme.

les causes des phénomènes qui nous frappent, ce
ne sont que des occasions, des accidens propres
à mettre en jeu la force intelligente disséminée
dans la Nature et qui en modifie les élémens. On
croit lire l'exposé du système Stahlien dans ce
passage du Timée, où il est dit que l'âme préside
à la mixtion, ainsi qu'à la structure du corps ;
qu'elle en travaille incessamment la masse, et que
deux causes chez l'homme peuvent empêcher l'exercice de l'intelligence et de la raison : l'une et
l'autre relatives à l'enfance viennent, ou de ce que
l'âme, entièrement occupée à fabriquer le corps,
ne se livre point à des opérations qui pourraient
la distraire, ou de ce que les objets extérieurs,
agissant sur des sens qui manquent d'exercice,
les frappent d'une impression trop vive, et retien-
nent l'âme dans un étonnement stupide par leur
nouveauté.

L'âme irrationnelle, qui appète les alimens et
tout ce dont le corps a besoin, réside dans la
région épigastrique, entre le diaphragme et l'om-
bilic. C'est là une espèce de crèche où se trouve
attaché un animal vorace. La matrice est encore
une sorte d'animal, susceptible de colère et de
caprice, qui change de place et étrangle les parties
qu'il saisit. Plusieurs livres de l'École de Cos expliquent, de la même manière, les maladies de
la matrice, et fondent sur cette idée bizarre leur
traitement, qui consiste selon eux à appeler ou à
repousser la matrice par des odeurs agréables ou
fétides. Vau-Helmont et plusieurs autres médecins

n'ont pas eu d'autres idées. On a dit que ces cónceptions poétiques exprimaient de très - grandes vérités ; je ne le conteste pas, mais ces conceptions sont données ici comme de véritables explications et non comme de simples expressions , et en ce sens elles sont absurdes. Il n'y aurait pas de système que l'on ne pût défendre à s'y prendre de cette manière.

Voyons maintenant comment Platon associera les idées mécaniques les plus matérielles à ces abstractions du spiritualisme le plus exagéré.

« Les poumons rafraîchissent le cœur : la rate se remplit par pure attraction des sucs excrémentitiels que fournit l'estomac ; l'épiploon réchauffe les intestins , comme le ferait une couverture. Dieu fit le foie, raconte Platon , d'une substance dure , mêlée de douceur et d'amertume , et d'une superficie polie et unie comme la glace d'un miroir. Quand l'âme veut avertir l'esprit animal de ce qui se passe, elle imprime par le moyen de la pensée, sur cette superficie, les images de tout ce dont elle veut l'informer ; et par ces images, elle le réjouit ou l'afflige. Quand l'âme n'agit pas sur cette partie, et qu'elle la laisse en repos, comme pendant le sommeil, alors les Dieux qui ont formé le corps, ou Dieu même , impriment sur cette glace les images des choses qui doivent arriver, et ces images étant portées à l'imagination produisent la divination ou la prophétie, dont les anciens ont placé le siége dans le foie par cette raison. »

Le même esprit de matérialisme se retrouve dans

la pathologie de Platon, comme dans celle de tous les anciens. Le défaut de proportion entre les élémens physiques du corps est la cause prochaine des maladies La fonte et la décomposition matérielles de certaines parties, leur résolution en atrabile, en bile et en pituite, donnent naissance à beaucoup de maladies. L'esprit ou l'air donne aussi lieu à des affections fort graves ; c'est de lui que proviennent les spasmes et les douleurs violentes. L'inflammation de la bile occasionne la plupart des maladies aiguës et inflammatoires, l'épilepsie et les affections chroniques. La pituite est la cause de presque tous les flux, tels que la diarrhée et la dysenterie. La surabondance du feu produit les fièvres continues ; celle de l'air, les fièvres quotidiennes ; celle de l'eau, les fièvres tierces ; et celle de la terre, les fièvres quartes.

La tristesse vient de l'intempérie du corps ; car elle est causée par une pituite âcre et par des humeurs bilieuses qui se répandent dans le corps, et qui, ne trouvant point d'issues, obscurcissent l'âme de leurs vapeurs, troublent ses mouvemens, et lui causent de très-grandes maladies, différentes selon les parties où elles se jettent.

Il nous importerait peu de relever les erreurs médicales de Platon, si elles ne se retrouvaient dans plusieurs des ouvrages de Cos, et dans presque tous les écrits de l'antiquité. On les voit même reparaître dans les Écoles modernes toutes matérialistes ou spiritualistes ; et cependant, il est évident que l'observation ne justifie pas ces idées fondamentales. Nous

avons de la peine à croire qu'une erreur aussi en‑
racinée tienne à l'influence de l'autorité seule ; elle
doit être une conséquence nécessaire d'une certaine
manière de raisonner. On aura beau détruire des
erreurs partielles, on les verra renaître à chaque
instant, tant qu'on méconnaîtra la source d'où
elles dérivent. Cette source est la recherche des
causes premières, le désir d'expliquer les phéno‑
mènes par des principes qui sont placés hors de
l'expérience, soit qu'on rattache ces phénomènes
à quelques qualités sensibles de la matière, dont
on exagère vicieusement et hypothétiquement l'in‑
fluence, soit qu'on les rapporte à une entité mé‑
taphysique. Tant que l'on suivra les mêmes dogmes
généraux, je défie qu'on échappe aux conséquences,
à celles-là mêmes qui sont les plus absurdes.

Aristote parut embrasser un système bien diffé‑
rent de celui qu'on avait suivi jusqu'alors, et
on put croire qu'il allait trouver la véritable phi‑
losophie des sciences. Il sentit que c'était à tort
que les grands hommes qui l'avaient précédé avaient
cherché à connaître les causes plutôt que les effets,
la matière des êtres plutôt que leur forme, leur
composition intime plutôt que leurs propriétés
sensibles. « Les anciens philosophes, disait-il, vou‑
laient savoir comment les choses sont faites, avant
de savoir comment elles sont. » Pour lui, il com‑
mence par s'arrêter sagement dans le doute. Il se
propose de remonter des effets aux causes, du
connu à l'inconnu. S'occupe-t-il d'histoire natu‑
relle, il dissèque une infinité d'animaux et observe

leurs mœurs avec le plus grand soin ; s'agit-il de
politique, il fait passer sous ses yeux cent cin-
quante-deux Constitutions de la Grèce ; de logique,
il embrasse toutes les espèces de sophismes : jamais
aucun auteur n'a connu autant de faits sur la
matière qui est l'objet de ses méditations. On voit
qu'il cherche l'art de systématiser l'expérience ;
assurons-nous s'il l'a réellement trouvé.

Il pose d'abord en principe, avec presque tous
les grands philosophes de l'antiquité, que toutes nos
idées viennent des sens, et il exprime cette vérité
avec autant de force que s'il l'avait conçue dans
toute son étendue. «L'âme, dit-il, ne pense nullement sans les images des sens (1), ἄνευ φαντασματος.
ἡ ψυχή : mais il ne saisit pas mieux que ces philosophes la liaison légitime qui unit les sensations
aux abstractions, l'observation au raisonnement.
Dès-lors l'abîme d'erreurs, ouvert entre ces deux
facultés de l'entendement, n'est pas fermé ; le
pont qui doit les unir et permettre d'aller de
l'une à l'autre n'est point établi. Aristote ne chercha pas le mécanisme du raisonnement dans l'application de l'entendement à l'expérience, mais
dans les lois de l'entendement lui - même , dans
ses calculs et dans la manière dont il distribue
ses idées générales et les place dans les mots. Il
imagina une logique purement rationnelle, même
purement verbale, et il crut à tort que l'art de
trouver la vérité consistait dans la combinaison

_____

(1) *De anim.*

exacte des idées ou dans l'usage bien déterminé
des mots, tandis qu'il réside dans la distribution
méthodique des résultats de l'expérience, d'après
l'expérience elle - même. Le raisonnement va de
lui - même, pourvu qu'on lui fournisse de bons
matériaux. Dans Aristote, la pensée est stérile
faute de ces matériaux ; ou bien, quand il lui en
fournit, il se contente de quelques notions vagues
et générales, qu'il livre de suite à sa machine
logique : celle - ci les combine ; et les mêle de
toutes les façons (1). La force active de l'intelligence finit par réaliser ces notions ; et Aristote
revient forcément aux erreurs qu'il avait proscrites,
lorsqu'il avait reconnu que les idées formelles de
Platon n'étaient que de vaines métaphores poétiques.
« Les formes, disait-il, ne sont point réellement
distinctes de la matière ; elles résident dans les
objets ; elles n'en sont détachées que par une
abstraction de l'esprit. » Cependant, il admet trois
principes des choses : la matière, la forme et la
privation. Il est évident qu'il prend ici des idées
générales abstraites pour des réalités. Il existe de la
matière et des formes, mais non point une matière
une, absolue, comme le suppose Aristote. Il va jusques à donner à la privation une existence positive,
une force réelle, du moins dans la suite de son

---

(1) Platon avait très-bien connu le génie de son disciple Aristote ;
il l'appelait l'*Esprit*, l'*Intelligence*, et le comparait à un coursier
dont l'ardeur avait besoin d'être retenue par un frein. Il faut
convenir que Platon ne pouvait guère se charger de ce soin.

discours, quoiqu'il reconnaisse, dès le principe, que
la privation n'est qu'une pure négation et une sorte
de néant. Platon s'était égaré par imagination,
Aristote se perdit par l'esprit d'abstraction : l'un
emploie des images, et des êtres substantiels pour
moyens d'explication ; l'autre, des abstractions et
des mots; l'un et l'autre aveuglent l'entendement,
puisqu'ils l'empêchent de voir les faits; ils le cir-
conscrivent en lui-même et dans ses propres idées.
Ni l'un ni l'autre n'observaient pas, mais devinaient
la nature des choses. Le système d'Aristote est
celui de Platon débarrassé de la forme poétique
et rendu simplement abstrait.

Imbu de ces conceptions logiques, Aristote croit
que la définition peut expliquer l'essence de chaque
corps, comme la chose a réellement lieu pour les
notions mathématiques; et il pense trouver la philosophie des sciences physiques dans l'art des défi-
nitions, tandis qu'elle consiste dans l'investigation
patiente et habile, et dans l'énumération complète et exacte des qualités sensibles des corps.
Toutes ces idées, qui nous paraissent si singulières,
étaient une suite nécessaire de son analyse des
facultés intellectuelles. Il n'avait pas vu comment
les abstractions les plus relevées se rattachent à
des sensations ; il ne put donc pas les décomposer
et s'assurer que les unes ne peuvent avoir que la
fécondité que les autres leur donnent. Or, comme
les idées de genre, d'espèce, etc., se retrouvent
à chaque instant, il les prit pour les principes des
connaissances mêmes; il jugea que toute la science

consistait à appliquer convenablement les notions
générales aux détails particuliers. Ces notions sont
pour lui la mesure et le *criterium* de toute vérité.
Dès-lors l'entendement fut isolé des phénomènes de
la Nature ; il dut tirer tout de lui-même et ne se
nourrir d'autre aliment que de sa propre substance. D'après l'idéologie qu'Aristote avait admise ,
il rechercha toujours les principes qui pouvaient
rendre raison des phénomènes; et ces principes
il les puisa moins dans l'observation que dans
des notions logiques. Il croyait , par exemple ,
avoir trouvé les lois universelles de la Nature dans
ces trois principes : *les phénomènes sont opposés ;
ils naissent des contraires ; ils se résolvent dans
leurs contraires.* C'était même d'après ces trois
principes , qu'il avait imaginé la distinction de
la matière, de la forme et de la privation. Il prouve
toujours par le raisonnement ce qui doit être,
plutôt qu'il ne détermine ce qui est d'après l'observation. Veut-il savoir s'il y a un Dieu, si le monde
est éternel , etc. ? C'est toujours par des raisonnemens qu'il résout des questions dont les unes ne
sont pour nous que la conséquence de tous les faits;
et les autres hors des faits mêmes et par cela seul
insolubles. Il veut prouver *à priori* l'existence des
quatre élémens, etc.

L'on voit par ce tableau général , que le système
d'Aristote est essentiellement stérile ; que ce grand
homme n'a point trouvé le moyen d'unir l'entendement aux faits; que dans sa logique, quelque admirable qu'elle soit, l'esprit humain se replie sans cesse

sur lui-même, et ne fait que se reproduire dans ses vains efforts. Ce système poussé à bout devait aboutir à un vain jargon métaphysique et se résoudre en mots, comme il arriva aux derniers scolastiques, ainsi que les systèmes de Pythagore et de Platon dégénérèrent en enthousiasme et en délire religieux. Toutes ces doctrines avaient tellement cette tendance par elles-mêmes, qu'il était impossible qu'elles ne parvinssent à ce résultat. C'est ce qu'ont méconnu plusieurs historiens de la philosophie. Les principes logiques et abstraits n'ont qu'une fécondité très-bornée. Cette circonstance détruisit toutes les sciences de l'antiquité. «Un roi d'Égypte, disent les conteurs Arabes, voulut faire bâtir un palais dans le Ciel. On dressa des aiglons qui traînaient des corbeilles dans lesquelles se trouvaient des enfans architectes habiles. Quand ils furent dans les airs, ils crurent être dans le Ciel, et voulurent commencer le travail. Comme les matériaux leur manquaient, ils criaient sans discontinuer: apportez, apportez des matériaux! et le travail n'aboutit à rien, parce que les matériaux ne pouvaient leur parvenir (1). »

Que l'on redoute donc cette logique; tôt ou tard elle aurait les mêmes inconvéniens, du moins pour quelques siècles et pour quelques peuples; ou plutôt pour quelques individus; car l'esprit humain, par-lui-même, tend à un perfectionnement toujours croissant.

---

(1) Essais philosophiques, par Ancillon, 1817, tom. I, p. 238.

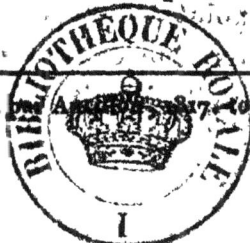

www.ingramcontent.com/pod-product-compliance
Lightning Source LLC
Chambersburg PA
CBHW060128200326
41518CB00008B/961